The New Book of Yoga
요가

The New Book of Yoga
요가

시바난다요가센터 | 박지명 · 이의영 옮김

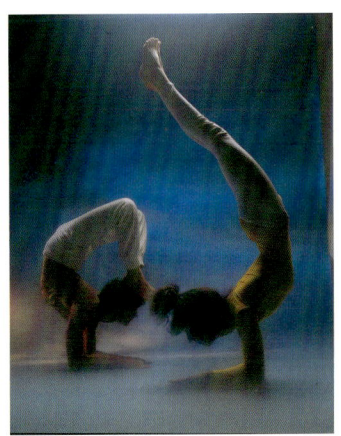

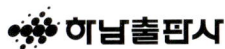

The NEW BOOK OF YOGA

copyright ⓒ 1983, 1999 by Gaia Books Limited, London
Text Copyright ⓒ 1983, 1999 by The Sivananda Yoga Vedanta Centre
All rights reserved.

Korean Translation copyright ⓒ 2016 by Hanam Publishing Co.
Korean translation rights arranged with Gaia Books Limited
through Eric Yang Agency, Seoul.

이 책의 한국어판 저작권은 에릭양 에이전시를 통한
Gaia Books Limited와의 독점계약으로
'하남출판사' 가 소유합니다.
저작권법에 의하여 한국내에서 보호를 받는 저작물이므로
무단전재와 무단복제를 금합니다.

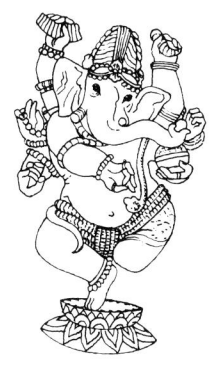

이 책을 어떻게 이용하는가

이 책은 초보자들이 집에서 요가를 시작할 수 있도록, 요가에 필요한 모든 정보를 수록하였다. 기본 아사나(The Basic Session)에서는 요가수행의 핵심에 관하여 기술하고 있으며, p.64~65의 기본아사나수련표(The Basic Practices Charts)를 통해 초보자들이 요가를 시작할 수 있도록 각 과정들이 자세히 설명되어 있다. 생활주기(The Cycle of Life)에는 특수한 신체 조건에 있는 사람들 - 특히 임산부나 노인들을 위한 요가 수행법이 자세히 설명되어 있다.

이완법과 호흡법을 수행할 때, 기본과정을 참고하도록 하며 이 기본과정을 익숙하게 행할 수 있게 되면 간단한 호흡과 명상을 할 수 있게 될 것이다. 또한 아사나(Asanas)와 변형동작 과정에서는 좀더 진보된 호흡과 명상을 할 수 있을 것이다. 이렇게 각자의 생활에 알맞도록 요가수행을 규칙적으로 해나가야 한다. 또한 요가강습소에서 자신의 요가수행을 증진시키는 것도 좋은 방법이다.

주의사항
모든 과정은 초보적인 것부터 단계별로 연습하도록 하고, 각 과정을 체계적으로 아사나의 순서에 따라 하는 것이 좋다. 또한, 이완 상태나 수행 시간에 대한 소언을 따라 나름대로 체계화시키는 것이 좋다. 언제나 주의사항을 준수하며 너무 긴장하지 않는다. 또한, 너무 서두르거나 놀아서 하지 말며, 자신의 수순에 맞춰 자연스럽게 하는 것이 좋다.

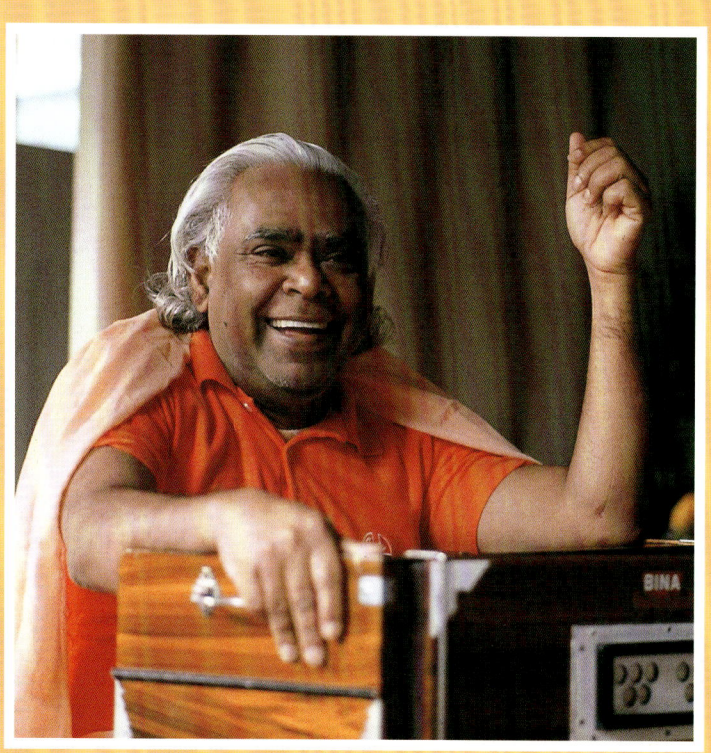

서 문

　요즘을 살아가는 현대인들은 그 어느 때보다도 많은 긴장과 스트레스를 받고 있으며 이것은 이미 자신의 통제력을 넘어선 상태이다. 또한 수많은 사람들이 수면제나 알콜 등의 안정제를 상습 복용하고 있다.

　나는 나의 스승 스와미 시바난다(Swami Sivananda)의 명령에 의해 1957년 미국으로 건너왔다. 스승님께서 말씀하시기를, "가거라, 사람들이 기다리고 있다. 동방으로부터 온 많은 영혼들이 지금은 서방에서 환생되고 있다. 가서 그들의 숨겨진 의식을 다시 일깨워 요가의 길로 인도 하라."

　요가는 가장 오래된 삶의 과학이며 육체와 정신과 영혼을 통제할 수 있는 진리의 가르침이다. 인간의 몸을 자동차와 비교하여 보자. 자동차가 달리기 위해서는 다섯가지의 필수 요건이 있다. 윤활유와 냉각 시스템, 전기, 연료, 운전사 그리고 바퀴가 곧 그것이다.

　요가에서는 아사나(Asana 요가의 자세)가 윤활유 역할을 하는데, 근육과 근육의 연결점을 부드럽게 움직일 수 있게 하여 주고, 모든 내장 기관과 순환기 계통을 조화롭게 발전시키며 피로를 풀어준다. 우리의 몸은 프라나야마(Pranayama)와 요가 호흡을 통하여 완전히 이완되어 전기장의 흐름과 프라나를 증진시킨다. 연료는 음식, 물, 공기에 의하여 제공되며 명상은 마음을 안정시켜 몸을 이끄는 운전사 역할을 한다. 명상을 통하여 우리는 육체를 통제하고 초월한다.

　요가는 누구든지 행할 수가 있다. 결코 한정된 사람들만의 것이 아니다. 종교나 남녀노소, 기타 조건에 관계없이 누구나 요가를 수행하면 많은 이익을 얻게 된다. 어느 누구든 우리는 숨을 쉬며 살아간다. 또한 잘못된 음식을 섭취하면 질병을 얻기도 한다. 이 책을 읽는 독자들은 한 송이 꽃, 다윗의 별, 십자가, 크리쉬나(Krishna), 또는 라마(Rama)에 대해 명상하는 것을 배울 수 있다. 그리고 집중하는 대상은 다를 수 있으나 방법은 모두 같다.

　요기(Yogis 요가의 대가)들은 '어떻게 하면 괴로움으로부터 벗어날 수 있는가?' '어떻게 하면 죽음을 초월할 수 있는가?' 라는 두 가지 질문에 대한 답을 찾으려고 노력하였다. 그리하여 요기들은 마침내 아사나를 통하여 육체적인 고통을 통제하며, 프라나야마를 통하여 정신적인 고통을 통제하고, 명상을 통하여 자신의 존재에 대한 진정한 이해를 할 수 있다고 답하고 있다. 이름과 형상(形象)의 가상된 것을 뛰어넘어 우리는 자신의 몸을 초월하고 영원한 자아를 발견할 수가 있다.

　결국, 요가는 몸으로 시작하여 몸을 초월하는 영혼의 해탈로 끝나는 것이다. 또한 요가는 단순한 이론이 아니라 인생을 살아가는 실제적인 삶의 길이라고 말하고 싶다. 실제로 요가를 실천하는 자만이 요가의 유익함을 알게 된다. 이 책이 당신으로 하여금 요가를 시작하게하며, 요가수행을 이끌어 주고 도와주는 동반자로서 영감을 불어넣어 줄 것으로 믿는다.

Swami Vishwananda

Contens

10 요가의 개요

22 **제1장 이완법**
24 송장자세
26 마무리 이완법

28 **제2장 기본 아사나**
30 아사나 순서
32 아사나 준비운동
　　- 편하게 앉는 자세
　　- 목과 어깨
　　- 눈 운동
34 태양예배 자세
36 다리 올리기 자세
38 머리서기 자세
40 어깨서기 자세
42 쟁기 자세
44 다리 자세
46 물고기 자세
48 앞으로 굽히기 자세
50 코브라 자세
52 메뚜기 자세
54 활 자세
56 척추 반 비틀기 자세
58 까마귀 자세
60 손으로 발잡기 자세
62 삼각형 자세
64 기본 아사나 수련표

66 **제3장 호흡법**
68 프라나와 섬세한 몸
70 기본 호흡법
　　- 카팔라바티, 아누로마 빌로마
　　- 브라마리, 싯카리, 시타리
73 고급 호흡법
　　- 세 가지 반다, 우자이
　　- 수리야 베다, 바스트리카, 사마누

76 **제4장 식이요법**
78 세 가지 구나
80 자연식
82 음식 바꾸기
84 단식

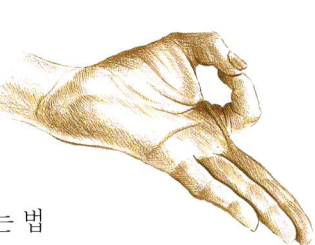

86 **제5장 명상**
88 마음을 정복하는 법
90 명상의 원리
92 명상을 시작하면서
93 트라탁
96 만트라

98 **제6장 아사나와 변형동작**
100 머리서기와 변형동작
　　- 다리 들어 올리기 변형
　　- 전갈자세
　　- 팔 변형
　　- 연꽃 머리서기
　　- 한쪽 다리로 거꾸로 서기
108 어깨서기와 변형동작
　　- 팔 변형 / 다리 변형
　　- 쟁기 자세 변형
　　- 다리 자세 변형 / 물고기 자세 변형
114 앞으로 굽히기와 변형동작
　　- 앞으로 굽히기 변형
　　- 머리 무릎에 대기

Contens

- 옆으로 다리 벌려 비틀기
- 다리와 팔 뻗기
- 기울이기 자세
122 뒤로 젖히기와 변형동작
- 코브라 자세 변형
- 메뚜기 자세 변형
- 뒤로 젖혀 발목 잡기
- 활 자세 변형
- 수레바퀴 자세
- 무릎 굽히기 / 병사자세
- 무릎 구부린 수레바퀴 자세
- 다이아몬드 자세
- 초승달 자세 / 비둘기 자세

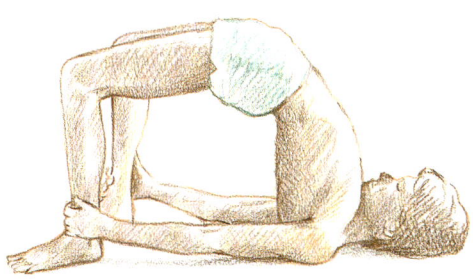

132 앉는 자세와 변형동작
- 척추 비틀기
- 연꽃자세
- 연꽃좌 변형
- 활쏘기 자세
- 머리 뒤로 다리 넘기기
- 다리 벌리기
142 균형 유지하기와 변형동작
- 공작 자세
- 손으로 서기자세
- 까마귀 자세 변형
- 독수리 자세
- 나무 자세
- 서서 다리 벌리기
- 사자 자세

- 나타라자 신 자세
- 서서하는 자세
- 머리 발에 대기
- 삼각형 자세 변형
152 아사나 사이클
154 크리야

156   제7장   생활 주기
158 임산부
임산부 아사나 실천요강
164 임산부를 위한 특별 아사나
- 변형된 어깨서기
- 변형된 쟁기 자세
- 벽에 기대어 근육 늘리기
- 골반 들어올리기
- 변형된 코브라 자세
- 고양이 자세
- 회음부 운동
- 이완법
- 웅크리고 앉기
170 유년기
172 노년기
- 준비운동
- 변형된 아사나

176   제8장   요가와 건강
178 인체의 구조
- 근육 / 골격 / 척추운동
182 음식물의 순환
- 소화 / 호흡작용 / 순환
185 생명력의 균형
- 내분비선 / 신경계
188 역자의 서
189 산스크리트어 용어해설

요가의 개요

요가는 누구든지 행할 수가 있다. 또한, 요가를 하는데는 특별한 옷이나 도구가 필요없다. 다만 요가를 할 수 있는 조그마한 공간과 더욱 건강해지려는 강한 의지와 행복한 삶을 살려는 강한 소망만 있으면 된다. 요가수행의 모든 아사나 동작은 몸의 모든 부위의 근육을 당기고 늘리고 척추와 뼈 관절을 제대로 맞추어서 몸의 조직을 새롭게 형성시켜 줄뿐만 아니라, 장기와 혈액, 신경계 등 모든 기능을 활성화하며 더욱 건강하게 만들어 준다.
또 육체적·정신적 스트레스와 긴장을 해소시켜 에너지의 원천으로 길을 열어 준다. 요가를 하는데 있어 호흡(프라나마야)을 실천함으로써 몸의 모든 주요 부위에 생기를 불어넣어 주고 통제하는데 도움을 준다. 그리고 긍정적인 사고와 명상은 정신력과 집중력을 향상시키며 맑은 정신 상태를 유지시킨다.

요가는 인도에서 수 천년 전부터 유래된 것으로 완전한 삶의 과학이며 인간의 육체, 정신, 영혼을 발달시키는 완벽한 수행체계이다. 고대 요기(요가 수행자)들은, 인간의 본성은 인간과 환경을 조화롭게 하기 위해서는 무엇이 필요한가를 이미 깨달았다. 그들은 몸은 수레와 같고 마음은 그것을 이끄는 운전사와 같고, 영혼은 인간의 진정한 자아라고 설명한다. 또한 몸을 이끄는 수레는 지혜(知), 감정(情), 의지(意)의 세 가지 힘에 의하여 움직이는 것으로 보았다. 이러한 완전한 발달을 위해서는 세 가지가 조화롭게 발전되어야 한다. 요기들은 몸과 마음의 이러한 상관관계를 고려하여 아사나, 호흡법, 명상이라는 조화로운 요가 수행법을 발전시켰다.

요가는 삶에 어떤 영향을 주는가

많은 사람들은 요가를 통하여 자신의 몸을 정상적으로 돌리고 항상 건강하기를 원한다. 또 어떤 이들은 직접 찾아와서 도움을 구하기도 하며 괴로움이나 마음의 병, 예를 들어 불안이나 긴장, 두통 등을 해결하고자 한다. 어떤 이유에서든 요가는 그들의 모든 해결의 도구가 될 수 있으며, 우리에게 그 이상을 가져다 준다.
진정한 요가를 이해하기 위해서는 자신이 직접 체험을 해야 한다. 처음에는 생소한 요가 동작들이 나중에는 점차 몸의 유연성에 의하여 익숙해질 것이다. 그리고 시간이 지남에 따라 규칙적인 수련을 통하여 삶의 부드러운 변화를 맞이하게 된다. 즉, 긴장된 몸을 유연하게 풀어 이완시키면 마음이 평온해지며, 그러한 내적 평온의 상태에서 본래의 자기 모습을 볼 수 있기 때문이다. 요가의 핵심사상은 바로 이것이다. 우리는 의식적으로 또는 무의식적으로 완전한 자아실현을 향해 나아가고 있다. 마음과 생각을 자유자재로 움직일 수 있다면 세상에 불가능이란 없을 것이다. 그러한 자아실현을 방해하는 것은 우리 자신의 잘못된 환상과 선입견때문이다.

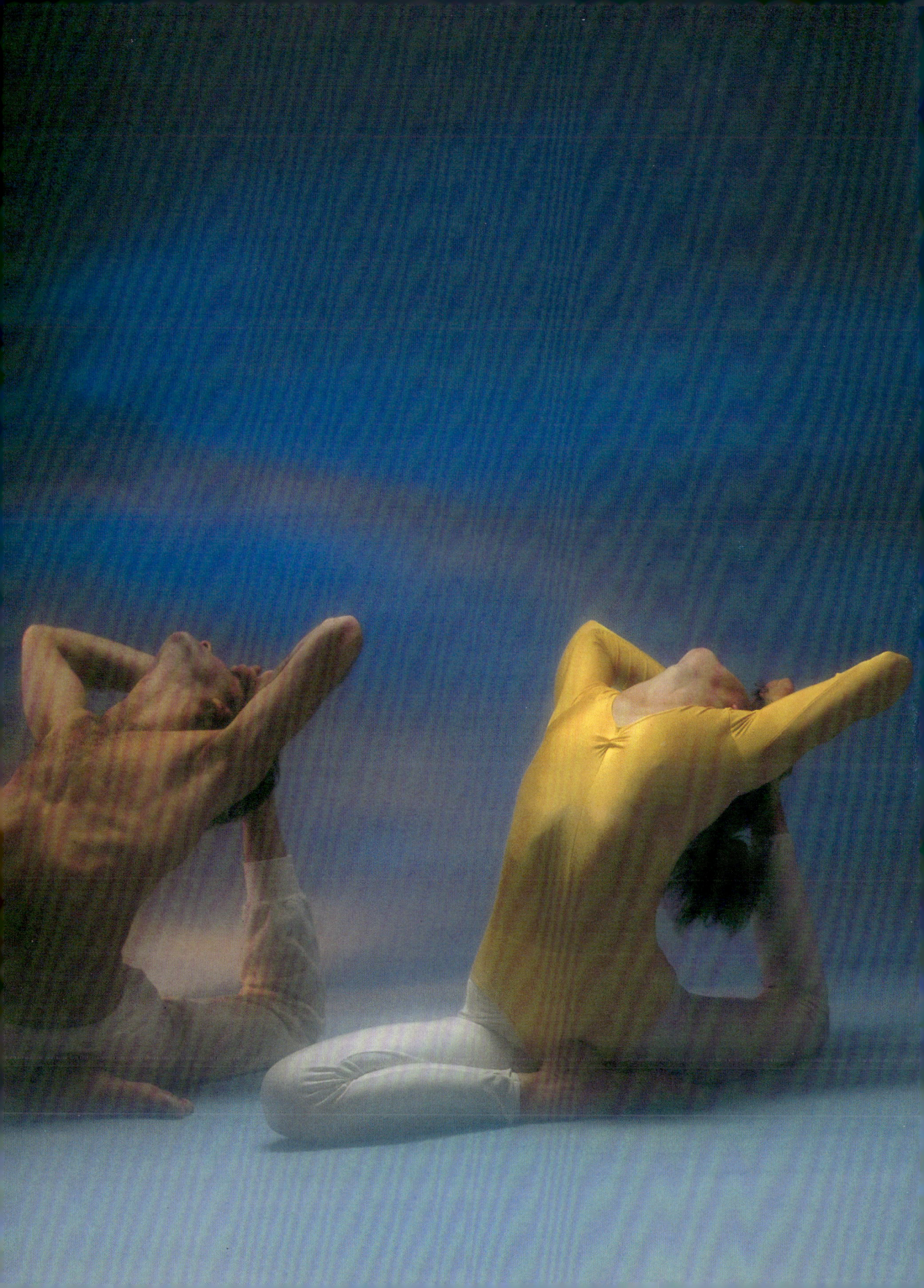

요가의 생리학

마치 자동차가 오래되고 낡으면 성능이 떨어지듯이 우리의 몸도 세월이 흘러갈수록 기능을 제대로 다하지 못하는 것은 같은 맥락이다. 그러나 우리는 이러한 정의들을 불가피하게만 생각한다. 사실상 인간의 노화현상은 대부분 자신이 몸을 스스로 마취시키고, 독성물질로 감염시키기 때문에 발생한다. 그래서 항상 몸을 정화시켜 주어야 하고 윤활유를 쳐줌으로써 세포조직이 감퇴되는 과정을 막을 수가 있다.

최근 의학계에서도 요가의 효과에 대하여 많은 관심을 기울이기 시작하였는데 송장자세로 이완법을 취한 결과 고혈압이 상당히 치유가 되었으며 아사나(Asana 요가의 기본자세)와 프라나야마(Pranayama 호흡법)가 관절염과 동맥경화, 천식, 만성피로, 정맥팽창과 심장병 등의 질병치료에 상당한 효과가 있음이 계속해서 밝혀지고 있다. 요기들이 자신들의 자율신경계를 조절하여 체온과 심장 박동수, 혈압을 임의적으로 변화시킨 것을 어느 연구소의 연구자료에서 확인하였다. 또한 체온, 맥박, 혈압 등과 같이 자신의 의지대로 통제할 수 없는 기능도 요기들은 자유자재로 통제할 수 있다는 사실이 증명되었다. 하타요가(Hatha Yoga)를 6개월간 수행한 결과 간기능과 호흡기계통, 체중조절 등 스트레스에 대한 저항력 향상과 혈액의 콜레스테롤 감소와 혈당량의 감소 등 몸의 각 부위가 자연적으로 회복되었다는 것이 검증되었다. 오늘날 요가를 수행함으로써 약을 쓰지 않고 효과적으로 건강한 몸을 유지할 수 있다는 것은 의심할 여지가 없다.

손에 찍힌 에너지 기(氣)

요가 아사나의 에너지 효과는 킬리안(kirlian) 사진으로 확인되었는데, 요가동작을 하기 전에 찍은 왼쪽 사진과 비교하여 15분 동안 요가동작을 하고 난 뒤 찍은 오른쪽 사진에는 오오라(aura)가 분명하게 나타난 것을 볼 수 있다. 흥미로운 것은 15분간 일반체조를 하고 난 뒤 찍은 사진에서는 오오라를 볼 수 없었다.

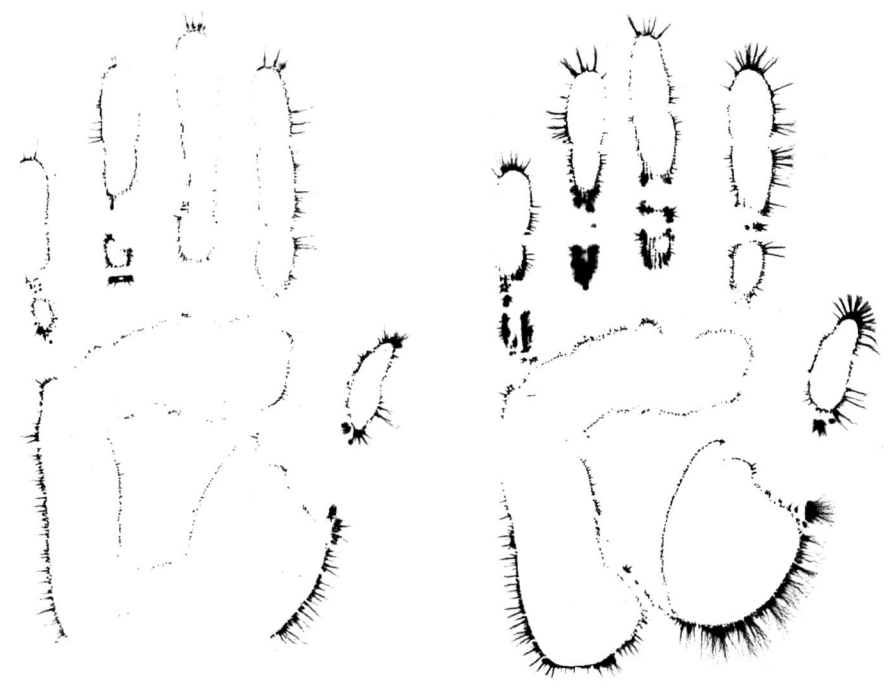

요가의 역사

예전부터 요가는 신비한 삶의 성스러운 과학으로 평가되며, 명상을 통하여 깨달음을 얻은 성자들에 의하여 전해져 내려왔다. 오래된 고고학 자료들을 보면 BC 3,000년경 전에 인더스 강 계곡에서 요가자세를 취한 돌인형을 볼 수가 있다. '요가(yoga)'라는 말이 맨 처음 언급된 것은 '베다(Veda)라는 경전집에서이다. 베다의 일부분은 약 2,500년 전에 형성되었으나 요가의 가르침을 체계화한 것은 후기 베다인 우파니샤드(Upanishads)에서 설명하였다. 이것은 베단타 철학으로도 알려져 있다. 베단타 철학의 중심사상은 전 우주의 근본으로 여기는 브라만(Brahman)으로 알려져 있는 절대의식 또는 절대존재의 사상이다.

BC 6세기경에 두 개의 대서사시가 나왔는데 발미키(Valmiki)가 쓴 라마야나(Ramayana)와 바샤(Vyasa)가 쓴 마하바라타(Mahabharata)이다. 마하바라타에는 모든 요가경전에서 가장 잘 알려진 바가바드 기타(Bhagavad Gita)가 포함되어 있다. 바가바드 기타에서는 신이나 브라만의 화신을 크리쉬나(Krishna) 신이라 하는데, 그는 장수 아르쥬나에게 요가를 가르치며 자신의 의무를 충실히 이행함으로써 삶에서 자유를 획득한다고 설파하였다. 라자요가(Raja Yoga)의 기본골격은 파탄잘리 요가 수트라에 기인하며 BC 3세기경에 쓰여졌다. 하타요가(Hatha Yoga)의 고전문헌인 하타요가 프라디피카에는 다양한 호흡법과 아사나들이 설명되어 있으며 이것은 현대 요가의 수행실천의 기초가 되고 있다.

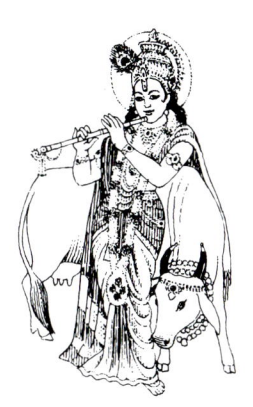

크리쉬나(krishna)

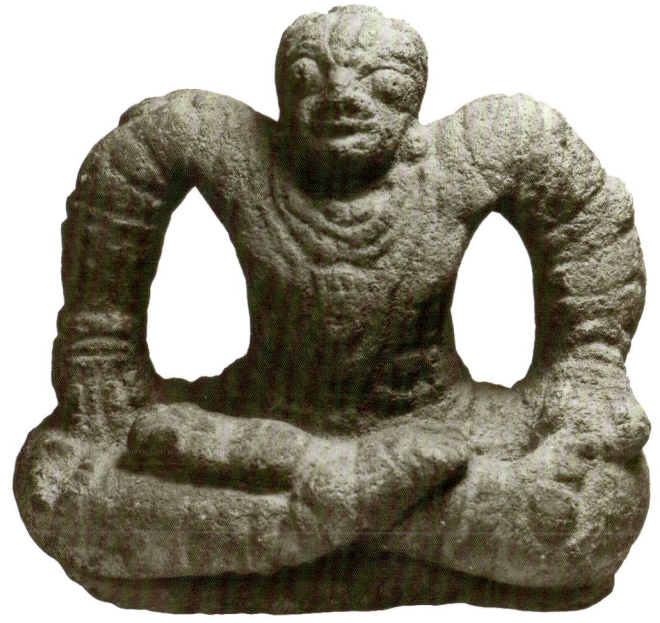

명상하는 요기
고대 요가의 유물 등은 수많은 그림과 조각에서 볼 수 있다.
이 작은 돌조각은 연꽃좌를 하고 명상하는 요기의 모습이다.

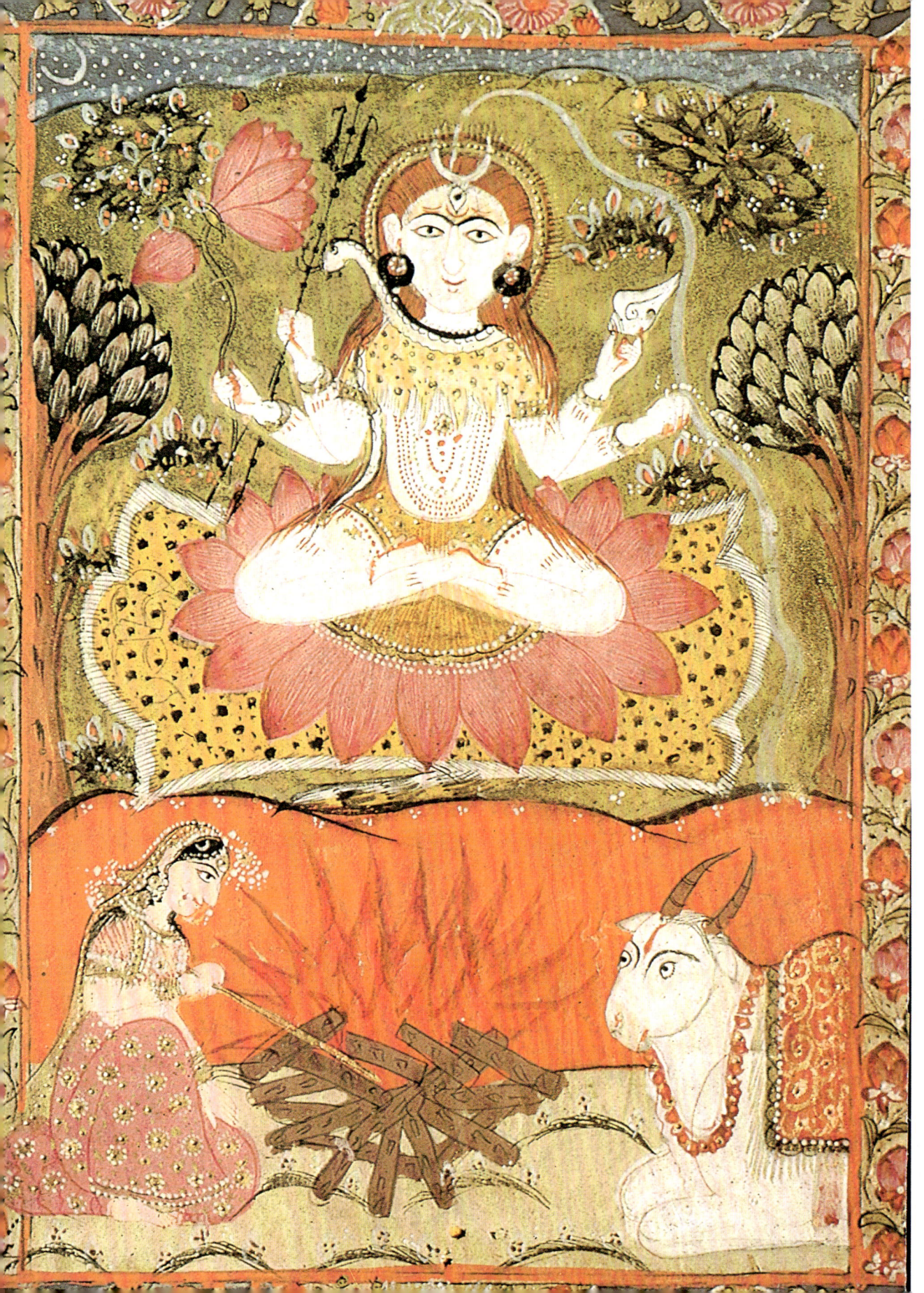

요가의 의미

다양한 요가수행의 기본적인 목적은 순수의식(브라만)이나 절대와 개인자아(Jiva 지바)의 결합이며, 요가의 어원은 '결합하다'라는 뜻이다. 이 불변의 실상과의 결합을 통하여 시간과 공간과 인과의 환영(幻影)으로부터 영혼이 자유로워지는 것을 의미한다. 우리의 무지에 의하여 실재와 비실재를 분별하여 놓았으며 이 무지는 우리의 진정한 본성을 실현하는 데 제약을 준다. 언제나 인간의 영혼에 목마름을 주고 삶의 목표를 성취하지 못하게 하며 욕망을 충족시키지 못한다. 우리의 삶은 끊임없이 사랑과 행복을 갈구하나 이것은 이미 내 안에 존재하는 것이지 감각적인 열망은 아니다.

요가의 진리는 변하지 않으며 흔들림이 전혀 없다. 눈에 보이는 우주는 영원히 변화하는 환영 혹은 마야(Maya)라고 불린다. 이것은 마치 한쪽 발을 들고 춤추는 시바(Siva)신 나타라자(Nataraja)의 모습으로 우주가 멈추지 않고 계속 움직인다는 것을 상징하는 것이다. 들고있던 한쪽 발을 내리게 되면 우리가 살고 있는 우주는 이내 사라진다고 한다.

"활은 신성한 옴(OM)이며,
화살은 우리 자신의 영혼이다.
브라만은 화살의 표적,
즉 영혼의 표적물이다.
화살의 표적이 적중할 때,
영혼은 브라만 안에서
하나가 될 수 있다."
문다카 우파니샤드

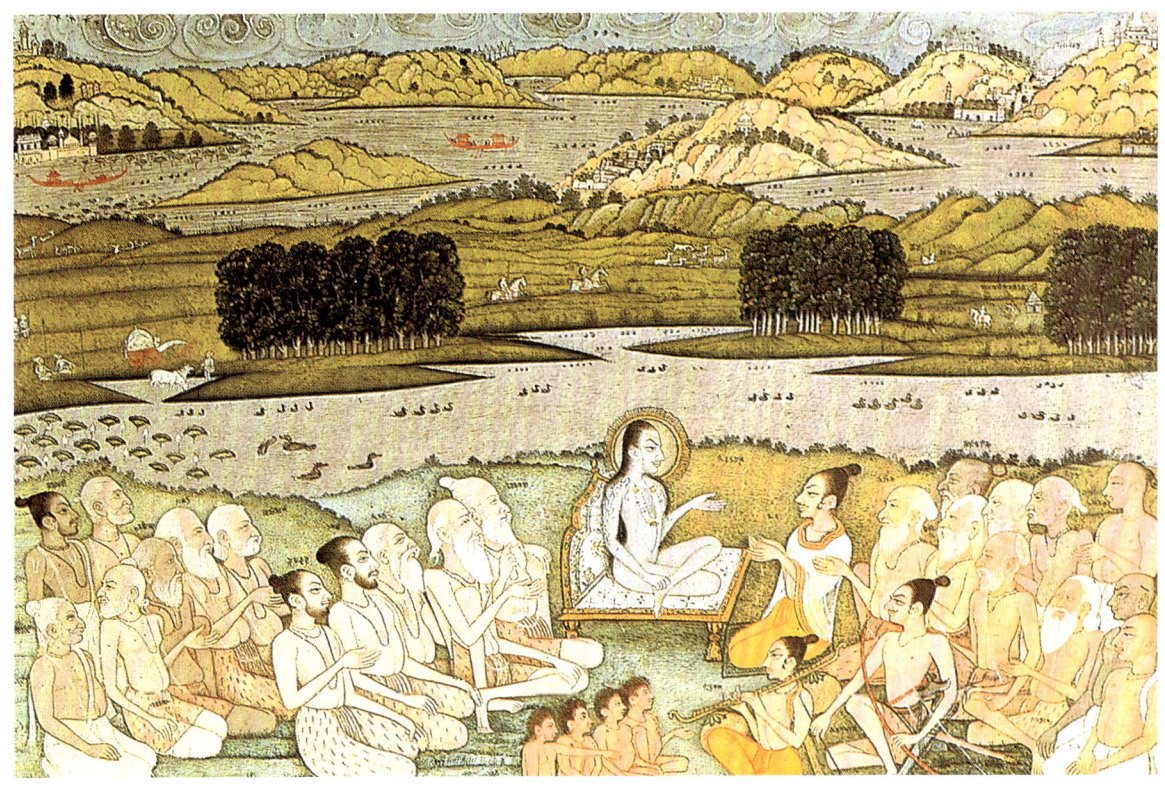

전통적으로 시바신을
요가의 창조자로 여겨왔다.

인도의 역대 통치자들은 언제나
요기들의 영적 지혜를 얻으려고
노력해왔다.

현상계(現象界)로서의 우주는 스크린에 투사된 영화와도 같은 실체의 영상물일 뿐이다. 마치 어두운 길 위에서 새끼줄을 뱀으로 착각하는 것처럼 깨달음이 없으면 허상을 실상으로 착각할 수 있다. 곧 환영을 실상으로 착각하는 것이다.

궁극적으로 더 이상 쪼갤 수 없는 원소를 추구하는 현대과학은 우리가 실체라고 믿는 것이 하나의 환영에 불과하다는 사실을 입증하고 있다. 현대과학은 물질과 에너지는 상호적으로 연결되어 있는데 물체에서 느끼는 고체의 겉모양도 진동에 의해 창조되었다는 것을 밝혀냈다. 즉, 우리는 회전하는 날개를 하나의 원반으로 알고 있었던 것이다. 그것은 사실상 우리들이 지각하는 텅 빈 공간이다. 우리 몸에서 그 텅 빈 공간을 제외하면 과연 무엇이 남을것인가....

마야의 창조

요가철학에는 본래 분리되지 않은 에너지, 영원불멸하며 형상도 없는 '참나'만이 존재했다. 우리가 알고 있는 현상의 우주 분화는 각기 다른 몇 가지 과정이 있는데, 첫째로 영혼과 우주진화의 원인이 되는 거대한 소리의 창출이론(Big bang)인 푸루샤(Purusha) 의식이 있다. 그 다음에 우리가 인지하는 표현된 세계인 프라크리티(Prakriti)가 있다. 프라크리티가 한번 움직일 때 구나(Gunas)로 알려진 세 가지 특성(p.78)은 구별되는 반면, 푸루샤는 균형을 이루고 있다. 마찬가지로 이 과정에서 '나'와 '이것'의 주관과 객관으로 설명되며, 신화에서는 시바(Siva)와 샥티(Shakti)로 설명된다. 척추 끝에 잠자는 샥티, 쿤달리니(p.68)가 깨어나 정수리의 시바와 하나가 되면 환영은 사라진다.

카르마와 환생

요기에게 몸과 마음은 물질 세계의 환영에 불과하나, 영혼은 물질이 다할지라도 영원한 것이다. 바가바드 기타에서는 '인간은 옷이 낡으면 새로운 옷으로 갈아입듯이, 영혼은 낡은 몸을 벗어던지고 새 몸으로 전환한다'고 말하고 있다. 환생을 통하여 무지의 장막이 더욱 엷어질 때, 우리는 자아의 내면을 합일시키려고 한다.

요가철학의 핵심은 카르마의 법칙인 원인과 결과, 작용과 반작용이다. 모든 생각과 행동은 현생이든 내생이든 반드시 결과를 초래한다. 미래의 삶은 현재 우리의 생각과 행동이 만들어 내는 것이다.

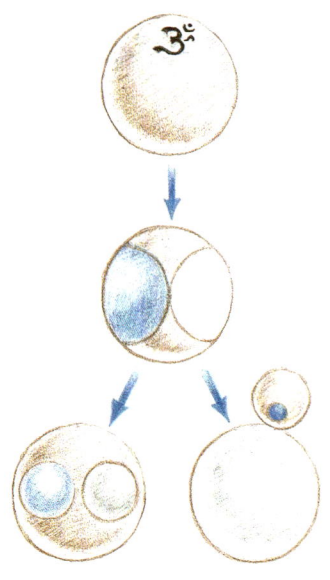

창조의 3단계
위의 그림에서 맨 위의 '나'는 단일성을 '이것'은 물질을 나타낸다. 창조 전에 모든 물질은 하나이고 프라나는 잠재된 상태에 있다. 중간 단계에서 프라나는 활동하기 시작하며, 그 다음 창조된 물질을 만들어 낸다. 그러나 아직까지는 하나의 일부로 보여지며 마지막 현상계 우주는 두 가지로 나뉘어진다. 한 가지는 물질이 하나로부터 분리된 것처럼 보여지고(왼쪽), 그 다음 한 가지는 마음과 물질이 각각 분리된 것처럼 보여진다.(오른쪽)

요기와 공작
18세기 그림으로 요기가 헌신하는 모습으로 공작에게 먹이를 주고 있다. 힌두교 신화에서 공작은 크리쉬나를 상징한다.

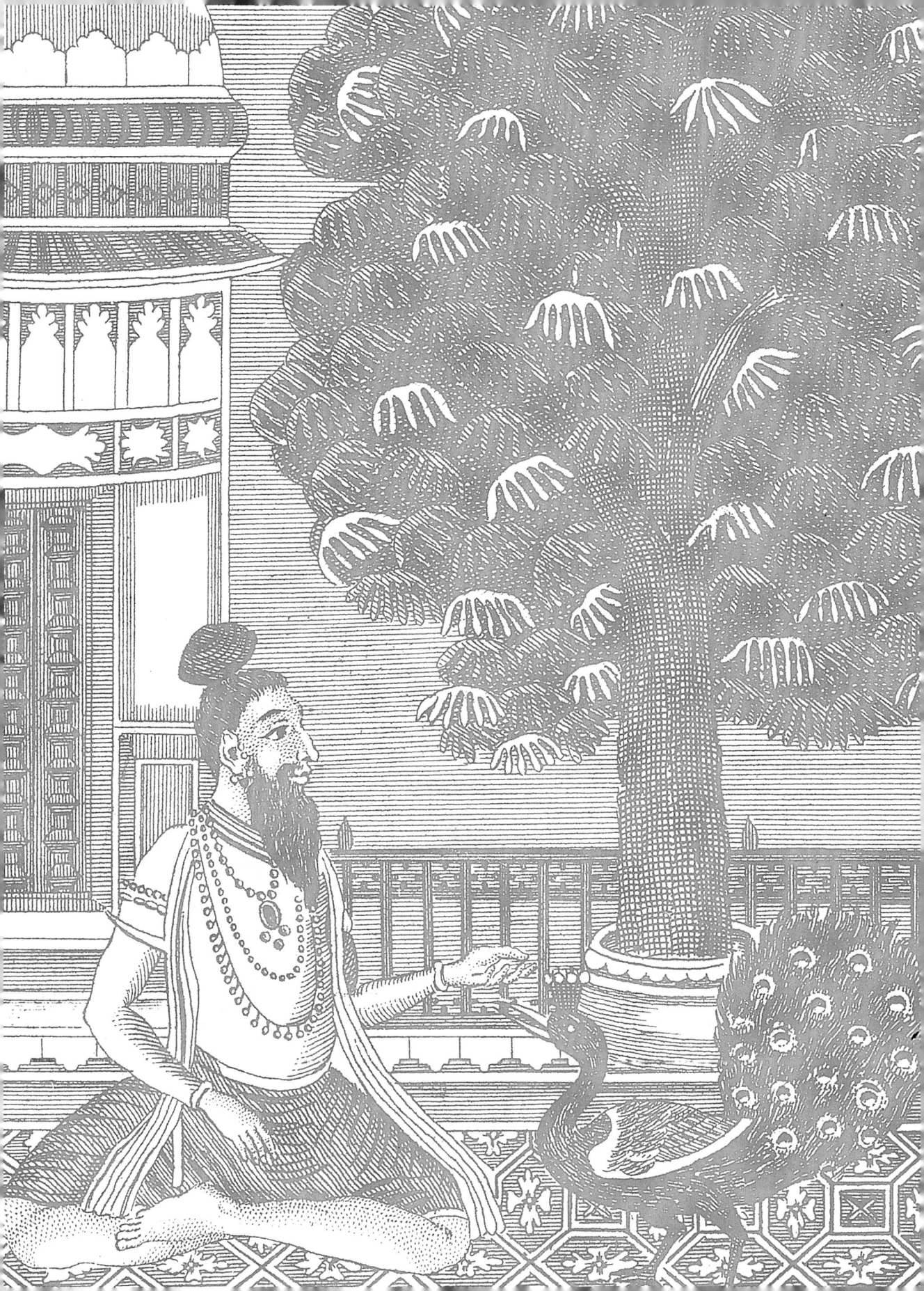

요가의 길

요가의 주된 네 가지 길은 — 카르마요가(Karma Yoga), 박티 요가(Bhakti Yoga), 즈나나 요가(Jnana Yoga) 라자 요가(Raja Yoga)이다. 이들은 각기 접근하는 길이 다르고 그 나름대로의 특성이 있으나 궁극적인 목표는 신(神) 또는 브라만과의 합일(合一)이며 삶의 통합성에 대하여 연구하고 있다.

카르마 요가는 행동의 요가로서 외향적인 성격에 적합하다. 사심을 버리고 결과에 치우침 없이 행동하라고 가르친다. 행동에서 오는 결과를 신에게 맡김으로써 결과로부터 자유로워지며 스스로를 정화한다. 이 요가를 성취하기 위해서는 어떠한 행동이라도 만트라를 반복하는 마음이 집중되어야 한다.

생사(生死)의 수레바퀴
이 바퀴는 존재의 흐름, 즉 생로병사의 윤회를 상징하고 있다. 인간은 자아실현을 성취했을 때 진정으로 자유로울 수 있다.

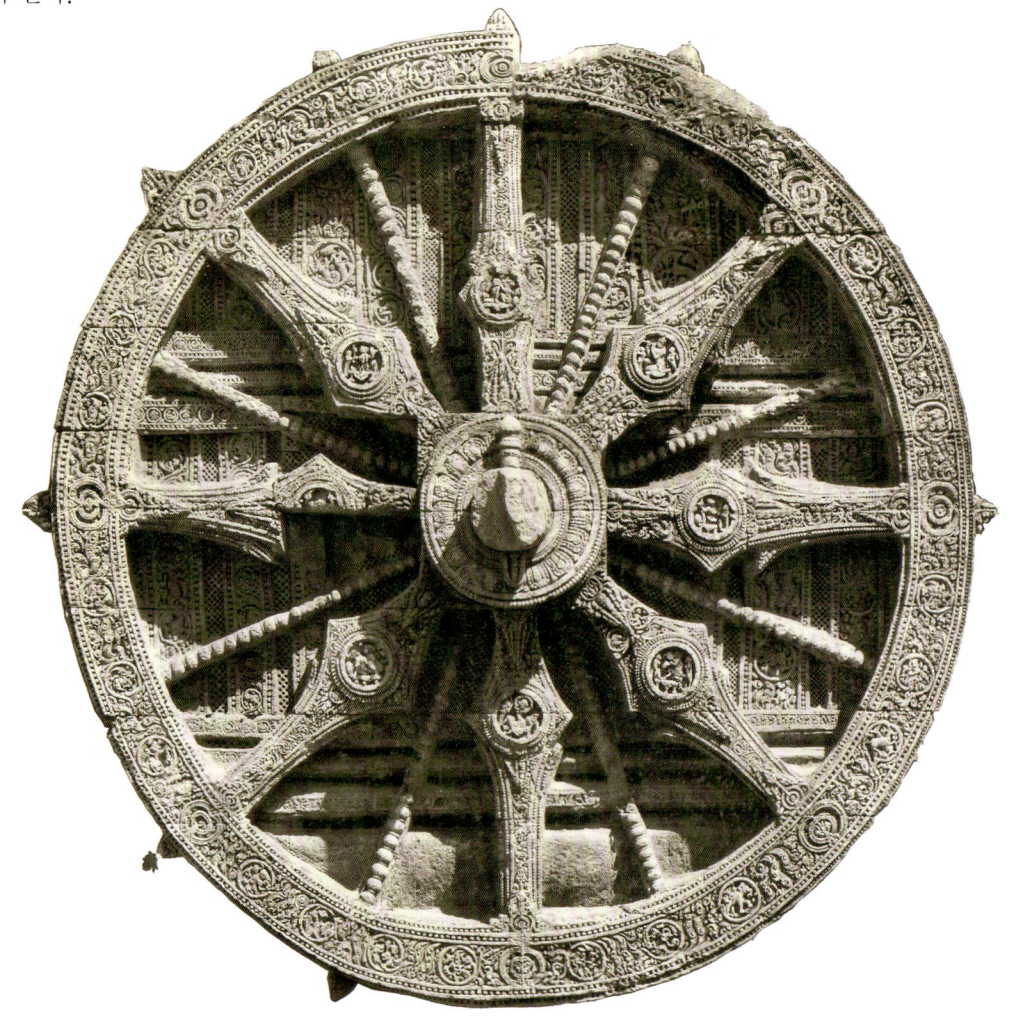

박티 요가는 헌신의 길이며, 특히 감성적인 사람에게 적합하다. 박티요가의 핵심은 '사랑'이며, 신은 사랑의 화신이다. 진정한 헌신자는 기도와 예배를 통하여 신을 찬양하고 신에게 모든 것을 바치는 무조건적인 사랑과 헌신의 감성을 발달시킨다. 신을 찬양하고 찬송하는 것이 박티요가의 주된 부분이다.

즈나나 요가는 지혜와 지식의 요가이며 상당한 의지력과 지력(知力)을 필요로 한다. 베단타 철학에 의하여 즈나나 수행자는 본성을 깨닫기 위하여 지성을 사용한다. 즈나나 요가는 우리가 우리의 안과 밖을 다르게 보는 것처럼 우리 자신은 신으로부터 분리되어 있다고 생각한다. 그리고 지성을 통하여 신과 하나됨을 깨닫는다. 이 요가를 수행하기 전에 다른 요가에 통달해야 한다. 왜냐하면 이기적이지 않은 마음, 신에 대한 사랑, 강인한 몸과 마음이 없이는 진정한 본래의 자아를 찾기 어려울 뿐더러, 잘못하면 공허한 망상에 빠지기 때문이다. 그러므로 몸과 마음을 강하게 만들며 구도자의 길을 가려는 자세로 임해야 한다.

이 책에서 주로 다룰 **라자 요가**는 몸과 마음을 과학적으로 통제한다. 보통 요가의 최상의 길(王道)이라 부르며, 몸과 마음의 에너지를 영적인 에너지로 바꾸어 생각의 흐름을 통제한다.

라자요가의 8단계

현인 파탄잘리는 요가 수트라 경전에서 라자요가의 8단계를 통하여 몸과 마음의 정화를 단계적으로 발전시켰다. 라자요가는 궁극적인 깨달음으로 인도하는 요가수행 체계의 하나이다.
이러한 8단계는 야마(Yamas), 니야마(Niyamas), 아사나(Asanas), 프라나야마(Pranayamas), 프라트야하라(Pratyahara), 다라나(Dharana), 디야나(Dhyana), 사마디(Samadhi)이다. 야마는 하지 말아야 할 다섯 가지 규범을 얘기한 것이다. 자연을 파괴하지 말고 폭력적이지 않아야 한다. 진리에 입각한 생각과 행동을 한다. 도둑질을 하지 않는다. 소유욕을 가지지 말며 검소한 생활을 한다. 모든 것을 브라마(하느님)의 입장으로 본다. 니야마 또한 다섯 가지로써 내적 깨끗함을 지켜주는 규범이다. 순수성, 만족감, 절제, 경전에 대한 공부와 성스러운 현존(現存)의 자각과 함께 생활하는 것이다. 아사나는 자세이고 프라나야마는 규칙적인 호흡법이다. 프라트야하라는 밖으로 향한 감각을 내면으로 돌리는 것이다. 다라나는 마음을 한곳에 집중하는 법이다. 다라나는 디야나 즉 명상의 단계를 넘어, 사마디 즉 초의식의 절정에 이른다.

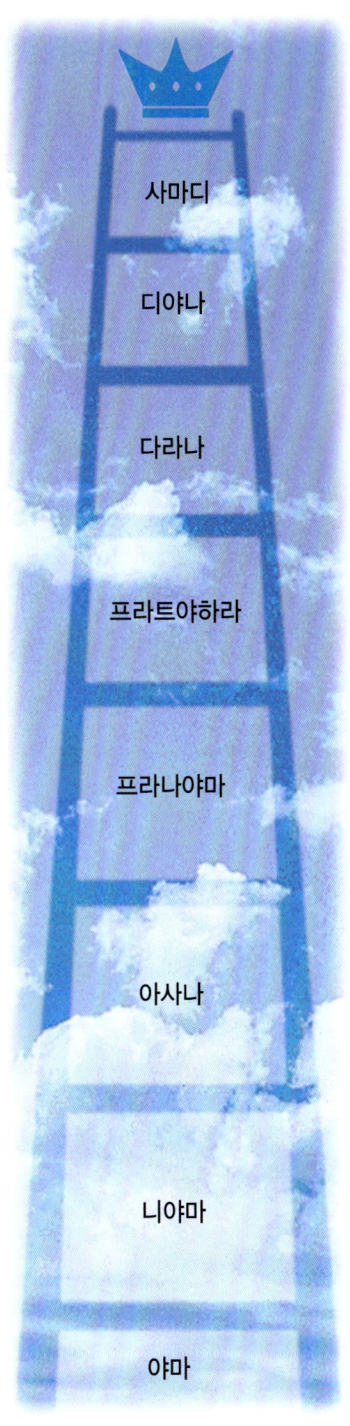

라자요가의 8단계

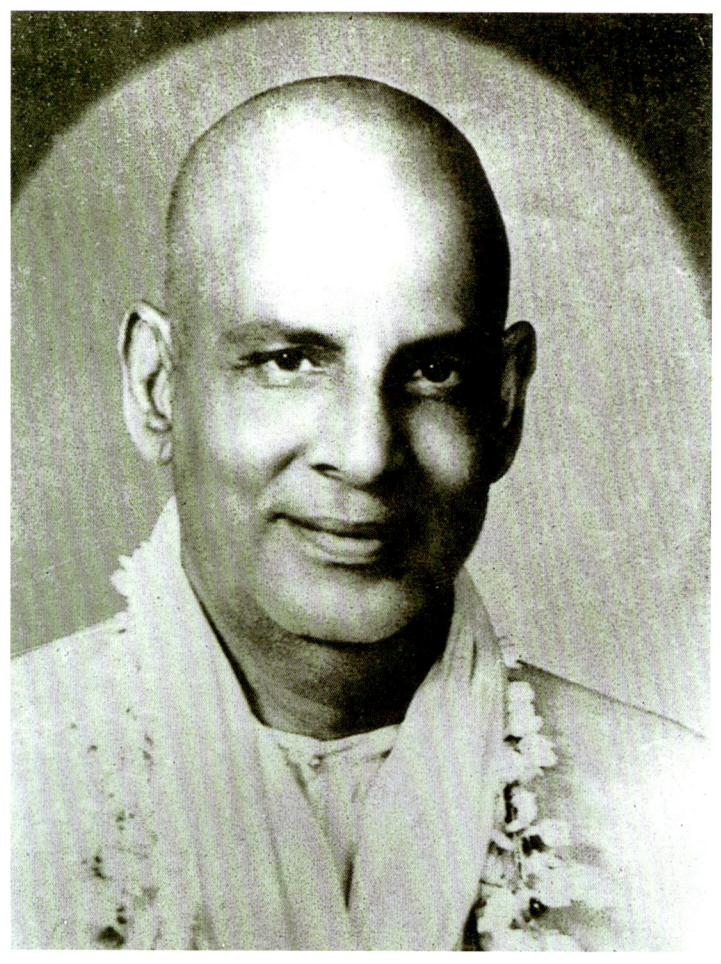

스리 스와미 시바난다
(H.H. Sri Swami Sivananda)
1887년에 출생한 위대한 요기 스리 스와미 시바난다는 베단타 철학을 연구하고 인류에 대한 봉사로 일생을 보냈다. 영적인 생활에 대한 그의 설법은 다음의 여섯 가지로 요약할 수 있다. 그것은 '봉사, 사랑, 나눔, 순수, 명상, 깨달음'이다.

현대 사회에서의 요가의 가치

요가는 생활의 지혜를 가르치는 학문으로 수 천년 전부터 인간의 필요에 의하여 계속 개발되어 이어져 왔다. 근래에 와서는 스와미 시바난다에 의하여 중요하게 부각되었다. 인도의 위대한 스승 중의 한 사람인 스와미 시바난다는 영적인 길로 접어들기 전에는 의사로 활동하였다. 그 후, 놀랄만한 힘을 가진 그는 300여권 이상의 책과 팜플렛, 잡지 등을 저술하였다. 그러한 의학적인 지식을 바탕으로 요가를 가르쳤으며 복잡한 철학을 아주 쉽고 간결한 말로 설명하였다.

1935년 성령생활회(Divine Life Society)를 창립하여 아쉬람(Ashram 공동체)과 요가 아카데미를 운영하였는데 진리와 순수, 비폭력과 자아실현에 그 목적을 두었다. 인도 리시케쉬(Rishikesh)에 자신의 공동체가 있으며, 그 곳에서 요가와 베단타 철학을 익힌 많은 제자들을 길러냈으며, 스와미 비슈누-데바난다도 그 중의 한 사람이다. 시바난다는 서방에 요가를 전파하기 위하여 그를 파견하였다.

스와미 비슈누-데바난다는 1957년 샌프란시스코에 갔으며 미국 전역에 걸쳐 요가의 아사나를 가르치고 명

스와미 비슈누-데바난다의
건강한 삶을 위한 다섯 가지 원리

올바른 이완
근육의 긴장을 풀어 온몸에 휴식을 주고 신선함을 주어 숙면에 이르게 하며 모든 행동을 근심과 공포로부터 활기차고 원기 있는 삶으로 전환시킨다.

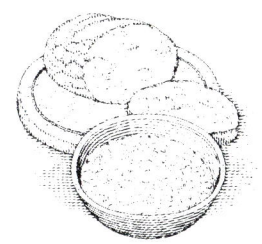

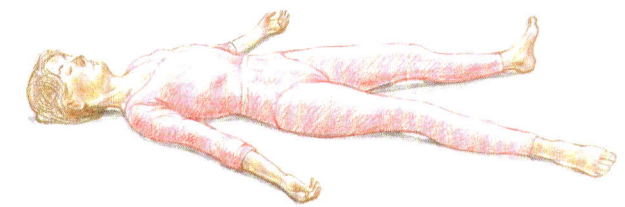

알맞은 음식
풍부하고 조화로운 자연식을 섭취하여 몸을 더욱 생기있게 하고 마음을 고요하게 하며 질병으로부터 예방시킨다.

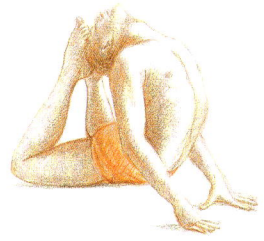

올바른 자세
요가 자세를 통하여 몸의 각 부분들을 체계적으로 발전시키고 근육과 인대를 늘이고 조여 활기 있게 만들며 척추와 모든 연결부분을 부드럽게 하여 몸의 순환을 더욱 원활하게 한다.

긍정적인 생각과 명상
부정적인 생각을 제거하고 마음을 안정시켜 궁극적으로 모든 생각들을 초월한 깨달음에 이른다.

올바른 호흡
폐의 모든 부분을 충분히 사용한 리드미컬한 호흡을 함으로써, 몸의 모든 기능에 산소를 공급해 주어 부드럽게 한다. 요가 호흡 또는 프라나야마는 생명의 힘인 프라나의 흐름을 규칙적으로 하여 정신을 통제하고 몸을 재충전시켜 준다.

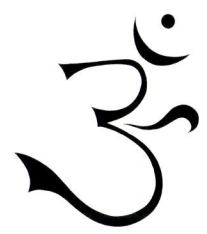

상을 지도함으로써 국제적인 조직인 '시바난다 요가센터(Sivananda Yoga Center)'를 건립했다. 라자요가와 하타요가의 스승인 스와미 비슈누-데바난다는 인류평화를 위한 활동으로 전 생애를 바쳤다. 1971년 시작한 평화 운동의 일환으로 그는 분쟁지역인 벨파스트, 수에즈 운하지역 그리고 파키스탄의 라흐르 등지에서 평화사절단으로 활동하기도 하였다.

위대한 요기 스와미 비슈누-데바난다는 자신의 공동체 아쉬람에서 많은 제자들에게 무한한 영감을 주었으며, 그의 저서를 통해 수많은 사람들의 삶을 바꾸어 놓았다.

서구인들의 생활양식을 면밀히 관찰하고 연구한 결과 스와미 비슈누-데바난다는 건강한 삶을 유시시켜 주는 다섯 가지 기본원리를 고대 요가의 지혜와 종합하여 가르쳤다. 위의 그림에서 설명하고 있는 다섯 가지 기본원리들은 이 책 전반에 걸쳐 설명되어 있다.

제1장
이완법

몸과 마음을 충분히 휴식하면서 살아가는 것은 자연스럽고 당연한 것이다. 우리는 단지 바쁜 생활 때문에 이러한 사실을 잊었을 뿐이다. 제대로 쉴줄 아는 사람은 건강과 활력과 마음의 평화를 얻을 수 있는 열쇠를 갖고 있는 셈이다. 이러한 몸의 활력과 마음의 평화는 생동력 있는 깊은 에너지의 원동력이 된다.

우리의 몸과 마음은 아주 밀접하게 연관되어 있다. 한 예로 근육을 이완시키면 마음도 자동적으로 이완된다. 마음이 불안하면 몸도 긴장한다. 모든 행동은 마음에서 출발한다. 누구나 무언가의 자극을 받으면 신경조직을 통하여 정보가 전달되고 근육이 움직일 준비에 이른다. 현대사회의 바쁘고 쫓기는 듯한 생활은 마음을 계속해서 투쟁적이고 냉담하게 만들어 가고 있다. 심지어 잠을 자면서도 이러한 긴장으로 시달린다. 그렇기 때문에 현대인에게는 한군데도 아프지 않은 사람을 찾아보기가 힘들다. 이러한 긴장과 불안은 많은 에너지를 소모시키고 피로와 질병의 원인이 된다. 생동력 있는 에너지는 근육을 팽팽하게 수축시키며, 그 상태를 유지하게 한다.

이 장에서는 요가수행의 중요한 부분을 차지하는 올바른 휴식에 대하여 설명한다. 올바른 휴식은 매우 중요하다. 그러한 휴식은 몸·마음·영혼의 휴식으로 이루어진다. 몸을 이완하기 위해서는 우선 송장 자세로 눕고 발끝에서 머리끝까지 근육을 긴장시켰다가 서서히 이완시킨다. 이렇게 이완시키는 이유는 긴장된 상태를 통해 이완된 상태를 정확하게 느낄 수 있기 때문이다. 또한 자기 암시를 통하여 근육이 올바로 이완되도록 유도한다. 이러한 수행방법과 함께 내면의 의식이 점차 확대되면서 가슴의 근육과 소화기계통과 그 외의 기능들을 통제해 나간다.

마음을 이완시키고 정신을 집중하려면 일단 리듬있는 고른 숨을 쉬어야 하며, 호흡의 과정에 집중해야 한다. 그러나 몸과 마음의 휴식은 영혼의 평온을 얻기 전까지는 결코 완전할 수 없다. 몸을 이완하여 몸과 마음을 일치시키면 근심, 걱정, 공포와 성냄 등이 가라앉는다. 근육의 긴장이 풀리면 상쾌하고 편안한 느낌을 온 몸으로 느끼게 된다.

이완은 어떠한 상태로 점점 더 깊이 빠져드는 듯한 흐름의 과정이다. 이완은 잡는 대신 놓는 것이며 행하지 않는 상태와 같다. 온몸을 완전히 이완할 때, 몸 전체의 호흡이 점차 느려지고 깊어지며 생리적인 특별한 변화가 일어난다. 산소가 덜 소비되고 이산화탄소도 덜 발생한다. 교감신경의 활동이 줄어들고 부교감신경의 활동이 증가한다. 단 몇 분 동안의 이완으로 긴장과 피로가 감소하여 몇 시간의 잠을 자는 것보다 더 효과적일 수 있다.

> "영혼은 감각 세계에 존재하나 감각을 조화시키며, 고요 안에서 휴식한다."
> — 바가바드 기타 —

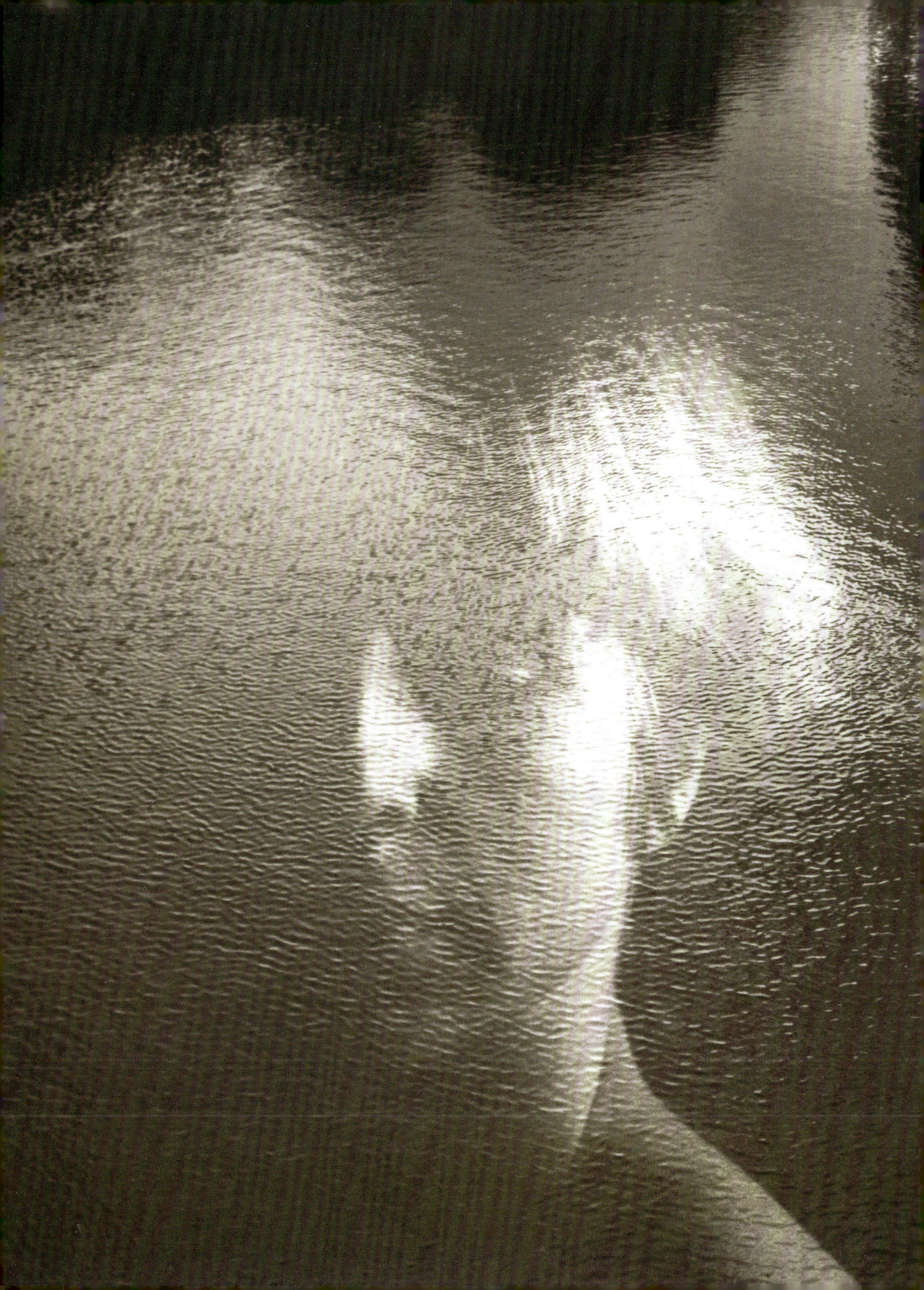

송장 자세 *The Corpse pose*

송장 자세(사바사나 Savasana)는 표준적인 이완자세이며, 각 아사나의 수행 전, 아사나의 사이사이, 그리고 마무리 단계(p.26)에서 행한다. 어떻게 보면 매우 단순하지만 정확히 행하기에는 매우 어렵다. 이러한 자세는 계속 변화하고 발전하여 마무리 단계에 가서는 더욱 완전해질 것이다. 처음에는 몸이 좌우 대칭이 되도록 눕는다. 왜냐하면 대칭이 될 때, 이완이 가장 완전해질 수 있기 때문이다. 두 다리를 안과 밖으로 자연스럽게 움직이다가 바깥쪽으로 가볍게 떨어뜨린다. 양팔도 같은 방법으로 하며 머리를 좌우로 굴리고 척추를 조금씩 움직여 몸의 중심을 잡는다. 몸의 모든 부분을 깊이 이완시켜 마치 마루에 몸이 녹아 들어가는 것처럼 느끼면서 온 몸을 쫙 편다. 이완된 상태로 호흡을 천천히 내쉬고 들이쉬면서 휴식을 취한다. 심호흡을 느리게 바로하며, 그 숨결을 따라 점점 깊이 빠져든다. 부풀었다가 가라앉는 배를 느껴본다. 이때, 몸에는 많은 생리적 변화가 찾아오는데, 에너지의 소모가 멈추고 스트레스가 풀리며, 호흡과 맥박이 안정되어 깊은 이완의 상태에 들어가게 된다. 이로써 마음은 명료해지며 자신의 몸으로부터 분리되는 느낌을 맛보게 된다.

송장자세 (오른쪽 사진)
등을 바닥에 대고 누워서 발을 약 45cm 정도 벌리고 양손을 15cm 정도 몸에서 떨어뜨린 후, 손바닥이 위로 가게 한다. 긴장을 풀며 좌우대칭이 되도록 한다. 허벅지, 무릎, 발가락이 바깥쪽을 향하게 한다. 눈을 감고 호흡을 길게 한다.

복식호흡
올바른 호흡을 하고 있는지 확인해 본다. 숨을 내쉬며 가볍게 깍지를 껴서 배 위에 올려 놓는다. 그리고 숨을 들이쉴 때 배가 부풀어 오르게 되는데 이때, 깍지가 자연스럽게 풀어져야 한다.

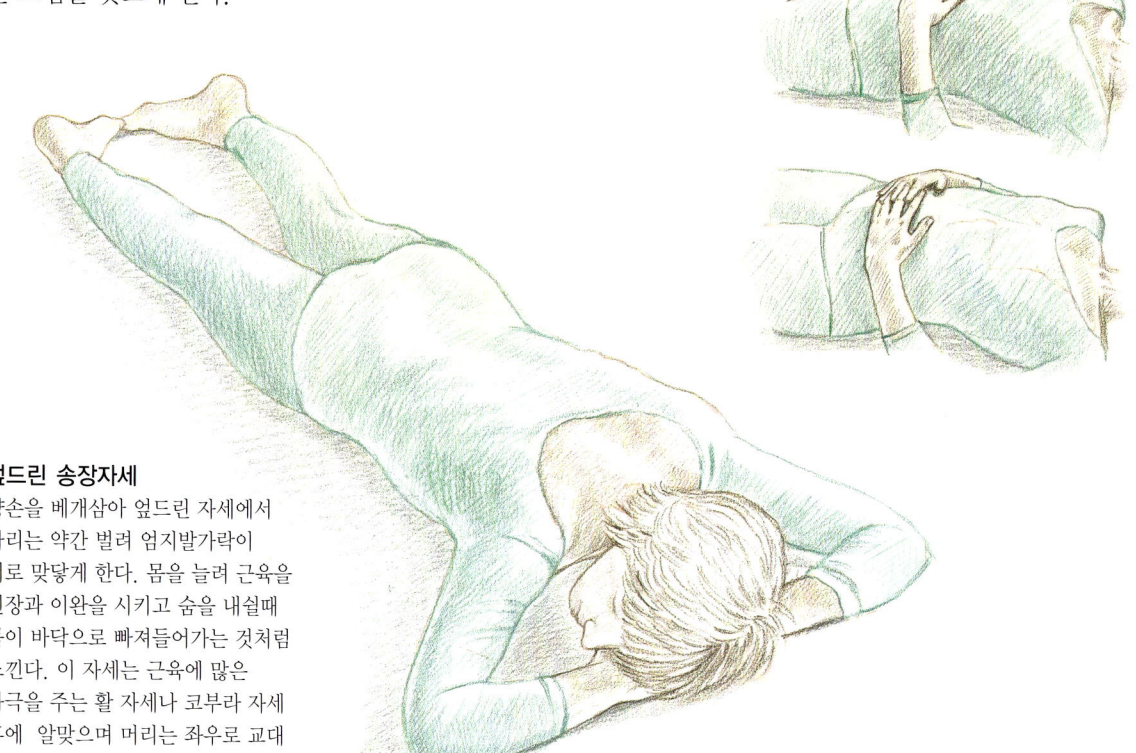

엎드린 송장자세
양손을 베개삼아 엎드린 자세에서 다리는 약간 벌려 엄지발가락이 서로 맞닿게 한다. 몸을 늘려 근육을 긴장과 이완을 시키고 숨을 내쉴때 몸이 바닥으로 빠져들어가는 것처럼 느낀다. 이 자세는 근육에 많은 자극을 주는 활 자세나 코브라 자세 후에 알맞으며 머리는 좌우로 교대한다.

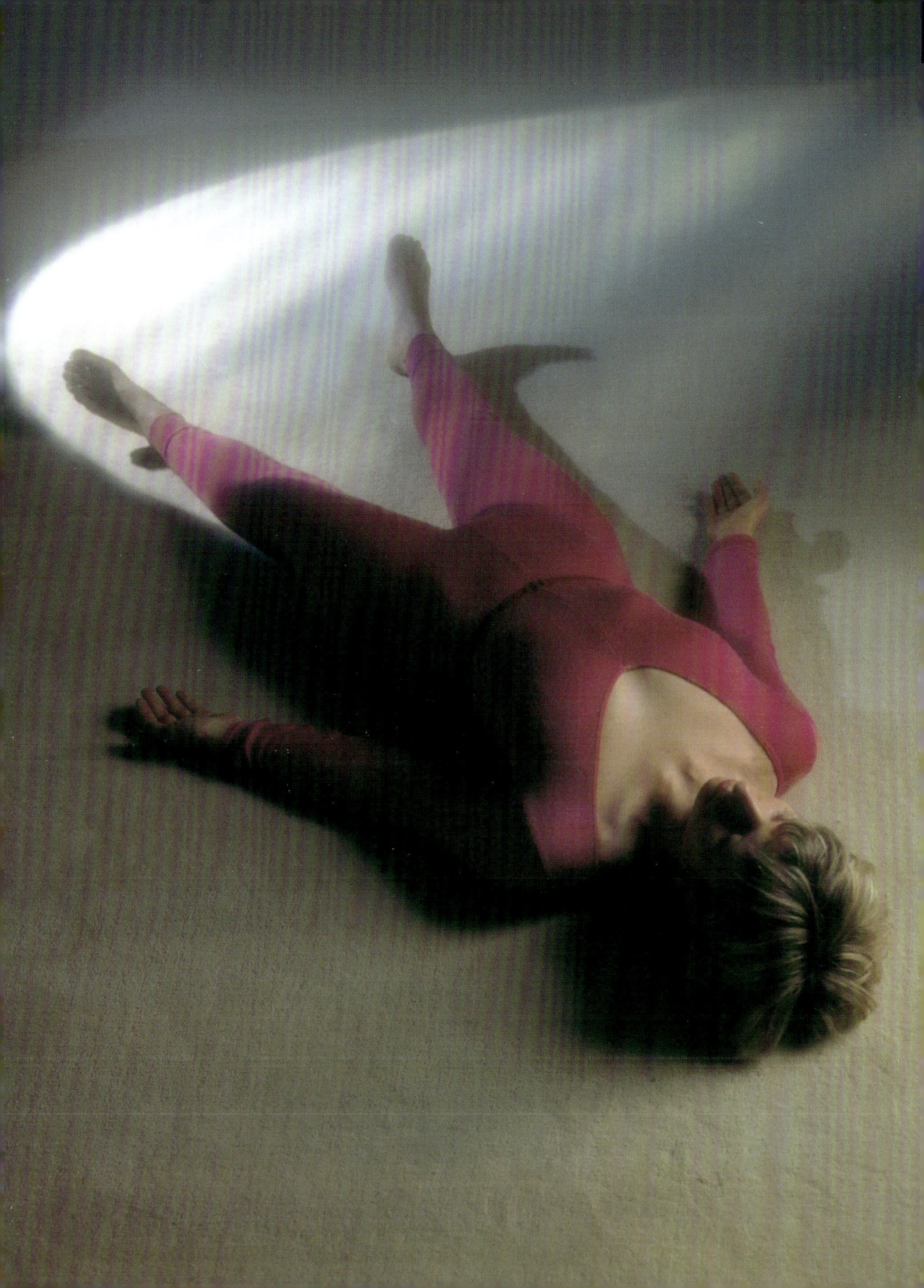

마무리 이완법 *Final Relaxation*

요가수행을 할 때 몸이 의식적인 통제를 통하여 긴장이 풀리고 이완된다는 것을 자각하게 된다. 한 차례의 아사나를 한 뒤에도 적어도 10분 정도의 마무리 이완법을 해야한다. 이때, 온몸을 완전히 이완시킨다. 그러나 이완을 느끼기 위해서는 먼저 긴장을 경험해야 한다. 아래의 그림과 같이 발에서부터 시작하여 머리까지 긴장을 주었다가 놓아버린다. 이제 마음으로 온몸을 돌면서 이완을 암시한다. 그런 다음 모든 것을 풀고 마음의 고요한 호수로 빠져보라. 의식은 몸으로 돌아가 부드럽게 발가락과 손가락을 움직이고 숨을 깊게 쉬면서 다시 이완상태로 돌아간다. 숨을 내쉬며 조용히 일어나 앉는다.

2 손과 팔
오른손을 마루 위로 2~3cm든다. 주먹을 쥐고 긴장시켰다가 떨어뜨리며 긴장을 푼다. 왼팔도 똑같이 이완시킨다.

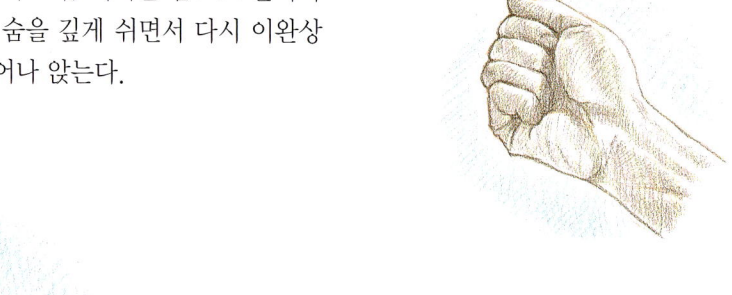

1 발과 다리
오른발을 바닥에서 2~3cm정도 위로 들어 올린다. 다리에 긴장을 주어 잠시 멈춰있다가 살며시 바닥에 떨어뜨린다. 왼발도 똑같이 반복한다

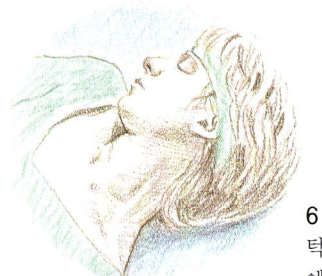

6 머리
턱을 약간 당기고 머리를 편안하게 바닥에 댄 채, 좌우로 가볍게 굴리다가 중심을 잡는다.

자기암시
앞에 설명한 동작이 모두 끝나면 마음 속으로 몸을 연상한다. 그리고 다음과 같은 구절을 암송한다. "나는 발가락을 이완한다. 나는 발가락을 이완한다. 나는 발가락이 이완되었다. … 나는 장단지를 이완한다. …" 이러한 구절을 온몸(위장, 심장, 간, 심장, 턱, 뇌, 두피)으로 계속해서 의식적으로 적용시킨다. 숨을 들이쉬며 발끝까지 숨결이 고동치는 것을 느껴보라. 숨을 내쉴때는 긴장이 사라지며 몸과 마음이 평온한 호수와 같다고 느껴보라. 그리고 마음의 심연(深淵)으로 뛰어들어 자신의 진정한 본연의 모습을 느껴보라.

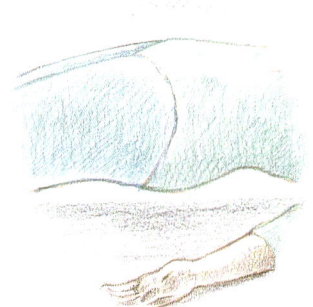

3 엉덩이
양쪽 엉덩이를 서로 꽉 조이면서 바닥에서 약간 들어 올렸다가 살짝 내려놓으면서 이완시킨다.

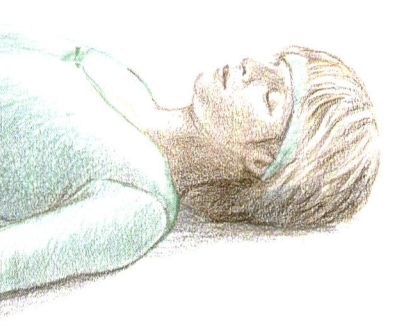

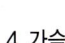

4 가슴
등과 가슴에 긴장을 주면서 위로 올렸다가 살짝 떨어뜨린다. 이때, 엉덩이와 머리는 바닥에서 떼지 않는다.

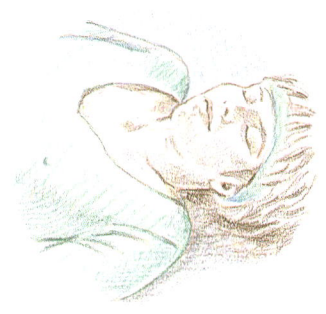

5 어깨
어깨를 들어 목쪽으로 당겼다가 살짝 놓으면서 이완을 한다. 다시 두 팔을 각각 몸 아래쪽으로 당긴 후 이완한다.

제2장
기본 아사나

이 장에서는 일상생활에서 쉽게 할 수 있는 요가자세와 기본적인 아사나를 설명하고 있다. 아사나를 제대로 이해하려면 자신이 직접 자세를 취하며 효과를 체험해야 한다. 아사나는 일반 운동처럼 격렬해서는 안되며, 깊은 복식호흡에 의해 부드럽게 해야 한다. 이러한 부드러운 움직임은 몸에 대한 의식과 통제력을 일깨워 줄 뿐만아니라 공포심이나 불안감으로부터 해방시키며 평온함을 느끼게하는 영적 효과도 있다. 일련의 요가수행을 마친 뒤에는 이완과 에너지의 충만함을 느낄 것이며, 몸과 마음이 안정된다. 아사나는 다른 운동과 달리 3단계의 과정이 있다. 처음에 자세를 취하는 것과 다음에는 그 자세를 유지하는 것, 그리고 다시 그 자세를 푸는 과정이다.

이 책에서는 어떻게 이러한 단계들을 정확하게 설명하느냐에 대해 세심한 주의를 기울였다. 예비단계의 동작들은 연속동작으로 해야한다. 진정한 아사나 동작의 중요성은 그 자세에서 '움직이지 않고 얼마 동안을 유지하는가' 이다. 일단 자세를 잡은 뒤에는 움직이지 않도록 유의하며 호흡은 아주 천천히 깊고 느리게 쉬며 정신을 집중시킨다. 한 자세를 완전히 편안하게 취할 수 있으면 좀더 어려운 변형 자세로 바꿀 수 있다. 자세를 풀어 줄 때는 동작에 들어갈 때와 마찬가지로 몸에 무리가 가지 않도록 천천히 부드럽게 풀어준다. 아사나의 효과는 우리 몸 여러 곳에서 발견할 수 있다. 척추와 관절의 유연성을 길러주며 근육, 내분비선, 내장기관을 부드럽게 마사지한다. 처음 아사나를 하게되면 육체적인 변화만을 느끼게되나, 숙련된 몸을 통해 에너지(氣)의 흐름을 차츰 자각하기 시작한다. 에너지의 원동력인 프라나는 정확한 호흡, 즉 프라나야마를 통하여 얻어진다. 아사나와 프라나야마의 궁극적인 목적은 경락(나디 Na-dis)과 신경계를 정화시켜 프라나가 자유롭게 흐르게 하는 것이다. 프라나가 자유롭게 흐르게 되면, 척추 밑에서 잠자던 우주 에너지 쿤달리니가 정수리에 있는 지고의식, 시바와 하나가 되면서 깨달음에 이르게 된다.

> "아사나는 우리를 건강하게 하며 몸을 가볍고 부드럽게 만들어 질병으로부터 자유롭게 한다."
> — 하타요가 프라디피카 —

기초과정의 아사나는 어느 연령층에나 모두 해당되며 지금 당장 시작하는 초보자들은 기본 아사나 수련도표(pp.64~65)를 따라 수행하면 도움이 될 것이다. 동작의 발전이 느리다거나 참고 사진처럼 흉내조차 내기 어려워도 절대로 낙심할 필요없다. 꾸준히 규칙적으로 행하는 것이 요가의 자세(기본 아사나)를 익히는 가장 빠른 지름길이다. 결코 무리하게 따라하지 말며 긍정적인 자세를 가지고 단계적으로 임하다보면 나도 모르는 사이에 근육이 이완되고 풀어져서 정확하고 완벽한 동작으로 발전되어 간다.

마지막으로, 아사나를 최대한 정확히 설명하려고 하였으나, 선생님을 찾아가서 요가를 배우는 것보다 못한 것이 사실이다. 가능하다면 요가강습소에 가서 올바른 호흡법과 자세를 단계적으로 배우는 것이 더욱 적극적인 방법일 것이다.

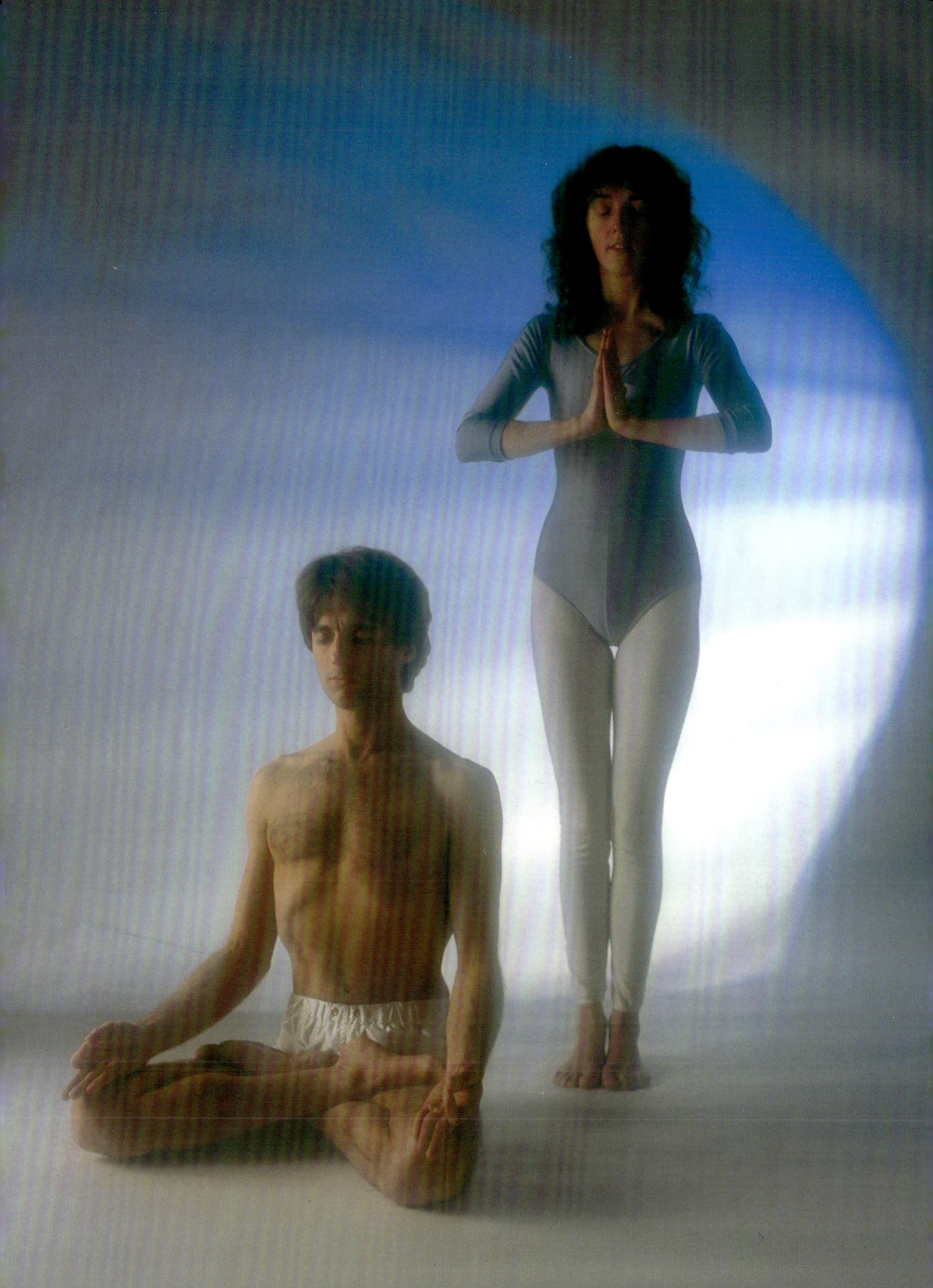

아사나의 순서 *The Sequence of Asana*

아사나를 수행할 때, 가장 중요한 것은 정해진 일정한 순서를 따라 하는 것이다. 이 책에 소개된 아사나의 과정은 스와미 비슈누-데바난다가 개발한 요가 수행법으로 아주 과학적이고 체계적으로 만들어졌다. 이러한 수행법은 척추를 곧게 하고 몸의 모든 부위를 건강하게 한다.(pp.176~187) 요가의 전 과정은 몸 전체를 구부리고 늘리고 부드럽게 마사지한다. 이러한 동작 바로 뒤에 따르는 아사나는 앞의 자세와 균형을 이루는 짝으로써, 그 효과를 증대시키며 더욱 발전하게 한다. 그러므로 한 자세 뒤에는 그와 대칭되는 자세가 따른다는 것을 명심한다. '코브라' '메뚜기' '활' 자세처럼 뒤로 젖히는 자세는 앞으로 굽히는 '앞으로 굽히기' '쟁기' 자세들과 짝을 이룬다. 어느 한쪽에 하는 아사나는 반드시 반대편에도 영향을 주는 아사나와 짝을 이룬다. 요가 입문자이든 숙련자이든 이러한 요가의 균형의 원칙을 반드시 따라야만 한다. 숙련자라면 '고급 아사나와 변형자세'를 익힐 수 있다. 만약 시간이 없을 때는 pp.64~65의 〈기본 아사나 수련표〉를 작성하여 '30분 과정'을 마련하였다. 이제 각 연속동작들을 살펴보기로 하자.

아사나의 연속과정을 시작하기 전 2~3분 동안 **송장 자세**(p.24)로 몸을 이완시킨다. 숨은 느리고 깊게 쉰다. 매번 아사나를 끝낸 후 호흡과 맥박이 정상적으로 되돌아오도록 이완한다.('코브라' '메뚜기' '활' 자세와 같이 엎드려 하는 자세에서는 이완도 배를 깔로 행한다.)

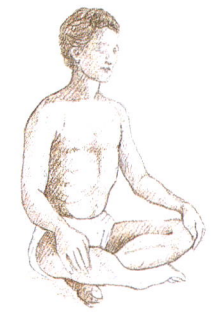

다음 과정은 **편하게 앉는 자세**(명상하는 자세)로 호흡을 행하며 에너지를 충전시킨다.(pp.66~75) 이 자세로 앉아 목과 어깨와 눈을 운동시켜 근육을 풀어준다.

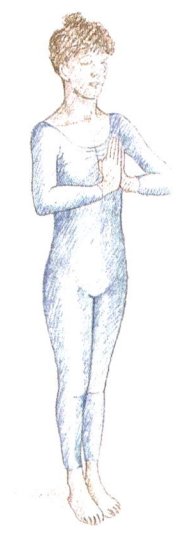

태양예배 자세를 수행하기 위해 일어선다. 연속된 12가지 동작으로 구성된 태양예배는 근육을 늘리고 조여 온몸을 이완시키고 풀어준다. 이러한 자세들은 척추를 유연하게 만들어 다른 동작들을 보다 쉽게 할 수 있도록 한다.

다음에는 바닥에 누워 **다리 올리기 자세**를 수행한다. 이 자세는 배와 등 아래의 근육을 강화시켜 주며 머리로 서기 자세를 하기 위한 준비동작이다.

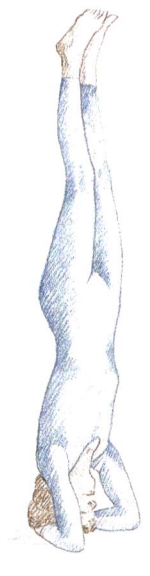

머리서기 자세는 가장 중요한 아사나 중의 하나로서 오직 머리와 팔꿈치만을 바닥에 대고 다리를 수직으로 뻗는다. 몸을 완전히 거꾸로 세우는 자세로 상당한 효과를 볼 수 있다. 그 다음 연결되는 세 가지 자세는 '어깨서기'와 '쟁기' '다리' 자세인데 어깨와 목을 사용한다.

어깨서기 자세는 몸을 거꾸로 세우고 몸과 다리를 수직으로 세운다. 그리고 체중은 어깨와 팔의 상단부에 실어 목과 척추의 윗부분을 늘린다.

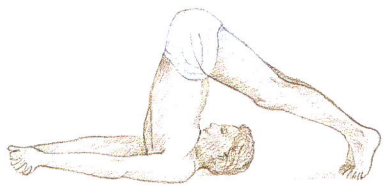

쟁기 자세는 목과 척추의 윗부분에 많은 자극을 주며, 척추를 앞으로 구부려 발이 머리 위를 지나 바닥에 닿게 한다. **다리 자세**는 쟁기 자세와는 반대 자세이며, 척추를 아치형으로 만들어 준다. 발은 엉덩이쪽으로 당기고 체중을 손과 발에 실으며 천천히 몸을 들어 올린다. 발은 어깨 정도로 벌리며, 몸 전체가 다리 모양이 되도록 한다. 초보자의 경우 동작마다 휴식을 취하며 가능한 각 동작이 끝날 때마다 송장자세를 하도록 한다. 이러한 수련을 계속해서 하다보면 '어깨서기- 쟁기 자세- 어깨서기 - 다리자세'의 연속동작이 가능해지며 이것은 그만큼 몸의 유연성과 통제력이 길러진 것이다.

물고기 자세는 위의 세 가지 자세와는 반대자세로 목과 척추의 상단부를 늘리는 대신 수축시켜 경직된 근육을 풀어준다.

다음은 **앞으로 굽히기 자세**로 '쟁기자세'의 효과를 증신시키는 동작이며 척추의 아랫부분에 많은 자극을 준다. 다음은 배를 바닥에 대고 하는 세 가지의 아사나가 이어진다. '코부라' '메뚜기' '활' 자세이며, 이 동작들은 등을 유연하게 만든다.

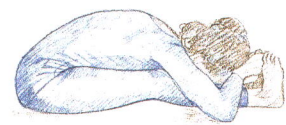

코부라 자세는 머리와 상체를 들어 뒤로 젖히는 자세이며 **메뚜기 자세**는 머리와 가슴을 바닥에 대고 엉덩이와 다리만 들어 올린다. **활 자세**는 앞의 두 가지 자세를 결합한 것으로서 배만 바닥에 댄 채, 다리와 팔이 맞닿게 몸을 완전히 뒤로 젖히는 자세이다. 지금까지 몸을 앞뒤로 굽히고 젖혔으니 이제 일어나 앉아서 **척추 반 비틀기 자세**를 행한다. 척추를 양쪽으로 회전시켜 비틀어 준다.

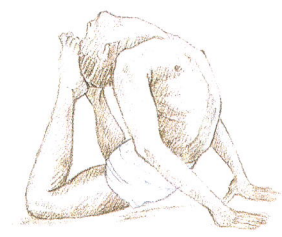

다음은 명상 자세로 잘 알려진 **연꽃좌**인데 이 자세는 머리와 목과 척추를 바로 세우고 두 다리를 완전히 반대편 허벅지에 올린 이상적인 가부좌 명상자세이다.

그 다음은 **까마귀 자세**인데 몸의 균형을 유지하며 집중도를 높여준다. 두 손을 바닥에 대고 몸을 들어 올린다.

끝으로, 서서하는 두 가지 동작이 있다. 몸을 앞쪽으로 구부린 후 **손으로 발 잡기 자세**와 몸을 좌우로 굽히는 **삼각형 자세**가 있다. 이 자세들은 모두 척추에 자극을 준다. 동작이 끝날 때는 반드시 송장 자세를 하여 몸을 이완시킨다. 적어도 10분 정도는 이완을 해야 한다. 이러한 휴식과 이완을 통하여 아사나 과정의 통합적인 과정이 모두 끝난다.

요가수행에 필요한 것들
아사나를 수행하기 위해서는 당신의 몸과 마루와 같은 공간, 덧붙여 자신을 다스리는 정신력이 요구된다. 수행시간은 매일 같은 시간에 규칙적으로 하는 것이 좋으며, 아침과 저녁 식전에 두 번 하는 것이 이상적이다. 또한, 공복에 행하는 것이 좋으며 최소한 1시간 전에는 음식을 삼가한다. 가능한 담요나 카페트 위에서 행하며 호흡과 순환을 방해하지 않는 느슨하고 편안한 옷을 입도록 한다. 발은 맨 발이어야 하며, 시계나 장신구는 착용하지 않는다. 몸은 항상 따뜻하게 하며, 통풍도 자주 한다. 날씨가 좋은 날에는 실외에서 행해도 좋다.

아사나 준비운동 *The Session Being*

편하게 앉는 자세

몇 분간의 송장자세로 긴장을 풀어준 다음 일어나 편하게 앉는 자세(수카사나 Sukhasana)를 한다. 그리고 호흡을 하면서 목과 어깨와 눈운동을 한다. 이 아사나는 가장 표준적인 명상자세로 척추를 바르게 유지시키고 신진대사를 원활히 하며 마음을 안정시켜 준다. 만일 자세가 불편하다면 엉덩이에 담요를 가볍게 받친다. 다리의 근육을 늘리기 위하여 교대로 다리를 올려 놓는다. 이제, 익숙해지면 '반연꽃좌' 나 '연꽃좌' 를 취한다.

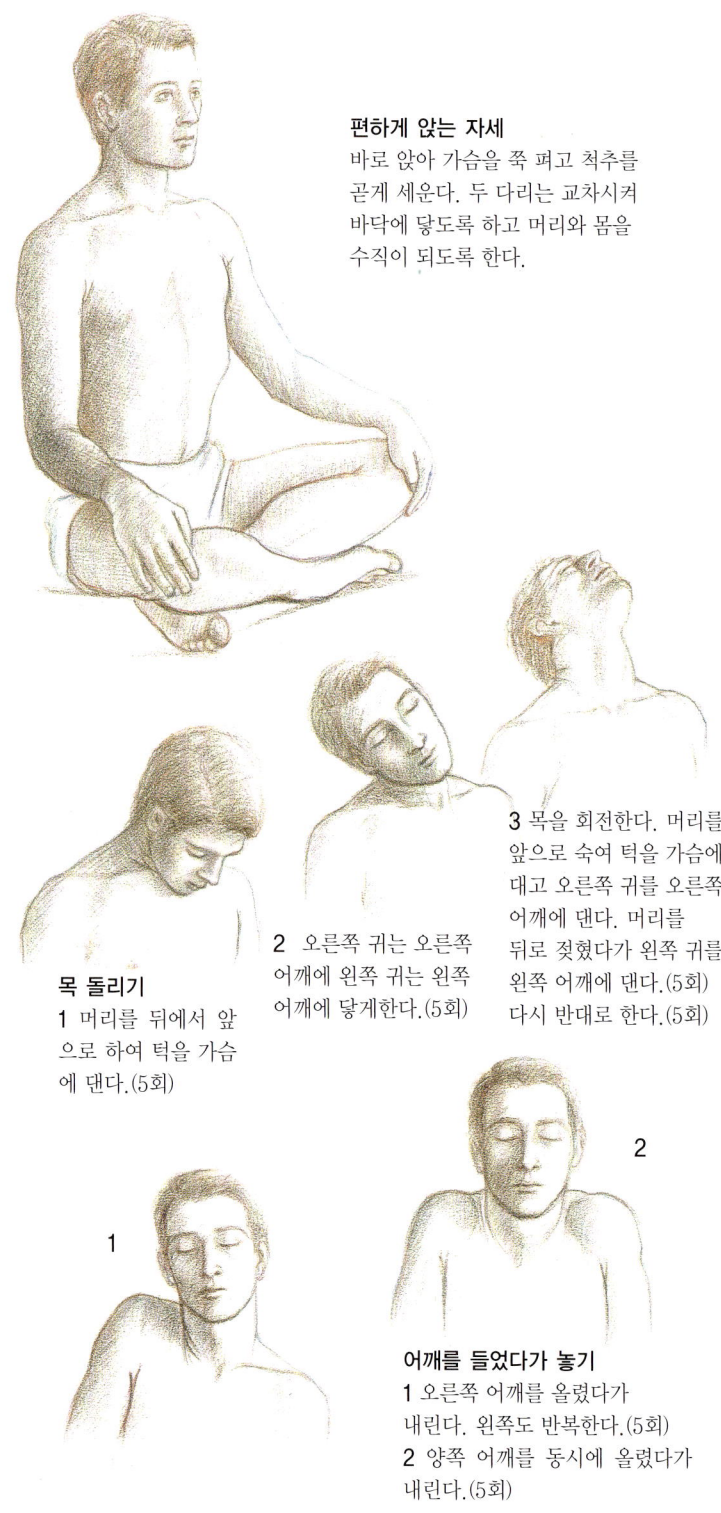

편하게 앉는 자세
바로 앉아 가슴을 쭉 펴고 척추를 곧게 세운다. 두 다리는 교차시켜 바닥에 닿도록 하고 머리와 몸을 수직이 되도록 한다.

목과 어깨

많은 사람들이 목과 어깨가 긴장되어 굳어 있다. 그것은 나쁜 자세의 탓으로 두통의 원인이 된다. 다음의 다섯 가지 동작을 반복함으로써 어깨와 목의 긴장을 풀고 근육을 유연하고 탄력 있게 한다. 천천히 척추를 바로 세운 다음 목을 이완시켜 어깨를 풀어준다. 첫 번째로 머리를 뒤로 젖혔다가 앞으로 숙인다. 두 번째로 머리를 똑바로 세운후 좌우로 천천히 숙였다가 제자리로 돌아온다. 세 번째로 머리를 앞으로 숙인 뒤 원을 크게 그리면서 머리를 돌린다. 다시 반대 방향으로 돌린다. 다음은 오른쪽 어깨를 들었다가 떨어뜨리고 왼쪽 어깨도 반복한다. 양쪽 어깨를 동시에 위로 올렸다가 떨어뜨린다.

목 돌리기
1 머리를 뒤에서 앞으로 하여 턱을 가슴에 댄다.(5회)
2 오른쪽 귀는 오른쪽 어깨에 왼쪽 귀는 왼쪽 어깨에 닿게한다.(5회)
3 목을 회전한다. 머리를 앞으로 숙여 턱을 가슴에 대고 오른쪽 귀를 오른쪽 어깨에 댄다. 머리를 뒤로 젖혔다가 왼쪽 귀를 왼쪽 어깨에 댄다.(5회) 다시 반대로 한다.(5회)

어깨를 들었다가 놓기
1 오른쪽 어깨를 올렸다가 내린다. 왼쪽도 반복한다.(5회)
2 양쪽 어깨를 동시에 올렸다가 내린다.(5회)

눈 운동

눈의 근육도 다른 근육처럼 풀어주어야 건강한 눈을 유지할 수 있다.

예를 들어, 책이나 신문을 볼 때도 최소한 눈만 움직이며 조금 멀리 있는 사물이나 풍경을 바라볼 때도 머리를 들어서 보곤 한다. 하지만, 가능한 눈을 많이 굴려서 눈의 긴장을 풀어준다면 지금보다 훨씬 건강한 눈을 만들 수 있다.

다음의 다섯 가지 동작은 눈의 근육을 강화시키고 긴장을 풀어주고 시력을 증진시켜 준다. 호흡은 정상적으로 진행된다. 처음에는 힘껏 위를 보고 그 다음 힘껏 아래를 본다. 다음은 오른쪽과 왼쪽을 번갈아 가며 멀리 바라본다. 다음엔 오른쪽 위 – 왼쪽 아래, 왼쪽 위 – 오른쪽 아래의 대각선 방향으로 바라본다. 다음엔 커다란 시계를 연상하며 12시 방향에서부터 시계방향으로 천천히 두 바퀴를 돌리고 세 바퀴째는 보다 빨리 돌린다. 시계 반대방향으로도 똑같이 반복한다. 그리고 손을 쭉 펴 엄지손가락에 집중했다가 벽을 한번 쳐다 봤다가 다시 손가락을 바라본다. 항상 마지막에는 손바닥으로 눈을 지그시 누르면서 감싸준다.

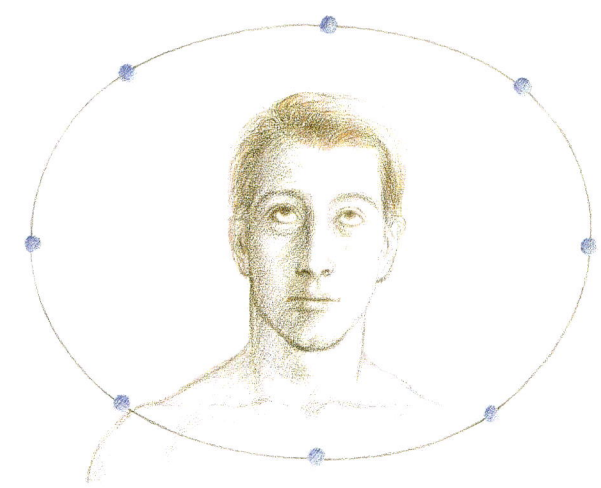

눈운동
1 위, 아래를 본다.(5회)
2 오른쪽, 왼쪽을 멀리 본다.(5회)
3 대각선 방향(오른쪽 위에서 왼쪽 아래, 왼쪽 위에서 오른쪽 아래)을 차례로 본다.(5회)
4 시계방향으로 돌린 후, 반대방향으로 돌린다.
5 엄지손가락에 집중했다가 벽을 교대로 바라본다.

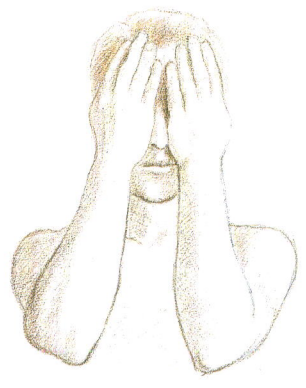

손바닥을 비벼 눈의 피로를 풀어준다
두 손바닥을 강하게 비벼서 열이 나게 한 뒤, 손을 컵모양으로 오목하게 만들어 지긋이 눈을 감싼다. 어둠과 따뜻함이 눈의 피로를 풀어준다.

태양예배 자세 *The Sun Salutation*

태양예배 자세(수리야 나마스카 Surya Namaskar)는 아사나를 하기 위한 준비자세로 몸 전체를 부드럽게 마사지 해준다. 12가지 자세로 연속되는 이 동작은 매우 훌륭한 자세이다. 각각의 자세는 바로 앞의 자세와 짝을 이루어 몸의 균형을 잡아주며 가슴은 팽창수축되어 호흡을 부드럽게 하게한다. 매일 규칙적으로 수행함으로써 척추를 바로 세워 주고 관절의 인대에 탄력을 주며 허리를 유연하게 만들어 준다.

태양예배 자세는 다음과 같이 크게 두가지 과정을 해야 만이 1회로 간주한다. 그 예로, 4번과 9번의 동작에서 오른발을 앞으로 내어서 하고 그 다음 왼발을 앞으로 내어서 하는것을 1회로 간주한다. 동작 3~10번까지는 양손을 한 위치에 고정한 채로 동작과 호흡을 일치시킨다.

이러한 동작들은 처음에는 4회 반복하다가 시간이 지남에 따라 12회까지 늘려 나간다. 지금부터 태양예배 자세의 12동작을 천천히 호흡과 함께 해보자.

12 숨을 내쉬면서 처음의 자세로 돌아와 두팔을 내려 몸 옆으로 가지런히 붙인다.

11 숨을 들이쉬면서 팔을 위로 뻗어 허리를 뒤로 젖힌다. 엉덩이를 앞으로 밀고 다리는 바로 세우면서 목을 이완시킨다. 이 동작은 2번과 동일하다.

10 숨을 내쉬면서 허리를 굽혀 가슴을 무릎에 댄다. 손바닥은 바닥에 댄다. 이 동작은 3번과 동일하다.

힌두교 신화에서 태양신은 건강과 영원한 삶의 상징으로 숭배를 받아왔다. 베다 성전(Rig Veda)에는 "수리야(태양)는 움직이는 동시에 움직이지 않는 절대영혼이다."라고 묘사되어 있다.

태양예배 는 원래 태양을 향해 경배하는 의식이었다. 전통적으로 태양예배는 태양이 막 떠오르기 시작하는 새벽에 올린다. 이때 각기 열두 자세로 태양의 신성을 찬미하는 각 고유의 만트라를 지닐 수 있게 된다.

9 숨을 들이쉬면서 왼쪽 다리(또는 오른쪽 다리)를 뒤로 빼고 무릎은 바닥에 댄다. 오른쪽 다리를 앞으로 굽혀 양손 사이에 놓는다. 시선은 최대한 위를 향한다. 이 동작은 4번과 동일하다.

8 숨을 내쉬면서 다시 안쪽으로 두 발을 모으고 역 V자형 자세를 취한다. 발바닥은 바닥에 댄 채로 어깨는 뒤로 당기고 머리는 앞으로 쭉 뺀다.

7 숨을 들이쉬면서 엉덩이를 내린다. 두 다리를 붙이고 발가락을 뒤로하여 쭉 편다. 어깨는 내리고 목을 젖혀 시선은 뒤로 향한다.

제2장 기본 아사나 **35**

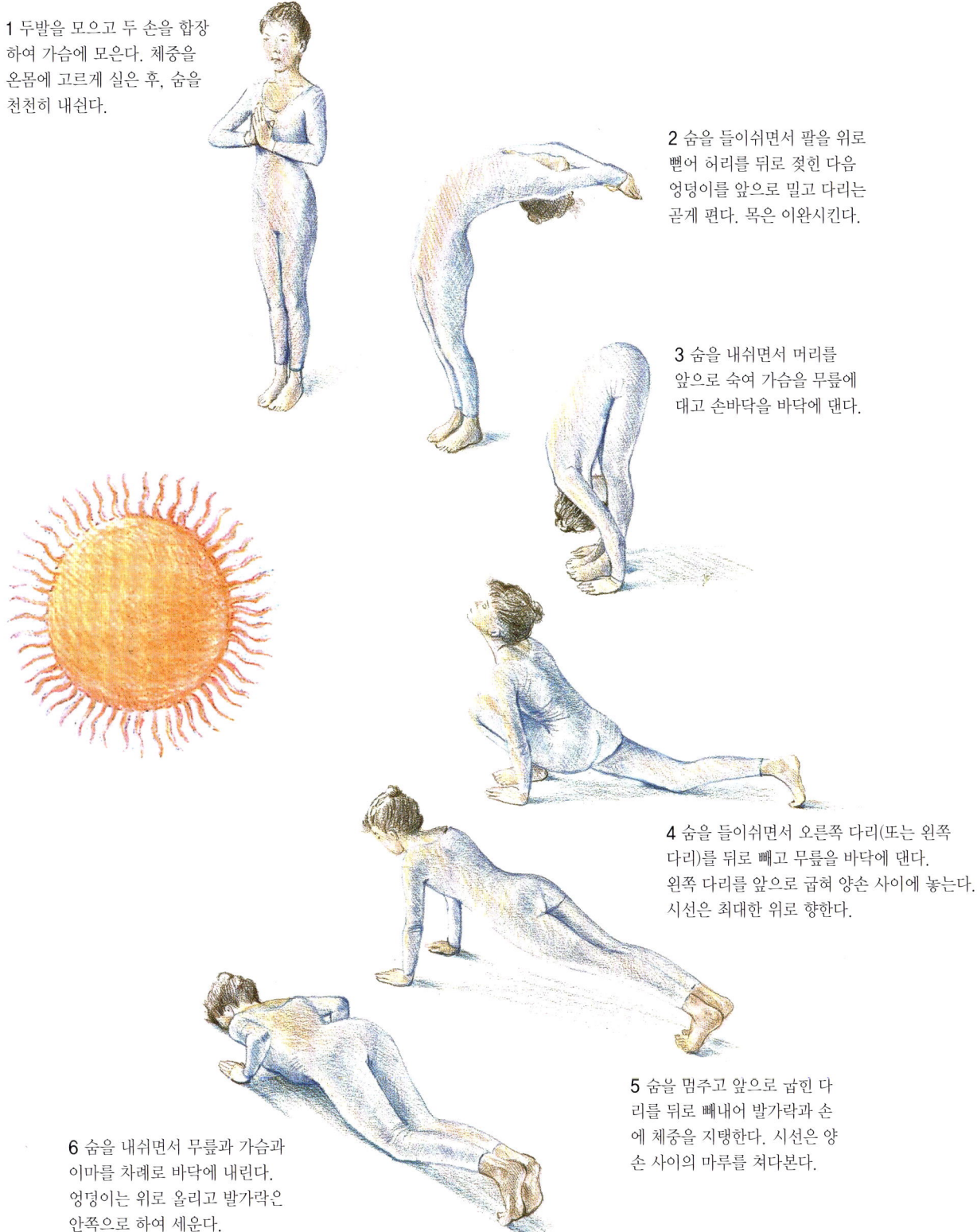

1 두발을 모으고 두 손을 합장하여 가슴에 모은다. 체중을 온몸에 고르게 실은 후, 숨을 천천히 내쉰다.

2 숨을 들이쉬면서 팔을 위로 뻗어 허리를 뒤로 젖힌 다음 엉덩이를 앞으로 밀고 다리는 곧게 편다. 목은 이완시킨다.

3 숨을 내쉬면서 머리를 앞으로 숙여 가슴을 무릎에 대고 손바닥을 바닥에 댄다.

4 숨을 들이쉬면서 오른쪽 다리(또는 왼쪽 다리)를 뒤로 빼고 무릎을 바닥에 댄다. 왼쪽 다리를 앞으로 굽혀 양손 사이에 놓는다. 시선은 최대한 위로 향한다.

5 숨을 멈추고 앞으로 굽힌 다리를 뒤로 빼내어 발가락과 손에 체중을 지탱한다. 시선은 양손 사이의 마루를 쳐다본다.

6 숨을 내쉬면서 무릎과 가슴과 이마를 차례로 바닥에 내린다. 엉덩이는 위로 올리고 발가락은 안쪽으로 하여 세운다.

다리 올리기 자세 *Leg Raises*

이 자세는 아사나를 하기 위한 준비동작이다. 머리서기와 같은 자세를 취하기 위해 복부와 등아래의 근육을 단련시키며, 허리와 허벅지를 강화시키는 동작이다. 누워서 다리를 서서히 들어올리는데 만약 근육이 당겨서 아프면 등의 아래쪽이나 어깨를 조금 들어 주면 도움이 된다. 이 동작의 효과를 최대한 얻기 위해서는 등을 바닥에 대고 어깨와 목을 이완시킨 상태에서 시작한다. 시작은 다리를 모으고 손바닥을 아래로 하여 두 팔을 가지런히 몸 옆으로 이완한 상태에서 행한다.

한쪽 다리 올리기
한쪽 다리는 바닥에 둔 채 한쪽 다리만 들어 올린다. 처음 다리를 올릴 때, 손바닥으로 바닥을 밀면서 다리를 올린다. 가능한 무릎을 굽히지 않고 들어 올리며 척추도 곧게 유지한다.

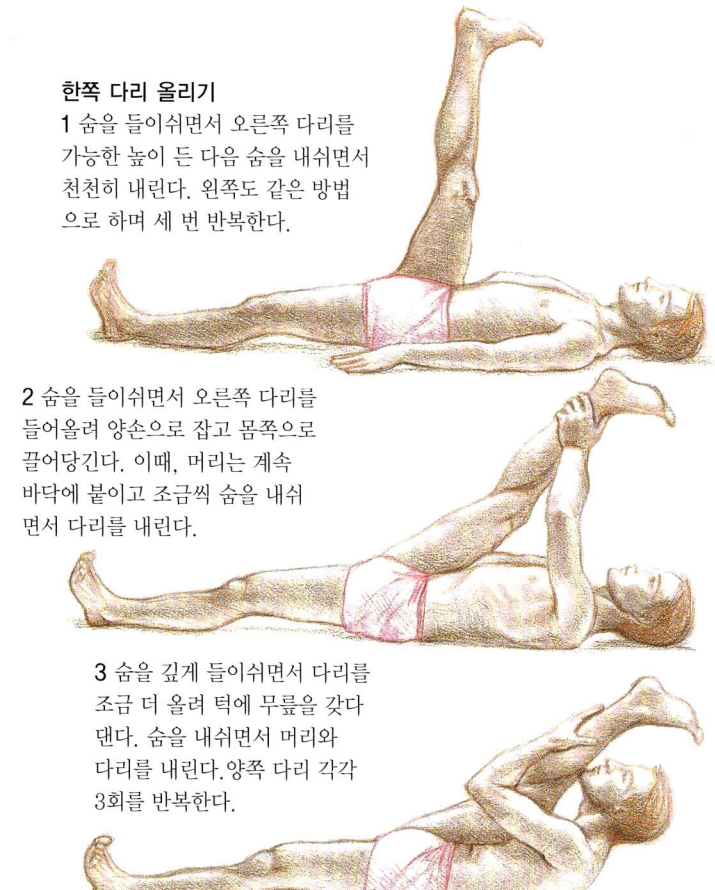

한쪽 다리 올리기
1 숨을 들이쉬면서 오른쪽 다리를 가능한 높이 든 다음 숨을 내쉬면서 천천히 내린다. 왼쪽도 같은 방법으로 하며 세 번 반복한다.

2 숨을 들이쉬면서 오른쪽 다리를 들어올려 양손으로 잡고 몸쪽으로 끌어당긴다. 이때, 머리는 계속 바닥에 붙이고 조금씩 숨을 내쉬면서 다리를 내린다.

3 숨을 깊게 들이쉬면서 다리를 조금 더 올려 턱에 무릎을 갖다 댄다. 숨을 내쉬면서 머리와 다리를 내린다. 양쪽 다리 각각 3회를 반복한다.

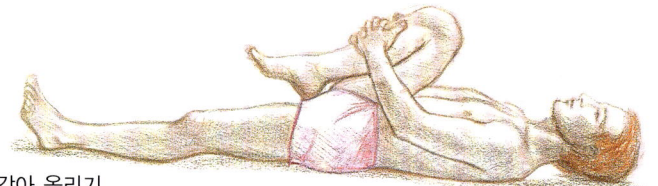

한쪽 무릎 감아 올리기
1 숨을 들이쉬며 오른쪽 무릎을 굽혀 양손으로 감싼 후, 가슴쪽으로 당긴다. 숨을 내쉬면서 다리를 내리고 팔을 풀어준다. 왼쪽도 반복한다.

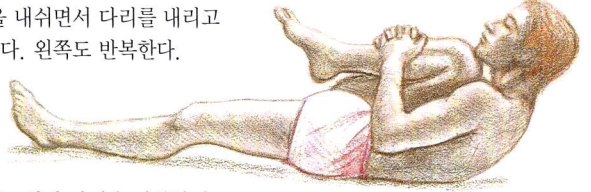

2 이번에는 위의 과정을 반복하되, 머리를 들어 턱을 무릎에 가져다 댄다. 숨을 내쉬며 다리를 내린다. 왼쪽도 반복한다.

한쪽 무릎 감아 올리기
이 동작은 바타야나사나 (Vatayana-sana)라 하며 소화기관을 문질러 주어 위와 장의 가스를 제거시킨다. 동작을 할 때 가능한 등 아래와 엉덩이는 바닥에서 떨어지지 않도록 유의한다. 다른 한쪽 다리도 바닥에서 떨어지지 않도록 주의한다.

두 다리 올리기

이 동작은 다리 올리기 자세 중 가장 힘든 자세이며, 복부 근육이 발달되지 않은 사람에게 아주 좋은 동작이다. 처음에는 두 다리를 곧바로 뻗어 들어올리지 못할 수도 있으니 다리를 들고 있는 동안에는 무릎을 구부려도 좋다. 손바닥으로 바닥을 짚으면 좀더 수월하게 올릴 것이다. 특히 등 아랫부분이나 복부근육이 약한 사람이라면 근육을 발달시키기 위해 일시적으로 손가락을 깍지껴서 배에 얹고 다리를 올리면 도움이 된다. 이때, 복부 근육을 수축시킬 때마다 손으로 복부를 눌러준다. 또한, 반드시 등 아래 부분과 엉덩이는 바닥에 대고 있어야 한다. 이러한 동작들이 수월해지면 두 다리를 바닥에 끝까지 내리지 말고 약간 덜 내려진 상태에서 다시 들어 올린다. 이로써 그 효과는 극대화된다.

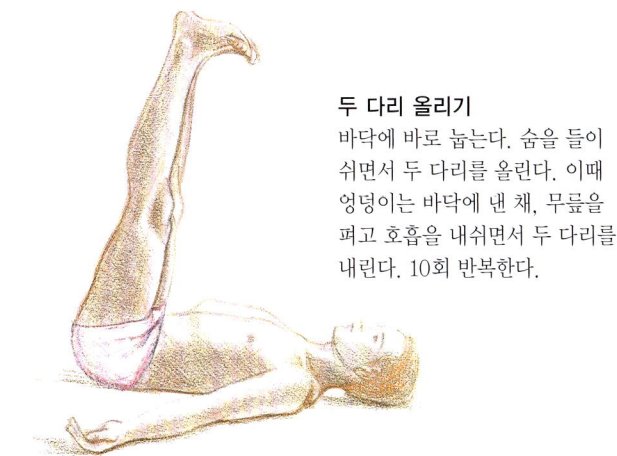

두 다리 올리기
바닥에 바로 눕는다. 숨을 들이쉬면서 두 다리를 올린다. 이때 엉덩이는 바닥에 낸 채, 무릎을 펴고 호흡을 내쉬면서 두 다리를 내린다. 10회 반복한다.

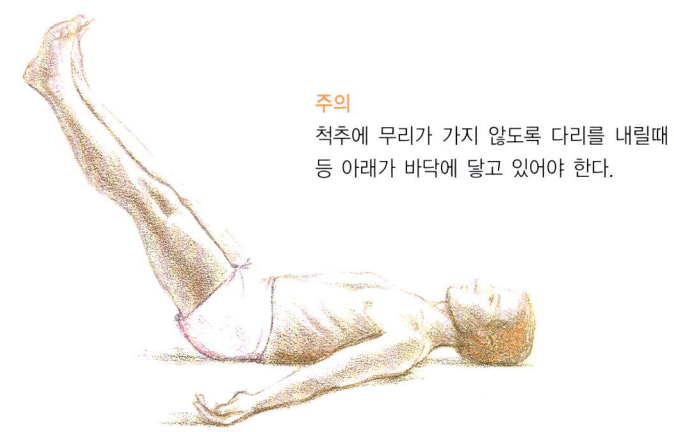

주의
척추에 무리가 가지 않도록 다리를 내릴때 등 아래가 바닥에 닿고 있어야 한다.

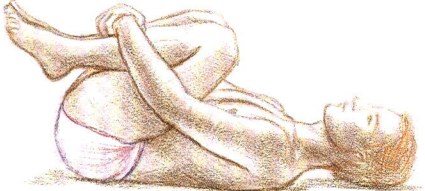

두 무릎 감아 올리기
1 숨을 들이쉬면서 두 무릎을 양 팔로 감싼 후, 가슴으로 당긴다. 숨을 내쉬면서 다리를 풀어준다.

2 숨을 들이쉬면서 다리를 올리고 턱을 무릎에 댄다. 그런다음 몸을 앞뒤, 양옆으로 흔들며 굴러준다. 숨을 내쉬면서 다리를 풀어준다.

두 무릎 감아 올리기
'한 다리 감아 올리기'와 같이 장을 마사지하여 가스를 배출시킨다. 그림 1과 같이 머리와 어깨를 바닥에 대고 등 아랫부분을 바닥으로 밀어낸다. 몸을 앞뒤, 양옆으로 흔들 때는 규칙적이며 리듬을 타도록 한다. 이 흔드는 동작은 척추골 마디, 등 근육 인대를 마사지하여 척추의 경직된 부분들을 부드럽게 풀어준다.

머리서기 자세 *The Headstand*

'아사나의 왕'이라고도 불리는 이 동작은 머리서기 자세 또는 시르사사나(Sirshasana)라고도 하며 몸과 마음에 가장 많은 효과를 주는 동작 중의 하나이다. 평상시에 오는 많은 질병들, 특히 심장질환, 순환기계통과 혈압 등에 많은 효과를 볼 수 있다. 또한 기억력, 집중력, 감각기능이 향상되며 깊은 호흡으로 산소가 공급되어 머리를 맑게 한다. 머리서기 자세는 양 팔꿈치로 삼각형을 만들고, 두 손으로 머리를 받쳐 넘어지지 않게 균형을 유지하면서 천천히 선다. 그러나 한 가지 중요한 것은 요즘 현대인들은 목을 많이 사용하지 않아 경추(목등뼈)가 약하기 때문에 초보자들은 특히 주의하여야 한다. 이 자세는 할 수 있다는 신념과 두려움에서 벗어나면 누구나 가능하다. 균형은 팔꿈치와 양손으로 만드는 삼각형 모양의 자세가 좌우한다. 단, 고혈압, 녹내장 환자는 이 자세를 하지 않는다.

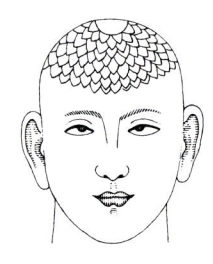

"머리서기 자세를 정복하는 것은
시간을 정복하는 것과 같다."
요가 타트바 우파니샤드

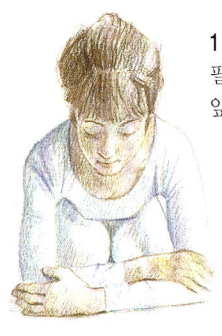

1 무릎을 꿇고 엎드려 양손으로 팔꿈치를 감싼다. 체중은 팔 앞쪽으로 싣는다.

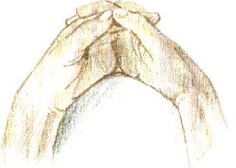

2 팔을 감싼 손을 풀고 깍지를 낀 후, 앞에 놓는다. 이때, 팔꿈치는 움직이지 않는다.

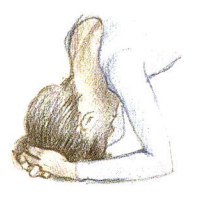

3 머리의 뒷부분은 두 손안에 넣고 정수리를 바닥에 댄다. 손과 양 팔꿈치를 삼각형으로 만든 뒤, 거꾸로 서는 자세를 준비한다.

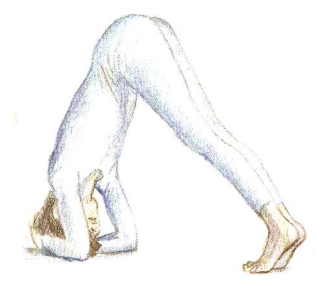

4 무릎을 쭉 펴고 엉덩이를 치켜올린다.

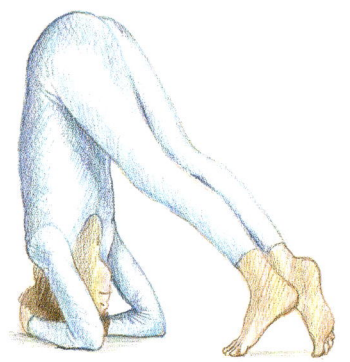

5 무릎을 편채 발을 가능한 머리 가까이로 옮겨 놓는다. 목은 앞이나 뒤로 휘지않고 척추와 일직선 되도록 엉덩이를 당긴다.

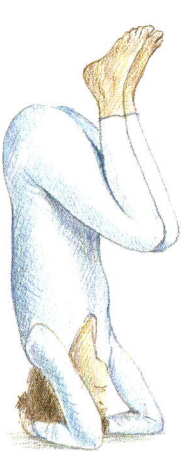

6 무릎을 굽혀 가슴쪽으로 당기면서 서서히 발을 바닥에서 뗀다. 무릎을 들어올리는 동작은 절대로 급히 해서는 안 된다.

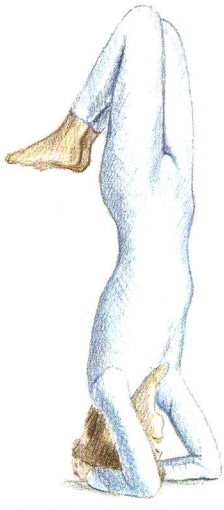

7 무릎을 굽힌 상태에서 복부근육을 이용하여 천장을 향해 다리를 위로 들어 올린다.

8 이제 서서히 다리를 곧게 편다. 체중이 몸을 받치고 있는 아랫팔에 쏠리는 것을 느낄것이다. 다리를 내릴 때는 7, 6, 5의 순서대로 행한다. '어린이 자세'를 취하며 6회 정도의 깊은 숨을 쉬며 휴식을 취한다.

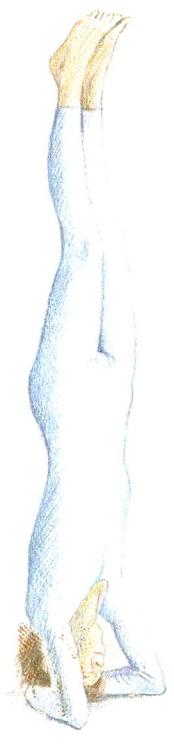

어린이 자세

이 자세는 '머리서기 자세'가 끝난 후, 혈액 순환을 정상화시키기 위한 자세이다. 무릎을 꿇고 발가락은 펴고 앞으로 숙여 이마를 바닥에 댄다. 엎드려 양팔을 뒤로 하고 손바닥은 위를 향하게 한 후, 발 옆에 둔다.

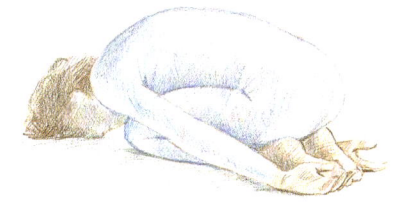

주의

고혈압, 녹내장, 안구이탈의 병을 가지고 있는 사람은 머리서기 자세를 하기 이전에 몸을 어느정도 정상화시킨 다음 행하는 것이 좋다.

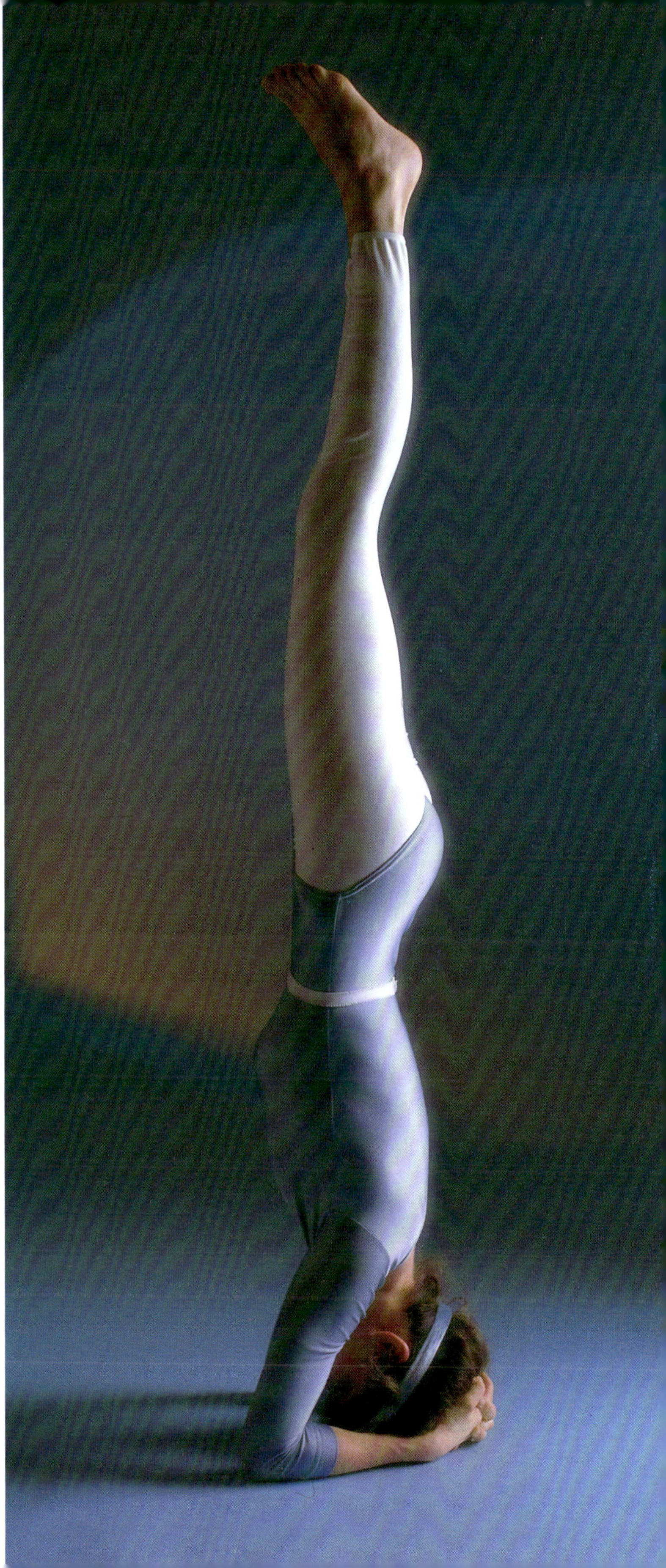

어깨서기 자세 *The Shoulderstand*

스와미 시바난다에 의하면 '머리서기' '어깨서기' 그리고 '앞으로 굽히기' 이 세가지 아사나만으로도 충분히 건강을 유지할 수 있다고 한다. 어깨서기 자세(사르방가사나 Sarvangasana)는 온몸에 영향을 주는 아사나로 전신에 활력을 넣어주고 젊음을 소생시킨다. 몸을 거꾸로 한다는 점에서 '머리서기'와 비슷하지만 가슴에 턱을 밀착시키므로 목을 눌러주어 갑상선을 자극하고 척추의 상단부와 목의 근육을 늘리는 것이 '머리서기'와의 차이점이다. 이 자세는 폐의 상부를 압박하여 강제로 복식호흡을 하게 하는 효과도 있다. 초기에는 꽉 죄는 듯한 답답함을 느낄 수 있으나 점차 적응이 될수록 익숙해질 것이다. 다리를 내릴 때는 아래의 지시사항을 준수한다.

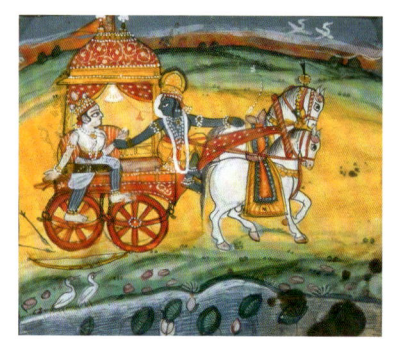

"요가는 믿음과 용기를 가지고
수행해야 하며,
뜨거운 가슴을 지녀야 한다."
바가바드 기타

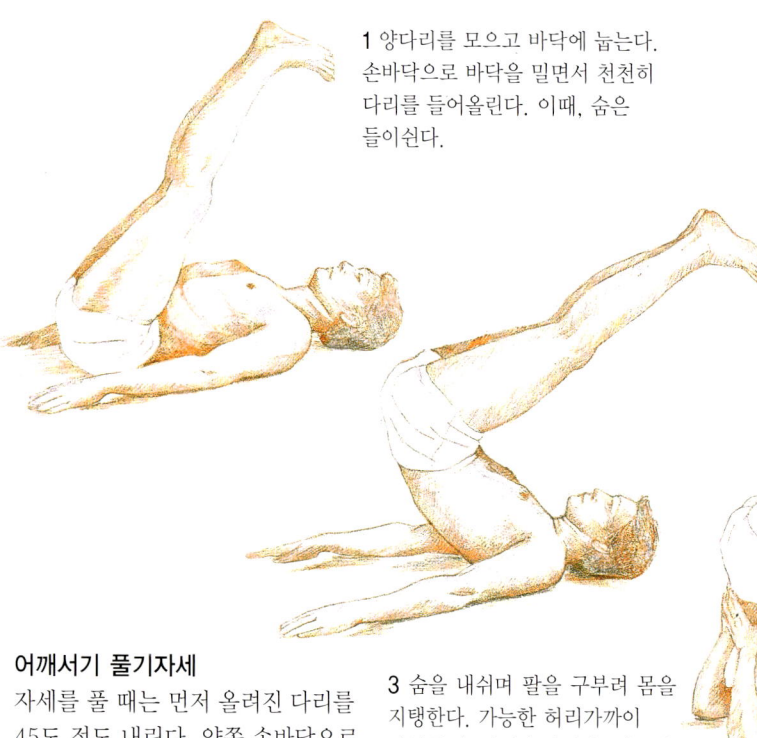

1 양다리를 모으고 바닥에 눕는다. 손바닥으로 바닥을 밀면서 천천히 다리를 들어올린다. 이때, 숨은 들이쉰다.

2 엉덩이를 서서히 들면서 발을 머리 뒤로 약 45도로 넘긴다.

3 숨을 내쉬며 팔을 구부려 몸을 지탱한다. 가능한 허리가까이 받쳐주되 엄지손가락은 앞쪽을 나머지 손가락은 등을 감싼다.

4 척추는 바로 세우고 다리와 몸을 수직으로 만든다. 턱을 강하게 당겨 가슴에 밀착시키고 천천히 숨을 쉰다. 몸을 수직으로 세우기 위해 팔을 어깨쪽으로 바짝 당겨 몸을 지탱한다. 목을 압박하면서 어깨로 선다. 호흡을 천천히 하며 얼마간 서 있다가 다리를 내리며 발의 긴장을 푼다.

어깨서기 풀기자세

자세를 풀 때는 먼저 올려진 다리를 45도 정도 내린다. 양쪽 손바닥으로 바닥을 짚고 척추뼈 하나하나를 바닥에 닿도록 천천히 풀어 내린다. 척추 전체가 바닥에 닿아 다리와 직각을 이룰 때까지 정상 호흡하다가 숨을 천천히 내쉬며 다리를 내린다. 중요한 것은 무릎은 항상 일직선을 유지해야 한다.

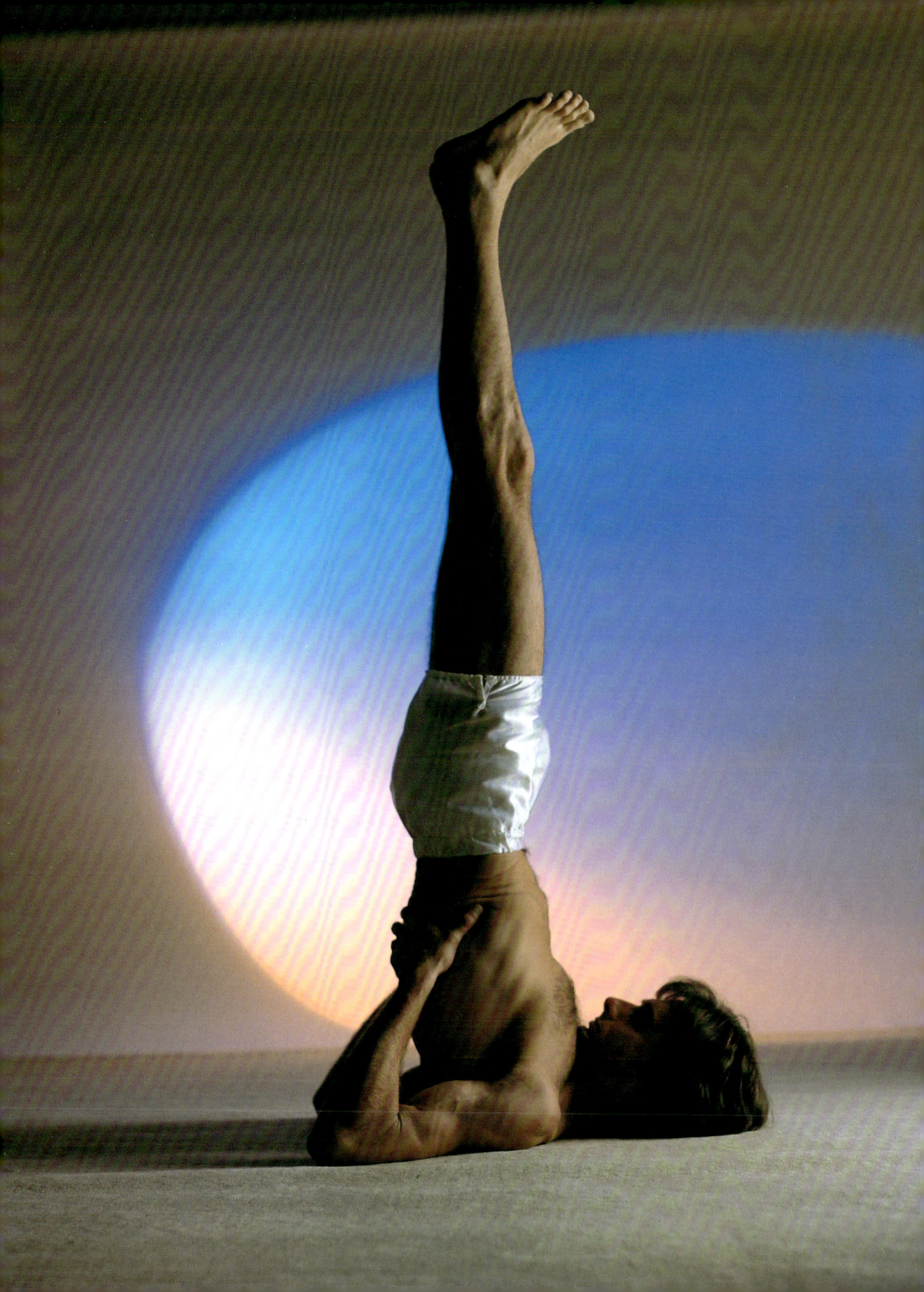

쟁기 자세 *The Plough*

쟁기 자세(할라사나 Halasana)는 어깨서기 자세의 완성된 자세이다. 손과 발을 바닥에 대고 마치 옛날 쟁기의 형상을 만드는 자세이다. 이 자세는 '어깨서기 자세'와 같은 효과를 지니며 척추와 목을 유연하게 해주고 복부에 강한 압박을 주어 내장기관을 마사지 해준다. 또한, 등과 어깨, 팔 근육을 강화시켜 준다. 쟁기자세를 할 때 척추를 위쪽으로 잡아당기고 무릎은 반듯하게 일직선을 이룬다. 처음에는 발끝이 바닥에 닿지 않을 수도 있으나 유연성이 향상될수록 발의 무게때문에 쉽게 닿게된다.

숙련자는 '어깨서기 자세'에서 바로 '쟁기 자세'로 들어갈 수 있으나 초보자는 반드시 각 동작 사이에 휴식을 해야한다. 자세를 풀때는 '어깨서기 자세'와 동일하다.

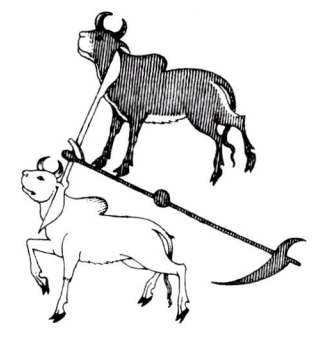

"사랑의 씨앗을 뿌려 평화를 거두고 명상의 씨앗을 뿌려 지혜를 거둔다."
스와미 시바난다

1 손바닥을 바닥에 대고 누워 숨을 들이쉬면서 다리를 위로 올린다. 숨을 한번 내쉬었다가 다시 들이 쉬면서 엉덩이를 들어 올린다.

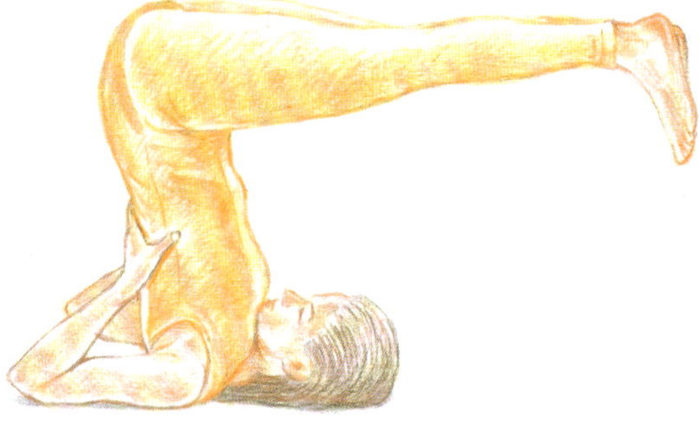

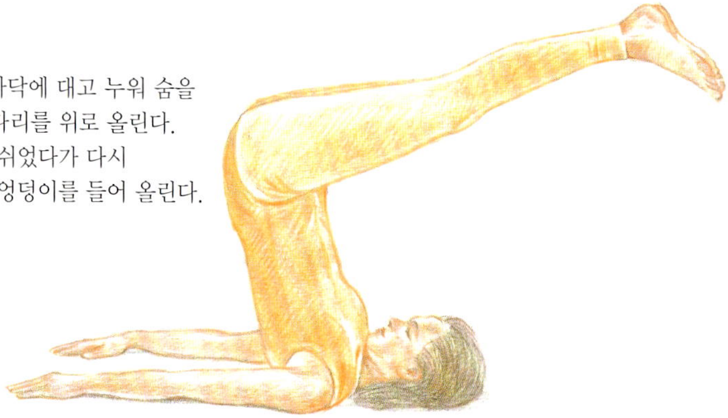

2 팔꿈치를 가능한 가깝게 하여 손으로 허리를 받친다. 무릎을 굽히지 않은 상태로 다리를 머리 뒤로 넘긴다. 만약 발이 닿지 않으며 좀더 깊은 숨을 쉰다.

3 발이 머리 뒤쪽 바닥으로 가능한 멀리 가도록 한다. 발가락은 안으로 향하게 하고 몸통을 밀어 올리면서 엉덩이는 뒤로 민다. 두 손바닥을 편편하게 등뒤로 뻗는다. 호흡은 천천히 깊게 한다.

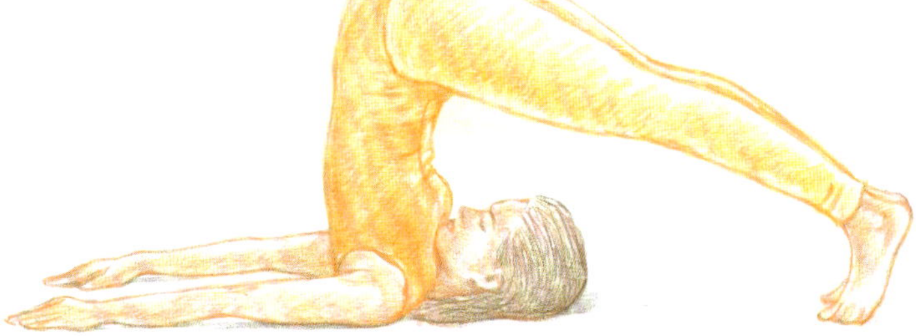

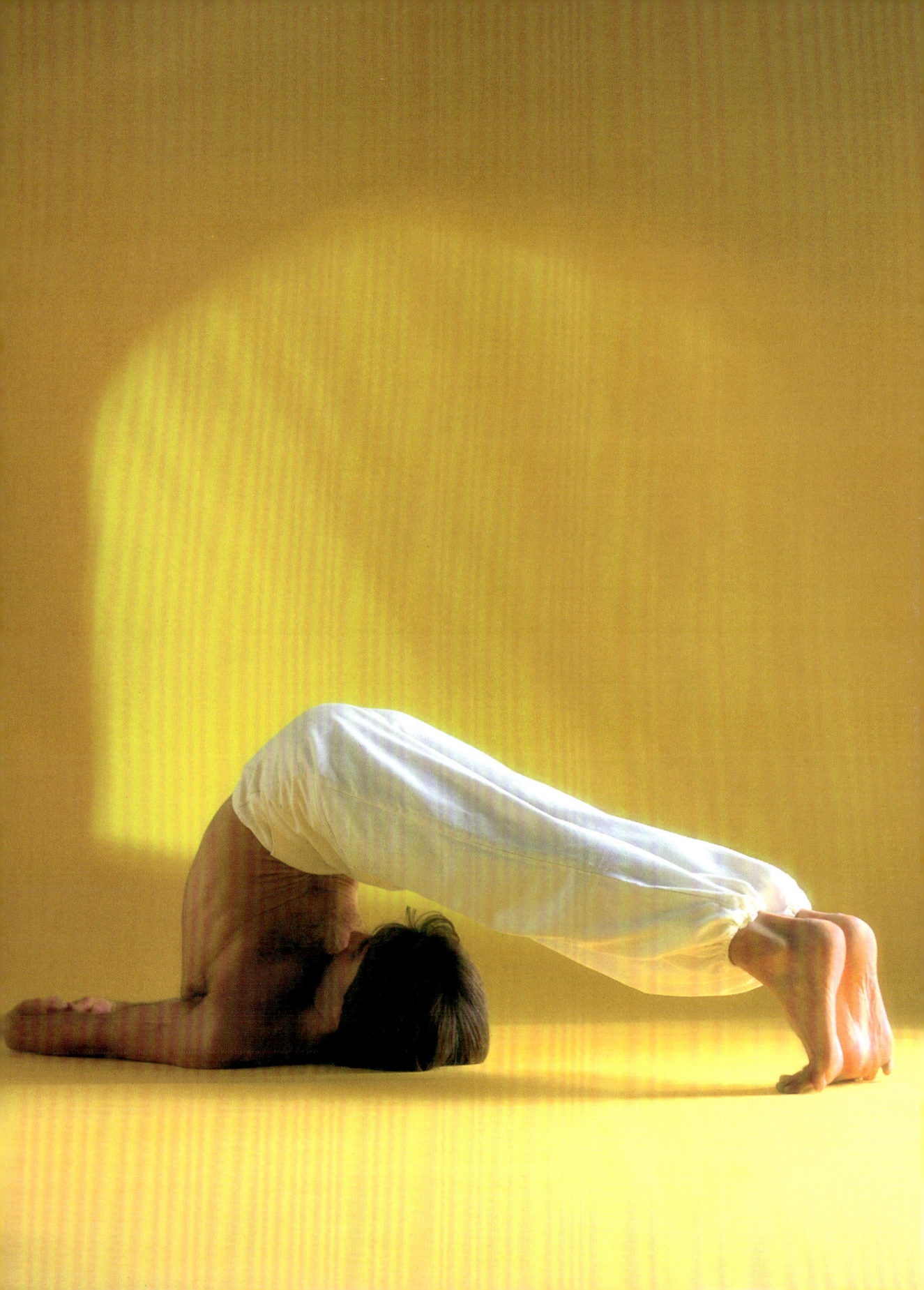

다리 자세 *The brdge*

다리 자세는 '쟁기자세'의 보완자세로 '어깨서기 자세'의 반대방향으로 다리를 내린다. 척추를 반대방향으로 구부려 목에 가했던 압박을 풀어준다. 산스크리트어로 세투 반다사나(Sethu Bandhasana)이며 그 뜻은 '다리'로 머리에서 발가락까지 완전한 아치형의 다리모양의 자세를 취한다. 이로써 복부와 등 아래의 근육을 강화시킴으로써 척추와 손목이 부드러워진다. '어깨서기 자세'에서 '다리 자세'까지는 등의 상당한 유연성이 필요하다. 처음에는 몸을 바닥에서부터 밀어올려서 만들어야 한다. 하지만 숙련된 수행자들은 '어깨서기 자세 – 쟁기 자세 – 다리 자세'를 연속적으로 할 수 있다.

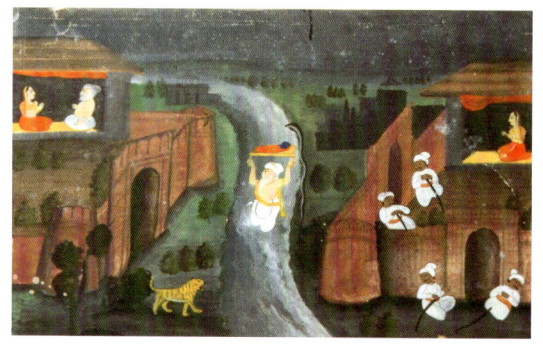

"시간과 영원을 잇는 다리를
아트만이라 하며 곧 인간의 영혼이다."
찬도카 우파니샤드

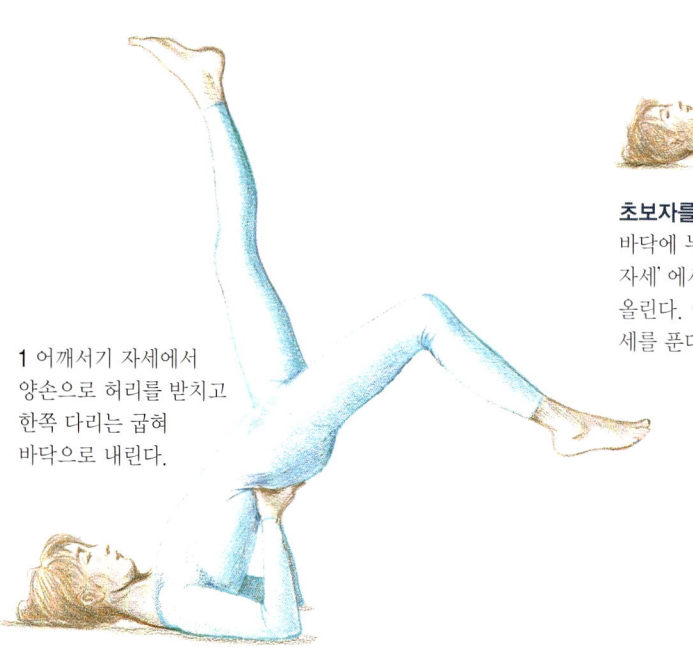

1 어깨서기 자세에서 양손으로 허리를 받치고 한쪽 다리는 굽혀 바닥으로 내린다.

초보자를 위한 가이드
바닥에 누워서 두 발을 모으고 무릎을 굽힌다. '어깨서기 자세'에서와 같이 손을 등 아래에 대고 엉덩이를 높이 들어 올린다. 이제 아래 두 단계를 행한다. 천천히 거꾸로하여 자세를 푼다.

주의
이 자세에서 주의할 점은 몸을 받치고 있는 손의 위치이다. 어깨서기 자세처럼 엄지손가락을 앞쪽에 둔다. 만일 등 뒤에 두면 손가락을 삘 위험이 있다.

2 다른쪽 다리도 바닥에 내려놓는다. 이 자세에서 2~3번 깊게 숨을 쉬고 다리를 다시 끌어올린다. 숨을 들이쉬면서 어깨서기 자세로 돌아와서 풀어준다. 이 자세에서 손을 어깨 가까이 받칠 수 있으면 두 다리를 동시에 내려 길게 다리 자세를 취할 수 있다. (오른쪽 사진)

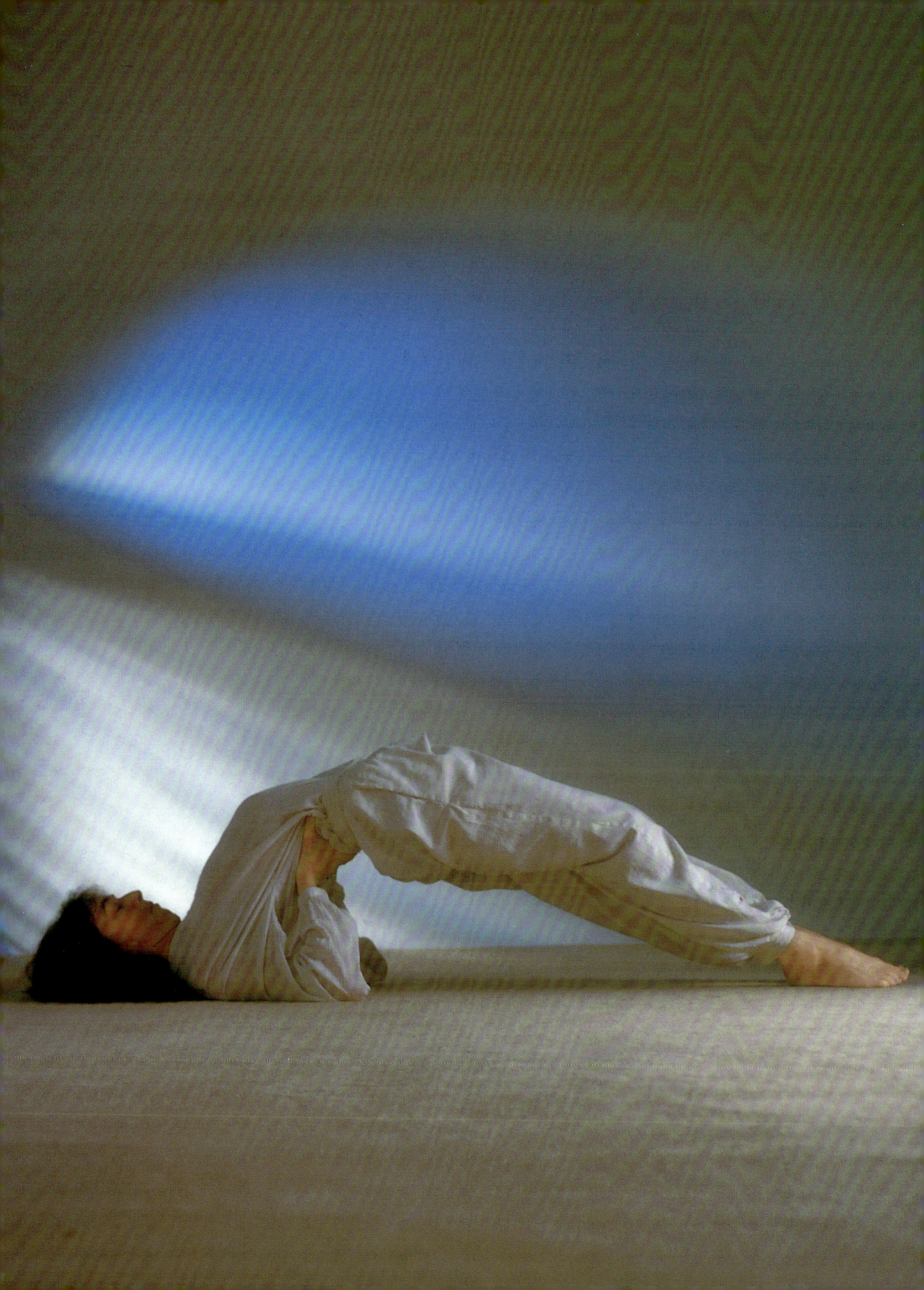

물고기 자세 *The Fish*

물고기 자세(마츠야 Matsya)는 세계를 홍수로부터 구해주는 힌두의 신, 비슈누의 화신들 중 하나이다. 물고기 자세는 '어깨서기 자세'와 상응하며 어깨서기 자세를 행한 후에 반드시 실시한다. '어깨서기 자세' '쟁기자세' '다리자세'에서는 목과 척추의 근육을 팽창시켰으므로 이번에는 뒤로 굽혀 근육을 풀어주고 어깨를 이완시킨다. 가슴을 운동시켜 목과 등의 신경조직을 마사지하고 어깨서기 자세에서 자극을 받아 갑상선의 기능을 최대한 강화시켜 준다. 또한 깊은 호흡으로 흉부(가슴)를 팽창시켜 폐활량을 증가시켜 준다. 이 자세의 수행시간은 팽창과 수축의 균형을 이루기 위하여 어깨서기 자세의 반 정도의 시간을 행한다.

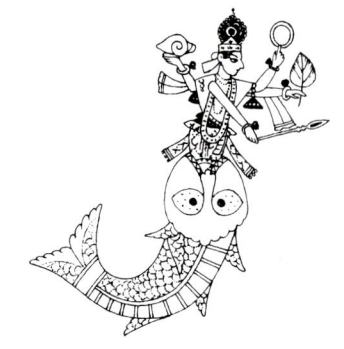

"시간의 바다를 헤엄쳐 건넌 자는 신의 은총을 받는다."
스와미 비슈누 - 데바난다

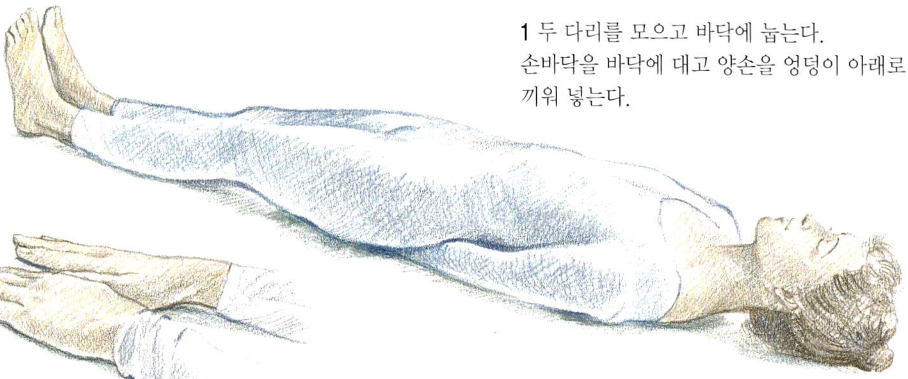

1 두 다리를 모으고 바닥에 눕는다. 손바닥을 바닥에 대고 양손을 엉덩이 아래로 끼워 넣는다.

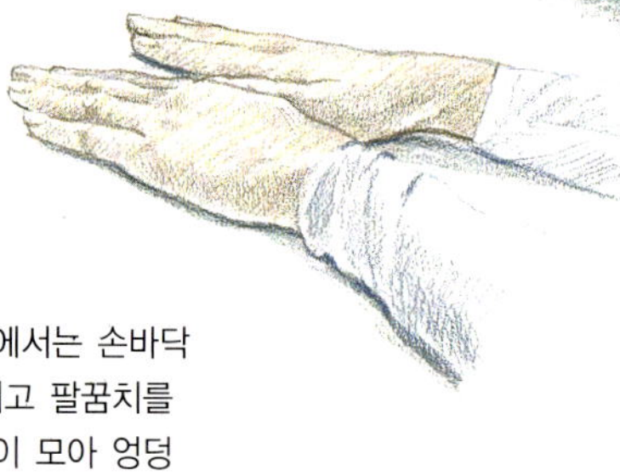

참조
물고기 자세에서는 손바닥은 바닥에 대고 팔꿈치를 가능한 가까이 모아 엉덩이 아래로 가져간다.

2 팔꿈치를 내리누르면서 숨을 들이쉬고 등을 굽혀 아치형을 만든다. 머리의 정수리를 바닥에 닿게 하고 숨을 내쉰다. 호흡은 천천히 깊게 하며 두 다리와 몸의 긴장을 푼다. 자세를 풀 때는, 머리를 천천히 들어 바닥으로 내려놓은 뒤, 팔을 꺼내어 자세를 풀어준다.

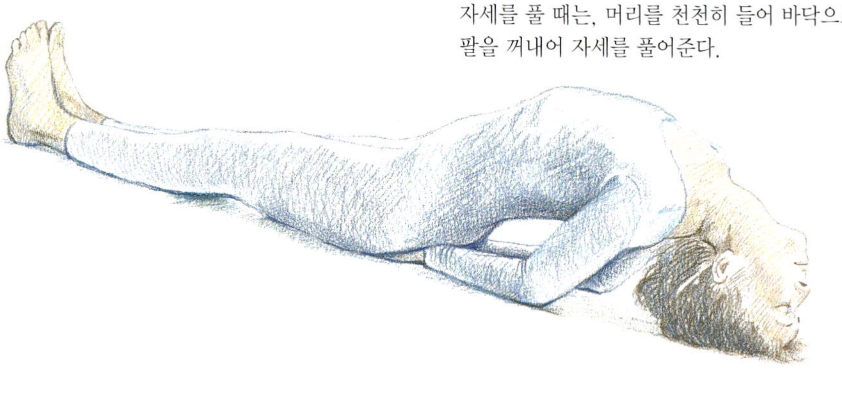

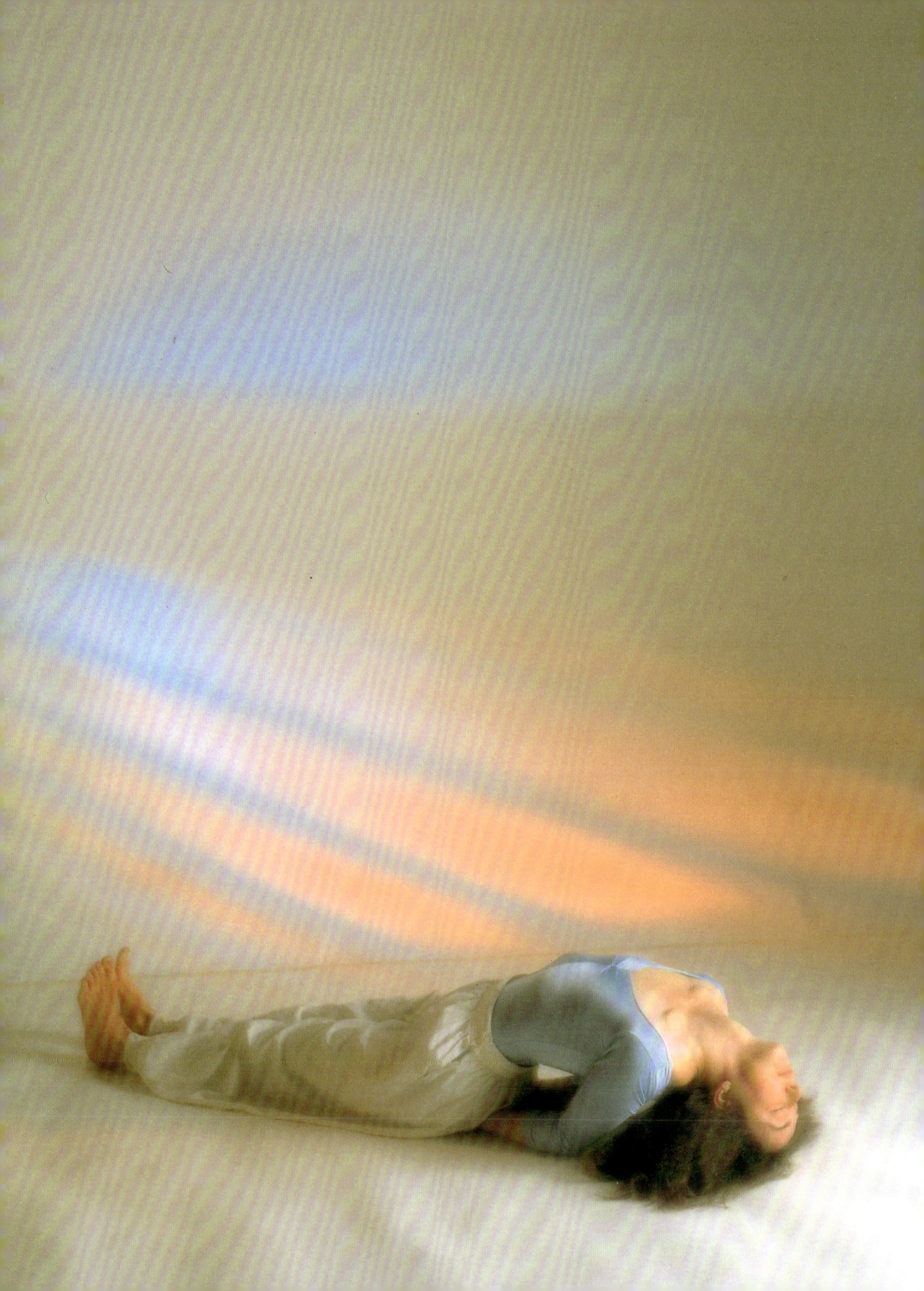

앞으로 굽히기 자세 *The Forward Bend*

앞으로 굽히기 자세(파스치모타나사나 Paschimothanasana)는 쉽고 간단해 보이지만 매우 중요하고 힘든 자세이다. 산스크리트 어로 'Paschima 파스치마'란 '서쪽'을 의미하며 우리 몸에서는 '등' 쪽을 뜻한다. 이 아사나를 수행하면 내장기관을 활성화시켜 주며, 비만을 방지하며, 신경계 전체에 상당한 자극을 준다. 숨을 들이쉬면서 팔을 모아 위로 올린다. 천천히 상체를 내려 머리를 숙이며 숨을 내쉬고, 일어나면서 숨을 들이쉰다. 3회 반복한다. 머리를 무릎에 대려고 하면 척추가 휘어지므로 가능한 몸통을 앞으로 멀리 내밀도록 한다. 이때, 무릎과 척추가 굽지 않도록 주의한다.

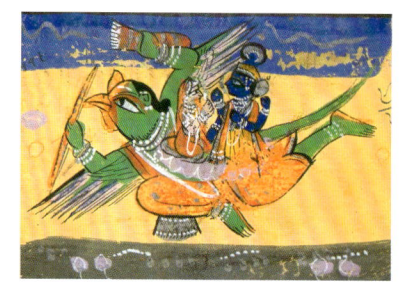

"가장 훌륭한 아사나는
수슘나관을 통하여 호흡을 흐르게 하며,
소화를 촉진시키고
허리를 부드럽게 하여
모든 질병으로부터 자유롭게 한다."
하타요가 프라디피카

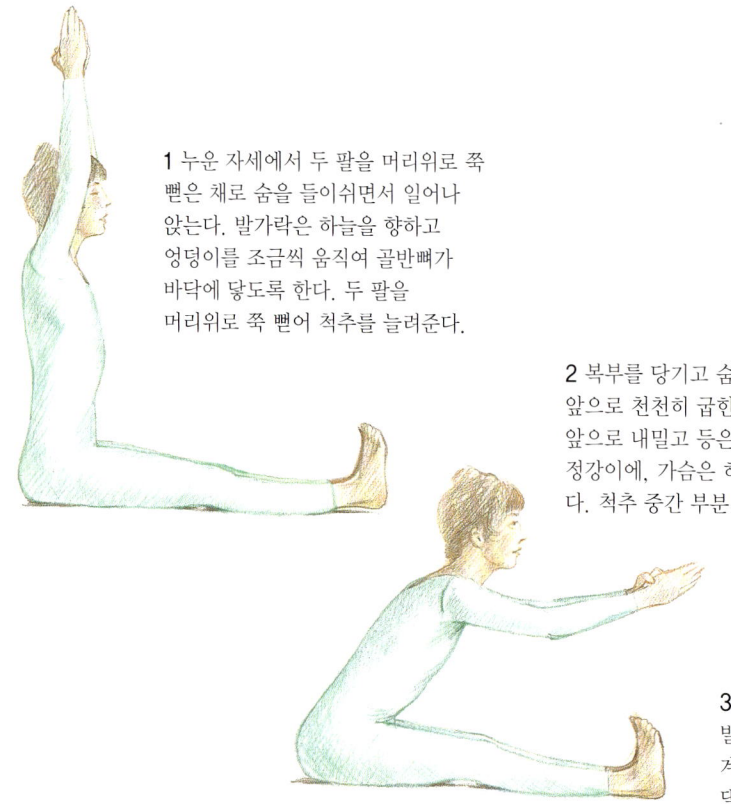

1 누운 자세에서 두 팔을 머리위로 쭉 뻗은 채로 숨을 들이쉬면서 일어나 앉는다. 발가락은 하늘을 향하고 엉덩이를 조금씩 움직여 골반뼈가 바닥에 닿도록 한다. 두 팔을 머리위로 쭉 뻗어 척추를 늘려준다.

2 복부를 당기고 숨을 내쉬면서 몸을 앞으로 천천히 굽힌다. 이때, 가슴은 앞으로 내밀고 등은 곧게 한다. 턱은 정강이에, 가슴은 허벅지에 닿도록 한다. 척추 중간 부분이 굽어서는 안 된다.

3 무릎을 굽히지않고 상체가 다리와 발에 닿게 하여 엄지발가락을 잡는다. 계속 연습하다 보면 무릎도 바닥에 댈 수 있으며 오른쪽 사진처럼 손바닥을 쭉 뻗을 수도 있다.

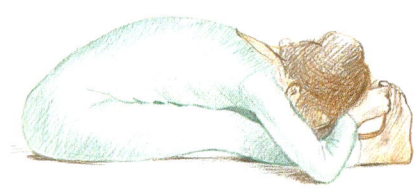

참조
이 동작은 자세를 유지하면서 숨을 깊게 들이쉬고 몸을 앞으로 굽힐 때마다 숨을 조금씩 내쉰다. 처음에는 3~4회 정도 호흡을 하다가 점차 횟수를 늘려 나간다. 몸을 올린 만큼 앞으로 부드럽게 숙일 수 있다.

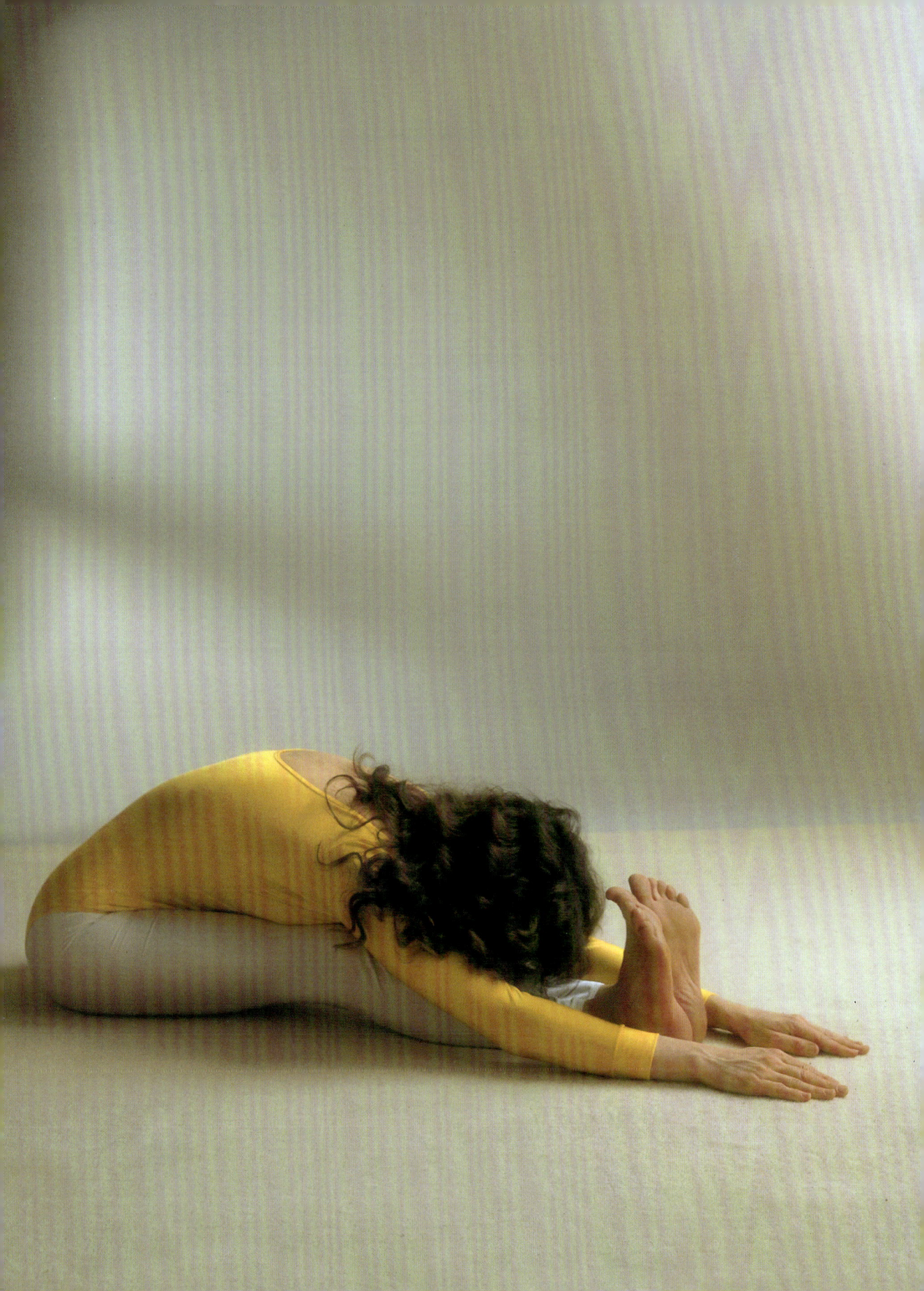

코브라 자세 *The Cobra*

코브라 자세(부장가사나 Bhujangasana)는 머리와 경추에 아주 좋은 효과를 주며 마치 코브라가 목과 몸통을 치켜드는 것과 같은 우아한 자세이다. 이 자세는 척추가 뒷쪽으로 굽혀지므로서 척추의 마디마디에 자극을 주고 근육이 부드럽게 이완된다. 가슴과 여러 장기에 상당한 효과를 주며, 특히 여자들의 월경불순과 생리통, 변비에 아주 효과적 이다.
뱀의 유연하고 부드러운 동작처럼 척추마디가 차례대로 굽어지고 이완되는 것을 느낀다. 얼굴표정은 긴장을 풀고 편안하게 한다. 어깨는 내리고 팔꿈치를 위로 향하여 몸옆에 붙이고 머리를 위로 치켜올린다. 처음부터 무리하게 완전한 자세를 취할 필요는 없다. 계속 동작을 반복할수록 척추가 부드러워지면서 머리와 발바닥이 충분히 마주 닿을 정도로 유연해질 것이다.

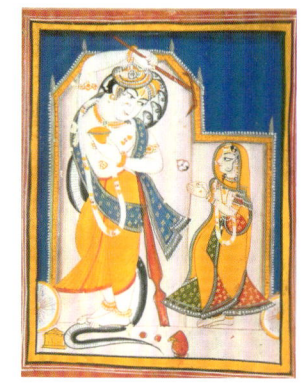

"이 자세를 취함으로써 뱀의 여신(쿤달리니의 힘)이 깨어난다."
게란다 삼히타

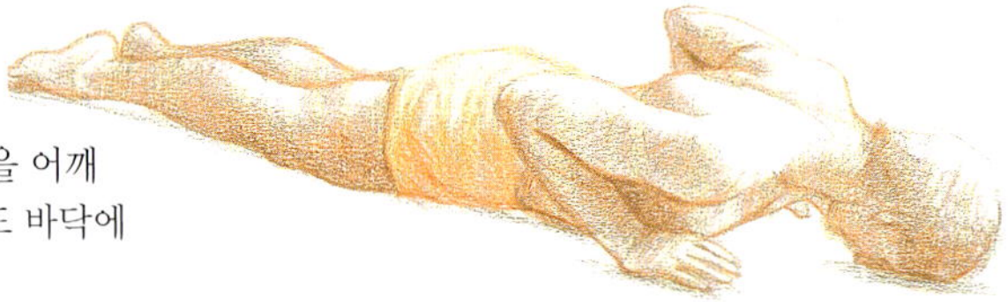

1 다리를 모으고 엎드려 손바닥을 어깨 밑의 바닥에 댄다. 그리고 이마도 바닥에 댄 채 잠시동안 휴식한다.

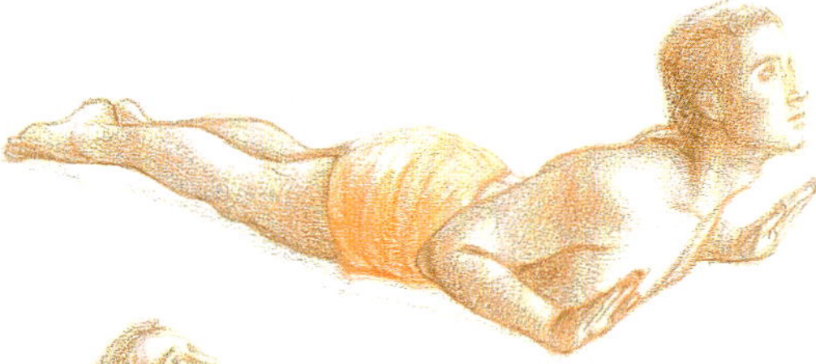

2 숨을 들이쉬면서 코, 턱, 머리의 순서로 천천히 들어올린다. 양손을 들고 등 근육의 힘을 이용하여 가슴을 최대한 치켜든다. 이 자세에서 몇 번 심호흡을 하고 1번 자세로 돌아온다. 이때, 턱은 끝까지 들린 상태이어야 한다.

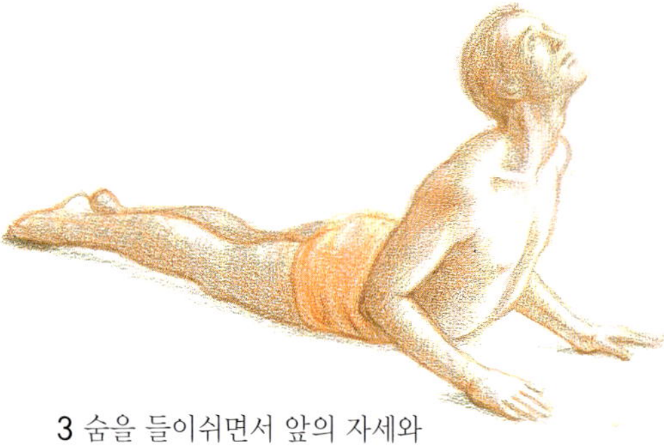

3 숨을 들이쉬면서 앞의 자세와 같이 상체를 들어 올린다 척추 중반까지 굽혀질 정도로 양손을 밀어가며 상체를 들어 올린다. 이 자세에서 2~3회 깊게 숨을 쉬고 상체를 내린다.

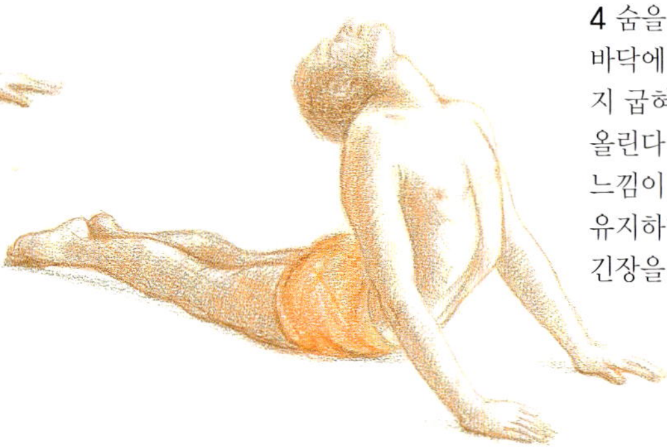

4 숨을 들이쉬면서 두발은 바닥에 붙이고 목부터 척추 끝까지 굽혀지도록 최대한 들어 올린다. 정상적인 호흡을 하면서 느낌이 편해질때까지 자세를 유지하다가 천천히 내려 주면서 긴장을 푼다.

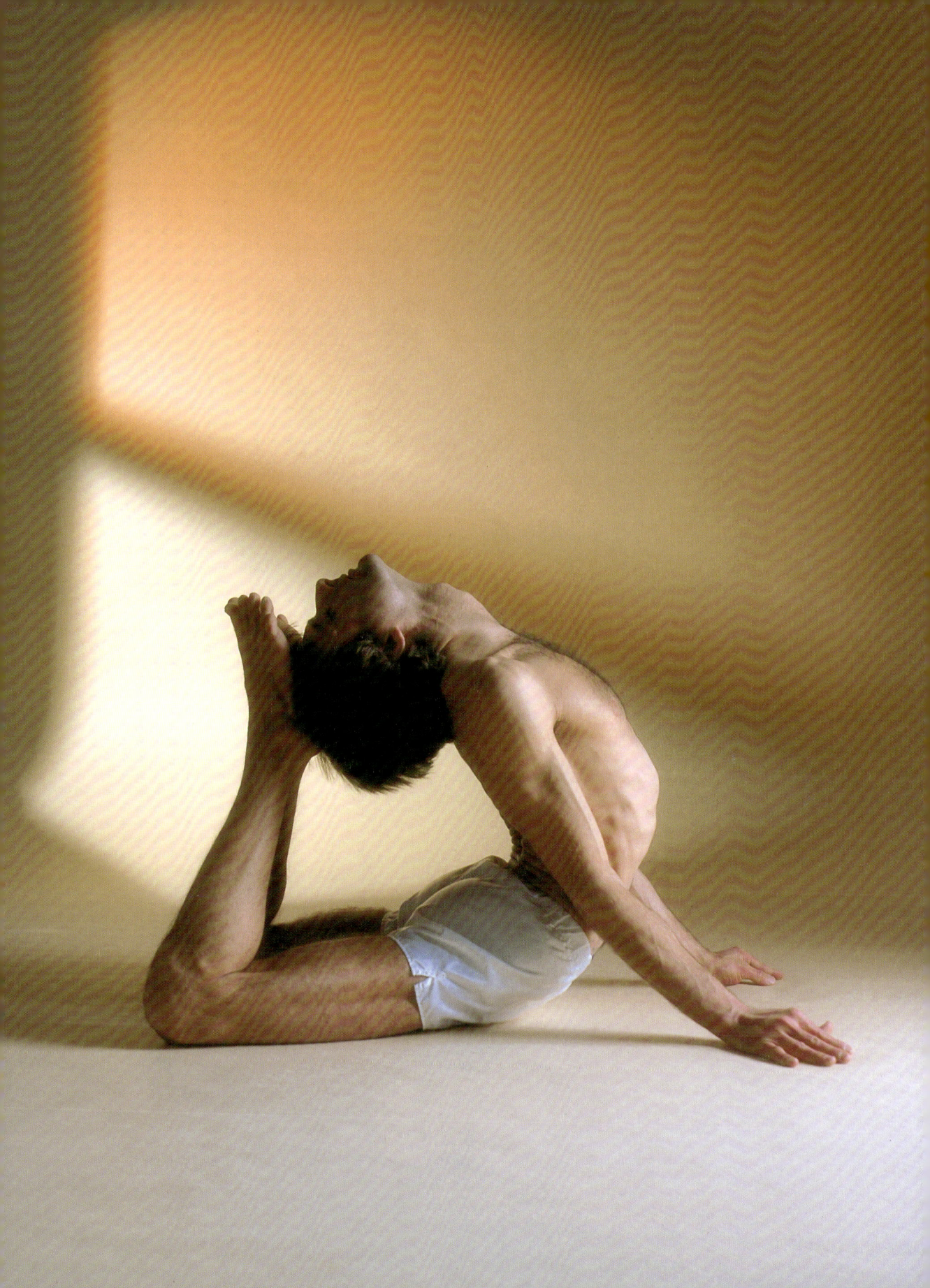

메뚜기 자세 *The Locust*

다른 아사나와 다르게 메뚜기 자세(사라바사나 Salabhasana)를 취하기 위해서는 급격한 동작이 필요하다. 이 자세는 '코부라 자세'를 보완하는 자세로서, 코부라 자세가 몸의 상체를 다루는데 비해 메뚜기 자세는 몸의 하체를 다룬다. 뒤로 젖히는 다른 자세들처럼 메뚜기 자세도 내장기관들을 마사지하며 소화기계통에 상당한 효과가 있으며 변비를 예방한다. 처음에는 다리를 조금밖에 올리지 못할 것이다. 그러나 사실상 이러한 자세가 실제 메뚜기와 비슷하다. 계속 반복함으로써 다리는 점점 올라가고 몸은 유연해져 언젠가는 사진에 나오는 것처럼 다리가 머리에 닿을 때가 있을 것이다.

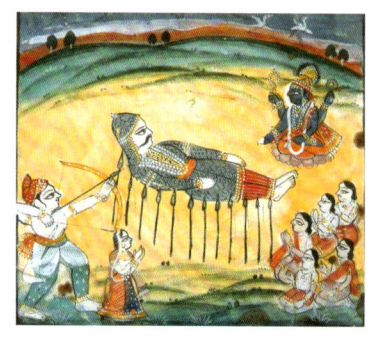

"등의 부드러운 유연성은 장수하게 만든다."
중국 속담

1 엎드려 숨을 들이쉬면서 몸을 굴려 옆으로 눕는다. 두 손을 꽉 잡고 허벅지 사이에 얹은 다음 엄지손가락으로 팔꿈치가 서로 닿을 때까지 밀어준다.

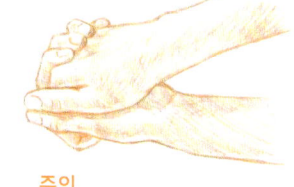

주의
손의 모양, 위치를 정확히 취함으로써 몸의 균형을 유지할 수 있다. 위 그림과 같이 양손을 찻종 모양으로 만들어 넓적다리 부근에 놓고, 손은 서로 꽉 잡는다.

2 숨을 내쉬면서 턱을 받치고, 팔을 깔고 엎드린다. 호흡은 정상적으로 한다.

4 세 번 호흡을 한 뒤, 숨을 들이쉬고 멈춘 상태에서 두 다리를 들어올린다. 이 자세에서 호흡은 정상적으로 한다. 이제 숨을 내쉬면서 다리를 내린다. 호흡이 가다듬어지면 동작을 반복한다.

3 숨을 들이쉬면서 양손을 지렛대로 이용하여 오른쪽 다리를 들어올린다. 두 번 깊이 호흡하고 내쉬면서 다리를 내린다. 왼쪽 다리도 똑같이 한다. 다리를 쭉 펴고 엉덩이는 흔들리지 않도록 한다.

반메뚜기 자세

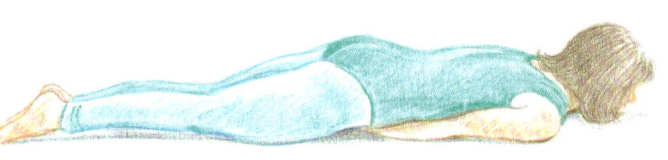

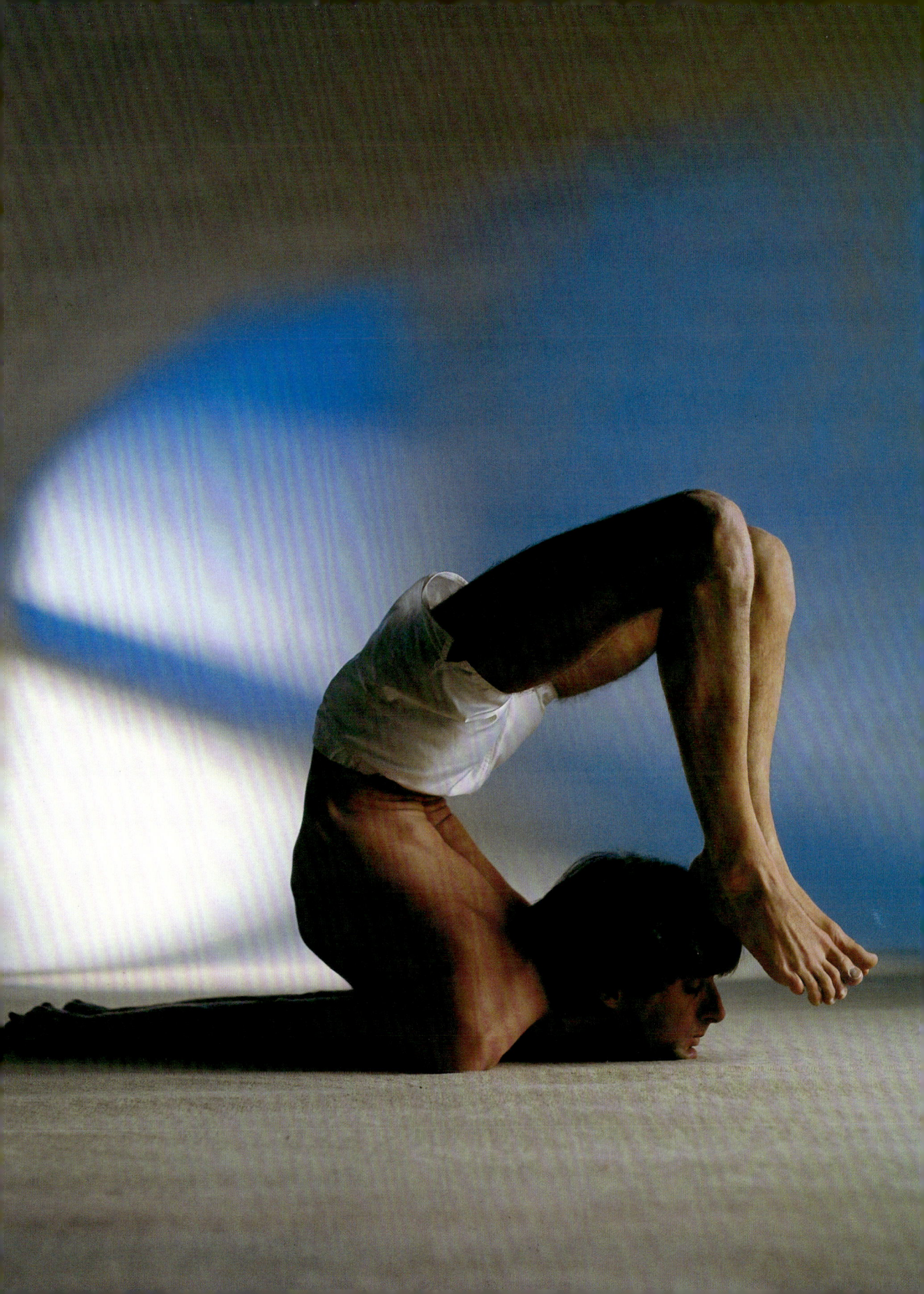

활 자세 *The Bow*

활 자세(다누라사나 Dhanurasana)는 몸의 상반신과 하반신을 동시에 들어 올리는데, '코부라 자세'와 '메뚜기 자세'가 결합된 자세이며 '쟁기 자세'와 '앞으로 굽히기 자세'의 반대 자세이다. 마치 궁수가 활을 뒤로 당기는 듯 손을 등뒤로 뻗어 두 다리를 잡고 당기게 되면 몸은 곡선을 그리며 휘게 된다. 자세를 취하면서 척추는 탄력을 유지하게 되며 근육은 뒤로 젖혀줌으로써 생기를 띄게 된다. 이 자세는 나온 배를 들어가게 하며 복부근육을 강화시켜 소화기계통과 생식기능을 건강하게 해준다. 앞 뒤로 흔드는 활 자세는 특히 내장기관을 강하게 마사지하여 그 효과는 증가된다. 처음에는 다리를 약간 벌리고 할 수도 있으나 가능한 다리를 모으고 한다.

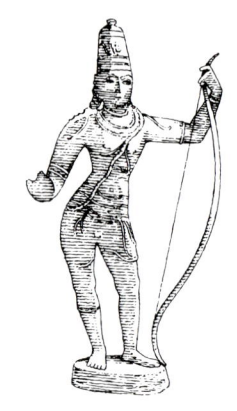

"옴(OM)은 활이며 화살은 영혼이며 브라만은 화살의 목표이다."
스와미 비슈누-데바난다

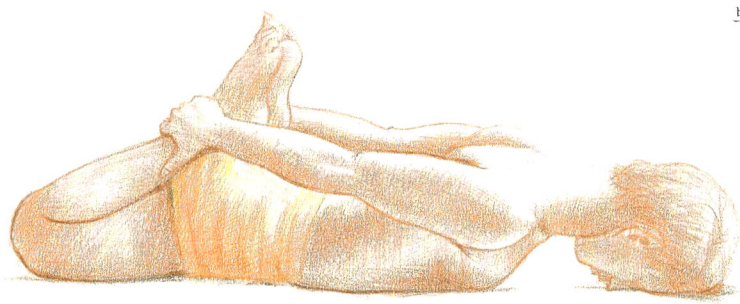

1 엎드린 후, 바닥에 머리를 댄다. 숨을 들이쉬면서 무릎을 뒤로 굽혀 올리고 양손으로 발목을 잡는다. 숨을 내쉰다.

2 숨을 들이쉬면서 머리와 가슴을 올리고 동시에 발목을 잡아 당겨 바닥에서 무릎과 허벅지를 떨어뜨린다. 활모양이 되도록하며 시선은 위를 향한다. 이 자세에서 3회 심호흡을 한 후, 숨을 내쉬면서 다리를 풀어준다.

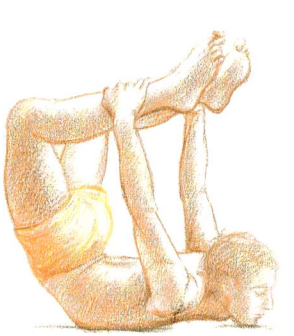

최대한 뒤로 젖혀 흔드는 자세
활 자세에서 흔들때 앞으로 갈 때는 숨을 내쉬고, 뒤로 갈 때는 숨을 들이쉰다. 이때, 머리는 고정시키고 움직이지 않는다. 10회 정도 반복한 다음 휴식한다.

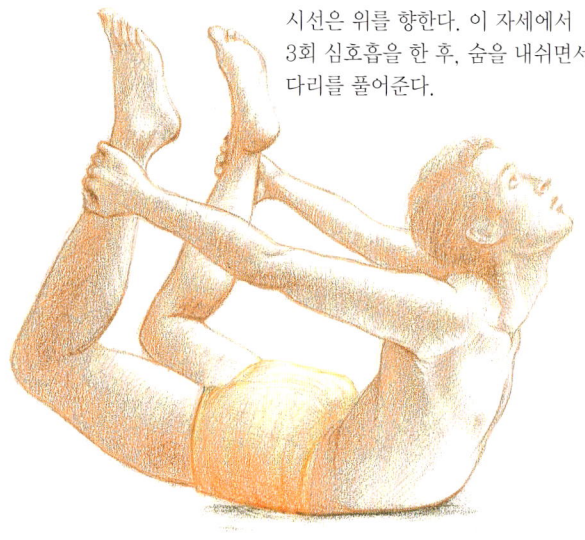

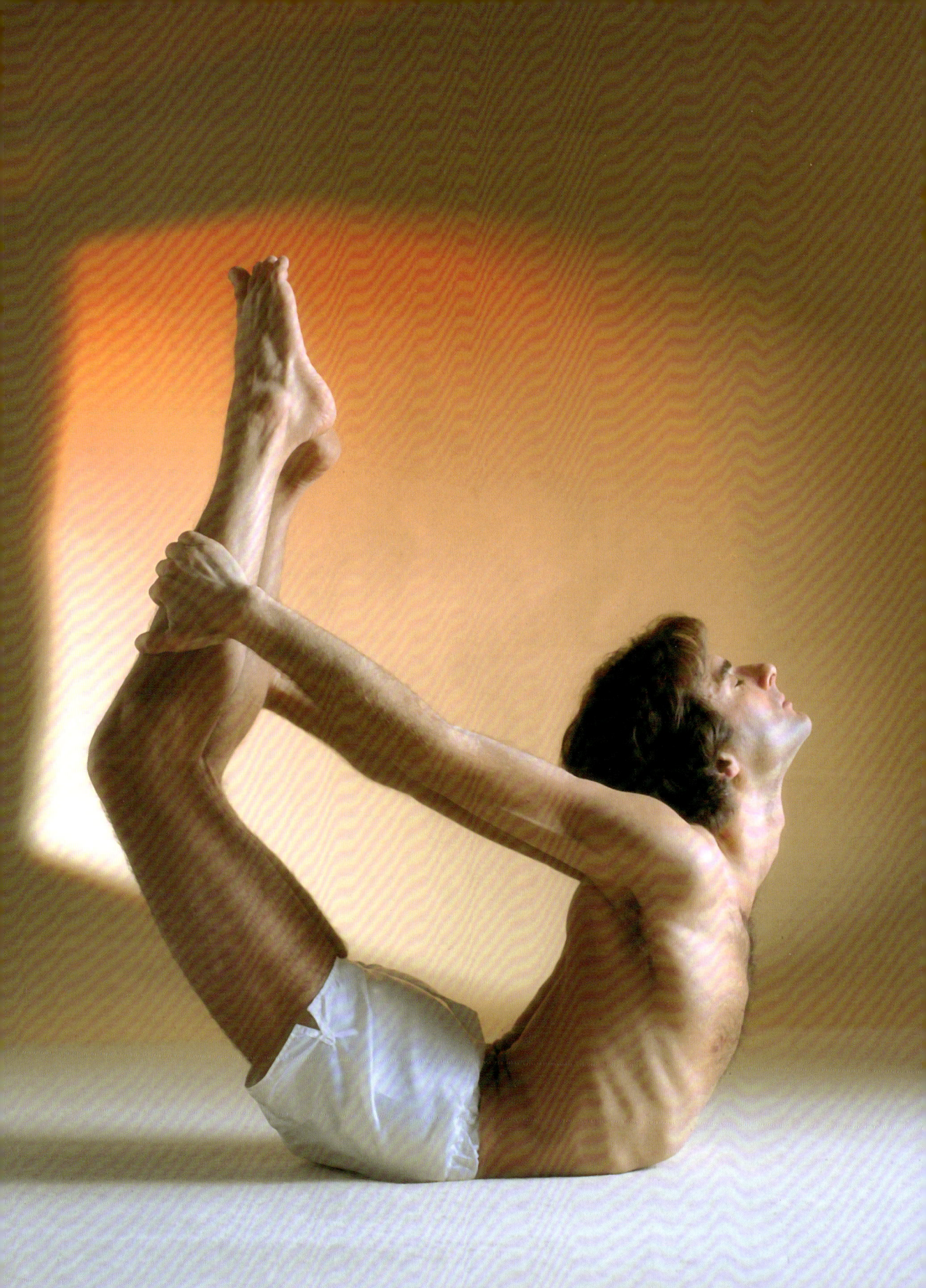

척추 반 비틀기 자세 *The Half Spinal Twist*

척추 비틀기 자세(스피널 트위스트 Spinal twist)는 위대한 요기성자 마첸드라가 만든 자세이며 몇 안 되는 '척추 비틀기 자세' 중 하나이다. 대부분의 척추운동은 척추의 앞뒤의 움직임을 많이 다루지만, 이 동작은 척추를 좌우로 비틀어 더욱 유연하게 해준다. 이 운동은 척추 신경계와 인대를 마사지하여 자극시키고 소화기계통의 기능을 향상시킨다.

척추 반 비틀기는 척추 완전 비틀기(아르다 마첸드라사나 Ardha Matsyendrasana)를 하기 위한 준비과정으로 비슷한 효과를 가져다준다. 척추를 바로 세우고 어깨를 수평으로 유지하며 숨을 내쉴 때마다 조금씩 척추를 더 비틀어 본다. 왼쪽부터 비튼 다음 오른쪽으로 비튼다.

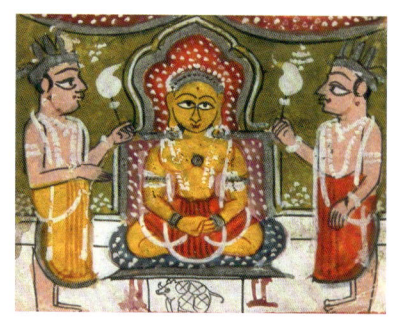

"영혼의 음악을 듣는 것은 훌륭한 삶을 사는 것과 같다."
스와미 시바난다

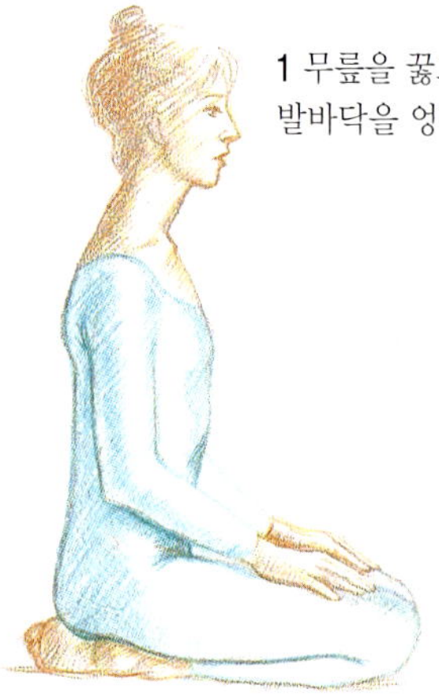

1 무릎을 꿇고 앉아 발바닥을 엉덩이에 댄다.

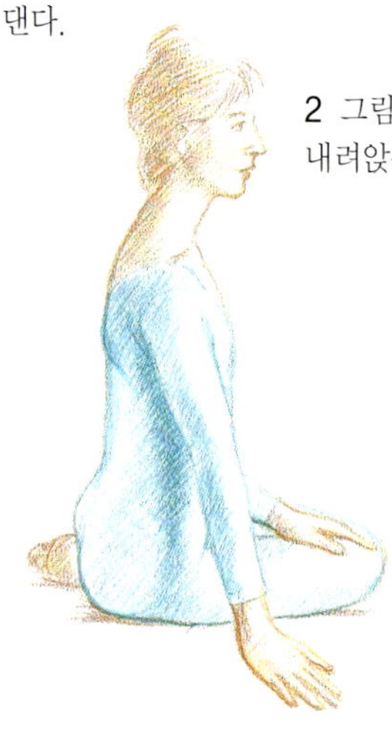

2 그림과 같이 오른쪽으로 내려앉는다.

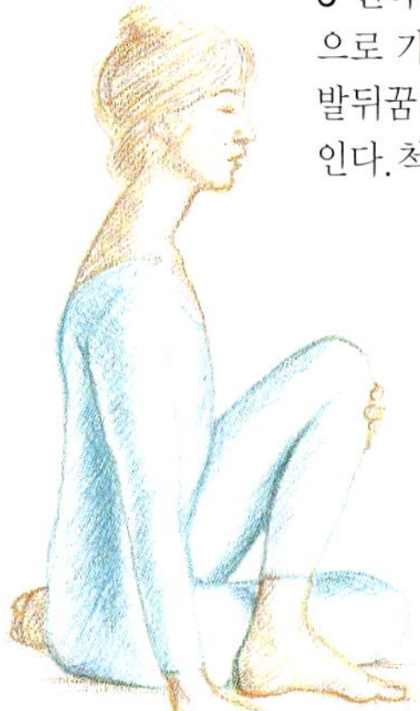

3 왼쪽 다리를 오른쪽 다리 바깥쪽으로 가져간다. 오른쪽 발뒤꿈치는 바짝 당겨 엉덩이에 붙인다. 척추는 바로 세운다.

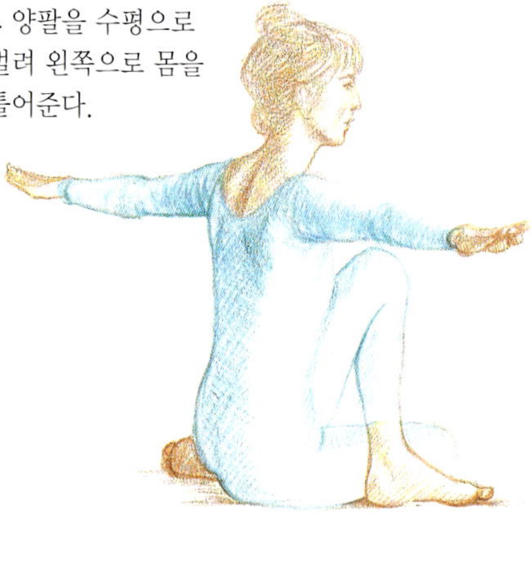

4 양팔을 수평으로 벌려 왼쪽으로 몸을 틀어준다.

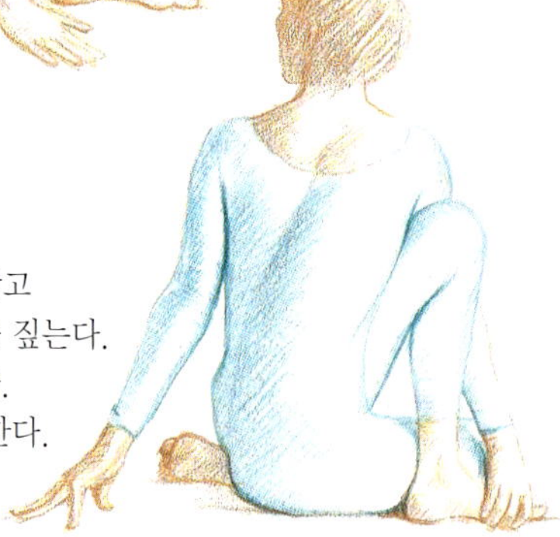

5 오른손으로는 왼쪽 발을 잡고 왼손으로는 몸의 뒷쪽 바닥을 짚는다. 왼쪽으로 최대한 비틀어 준다. 시선은 왼쪽 어깨 너머를 향한다.

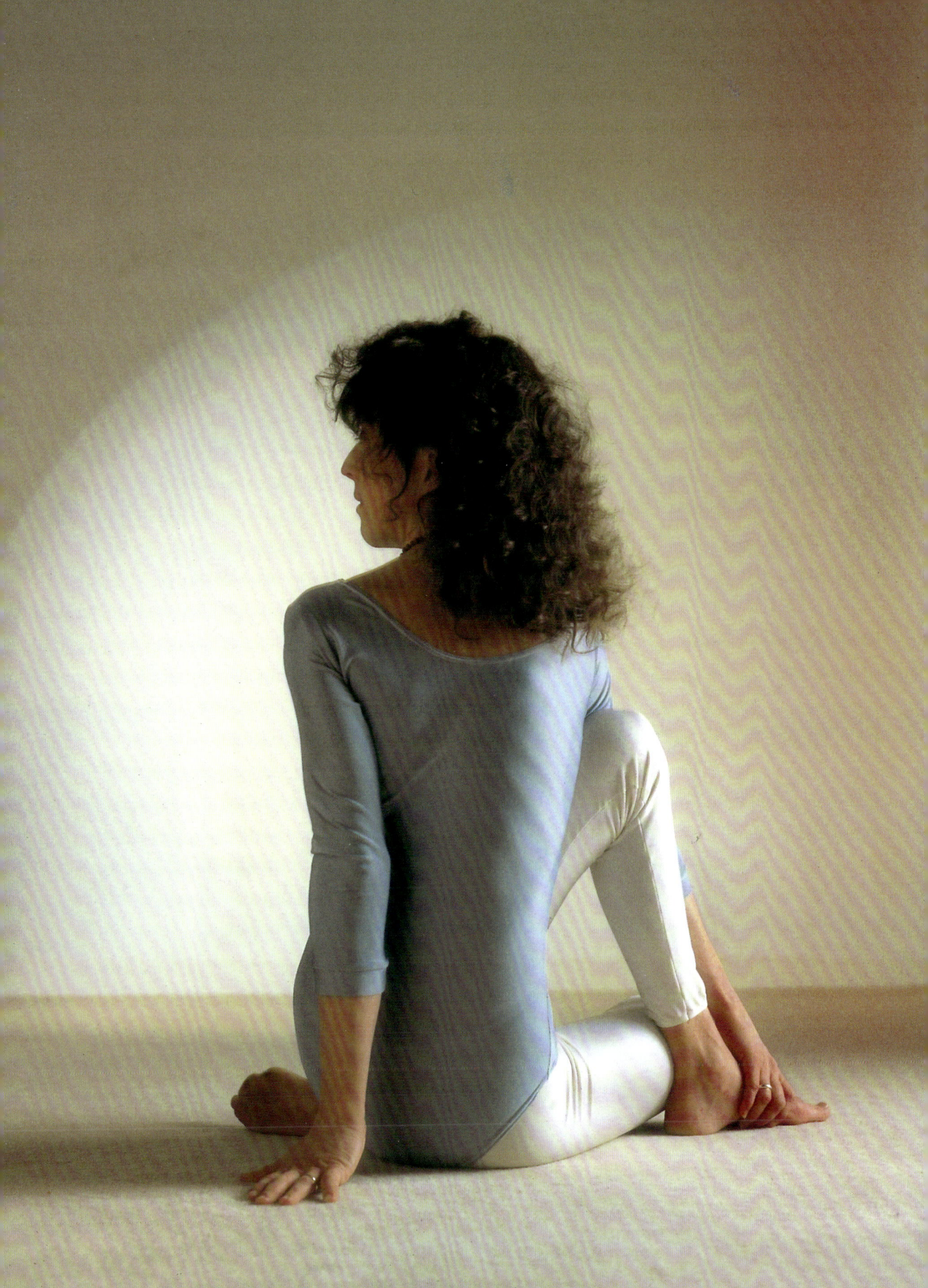

까마귀 자세 *The Crow*

이 아사나는 체중을 모두 양팔에 의지한 후, 머리를 앞으로 쭉 내민다. 마치 까마귀의 형상을 닮아 까마귀 자세(카카사나 Kakasana)라 불린다. 아사나 가운데 몸의 균형과 조화를 잘 이룰 수 있는 자세이며, 어렵게 보이기는 하나 의외로 쉽게 이룰 수 있는 자세이기도 하다. 이 자세는 흔들리는 마음이 신체의 조화를 유지하면서 하나로 모아지는 것이다. 체중이 실린 양팔에 균형을 유지하는 것이 이 자세를 쉽게할 수 있는 비결이다. 까마귀 자세는 손목과 팔과 어깨를 강하게 해주며, 집중력을 증가시키고 가슴을 팽창시켜, 호흡량(폐활량)을 증대시킨다. (이 자세의 발전된 변형동작은 p.98~155에서 볼 수 있다.)

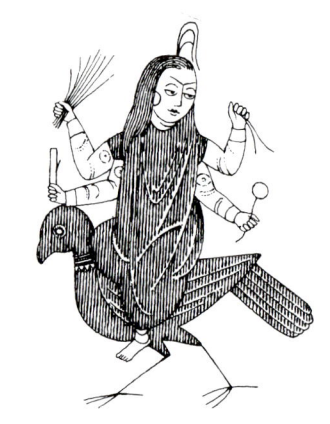

"요기는 모든 존재의 가슴에서 자신을 보며 자신의 가슴 안에서 모든 존재를 본다."
바가바드 기타

1 쪼그리고 앉아 두 팔을 무릎 사이에 넣는다. 손끝이 앞쪽을 향하고 두 손을 어깨넓이만큼 벌려 바닥을 짚는다. 팔꿈치를 약간 구부려 무릎을 올려놓을 수 있게 만든다.

2 바닥의 한 지점을 응시하며 숨을 들이쉬다가 멈춘 상태로 체중을 팔로 옮기면서 발을 뗀다. 숨을 내쉬고 3~4회 심호흡을 하면서 자세를 유지한다.

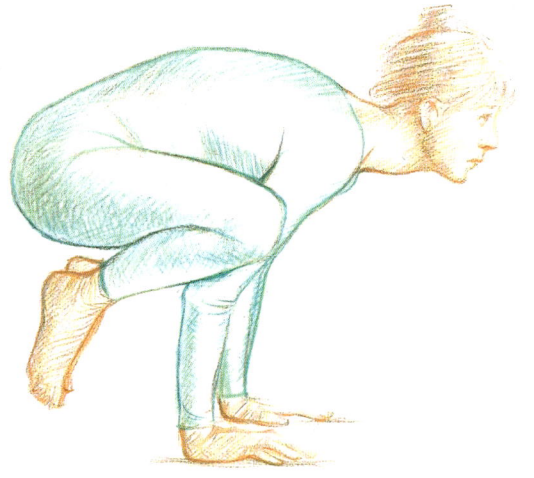

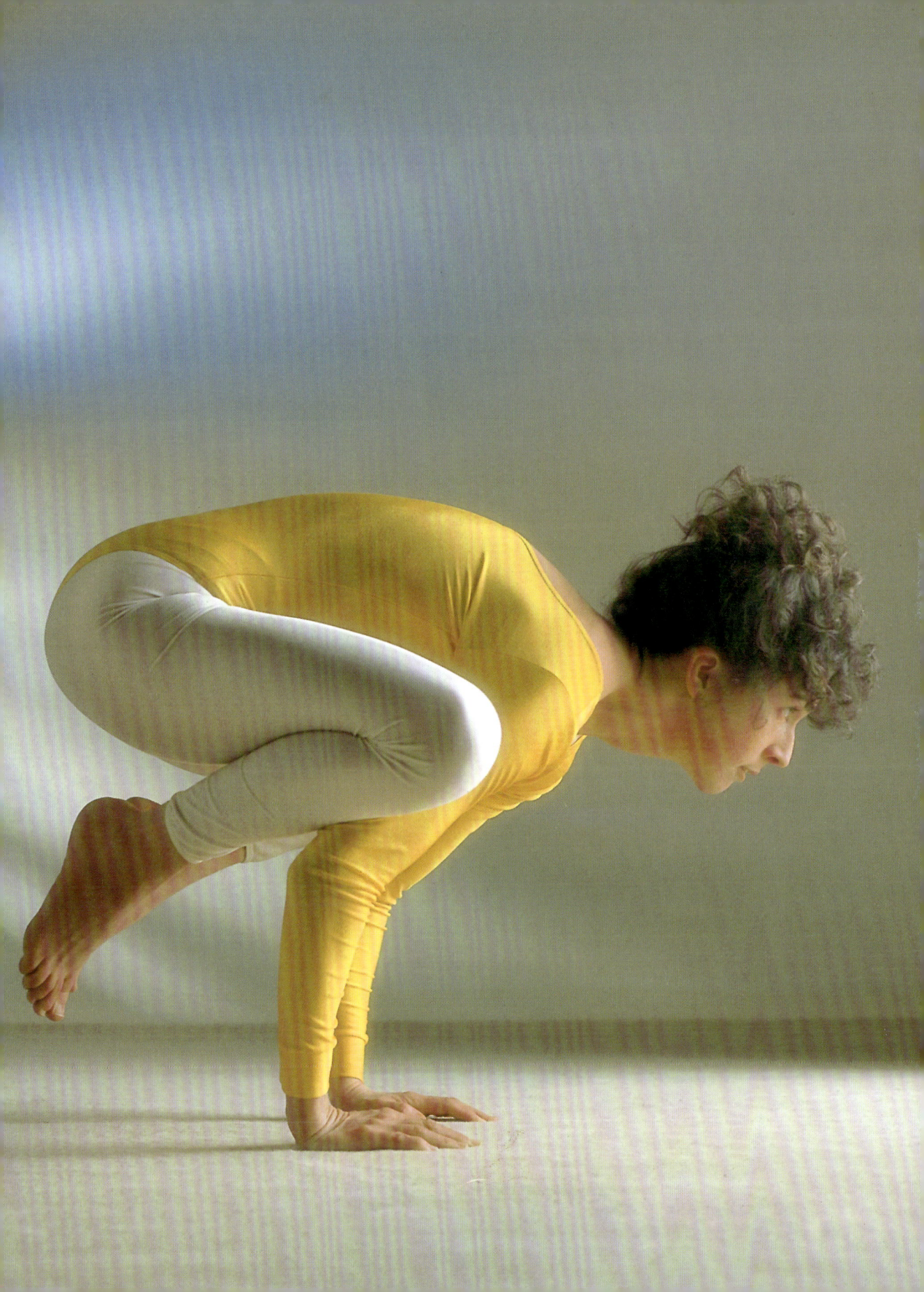

손으로 발잡기 자세 *The Hands to Feet Pose*

손으로 발잡기 자세(하스타사나 Hastasana)는 '앞으로 굽히기 자세'와 비슷한 효과를 준다. 이 자세는 허리와 다리를 날씬하게 하며, 척추를 유연하게 한다. 또한, 발의 인대가 늘어나며 혈액순환도 원활해진다. 척추와 다리를 곧게 뻗은 상태에서 가능한 상체를 많이 굽힌다. 몸이 점차 유연해지면 손으로 발가락을 잡고 머리를 양 다리 사이에 넣을 수 있다. 이 자세에서 심호흡을 하는데 내쉴 때마다 조금씩 더 숙인다. 가슴을 다리에 가까이 대려면 사진에서 보이는 것처럼 손바닥을 뒤로 뻗어 바닥에 댄다.

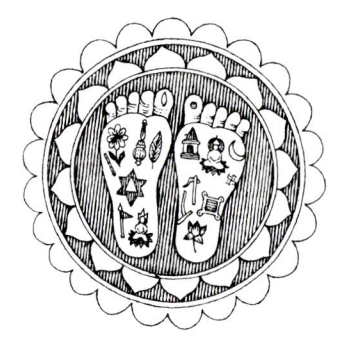

"자연은 당신을 영원한 신의 이미지로 만들어간다."
스와미 시바난다

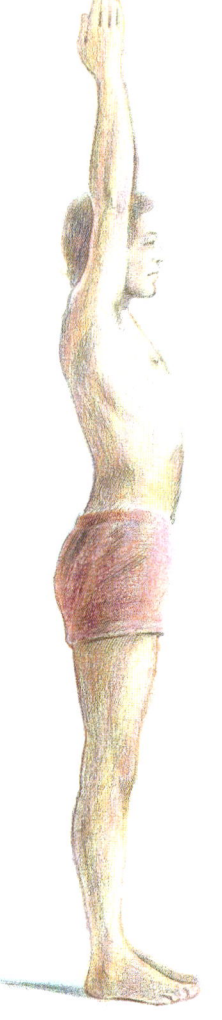

1 발을 모으고 똑바로 서서 숨을 내쉰다. 다시 숨을 들이쉬면서 팔을 모아 머리 위로 쭉 뻗어 올린다. 자신이 최대로 뻗을 수 있는 만큼 올려 척추를 늘려준다. 숨을 내쉬면서 골반을 중심으로 양손을 앞으로 쭉 뻗으면서 상체를 구부린다. 이 자세에서 척추와 무릎은 굽히지 않는다.

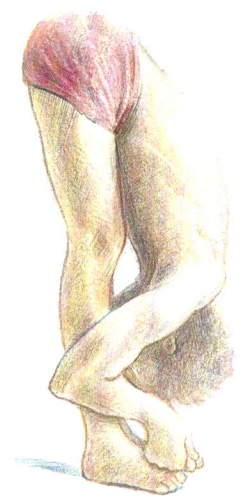

2 최대한 몸을 앞으로 숙여 발목을 잡거나 엄지발가락을 잡는다. 정강이 사이에 머리를 집어넣고 심호흡을 한다. 천천히 숨을 들이쉬며 일어선다. 두 팔을 머리 위로 뻗었다가 몸옆으로 내린다.

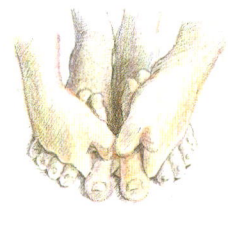

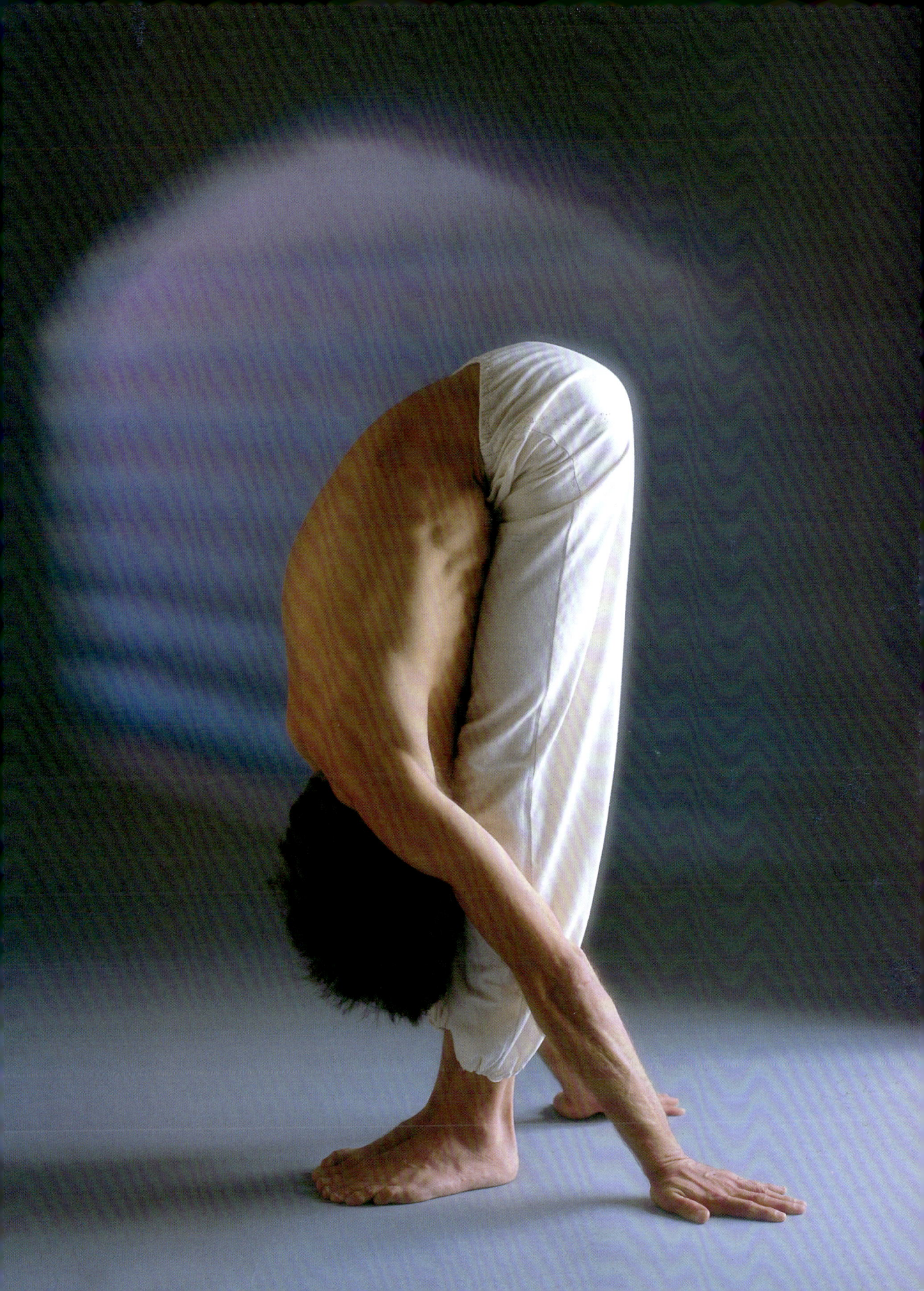

삼각형 자세 *The Triangle*

힌두교에서 삼각형은 성스러운 원리이며, 힘의 상징인데 삼각형 얀트라(Yantra)와 만다라(Mandara)가 종종 명상의 도구로서 사용되는 것을 발견할 수 있다. 밑으로 숙여진 역삼각형은 '샥티(Shakti)'를 뜻하고 동적인 여성의 힘을 상징하고, 위로 향한 삼각형은 '시바(Siva)'를 뜻하며 정적인 남성의 힘을 나타낸다.

삼각형(트리코나사나 Trikonasana)자세는 기본 아사나의 과정 중 마지막 과정으로 '척추 반 비틀기 자세'를 보완한다. 척추의 측면을 늘리므로써 척추 신경계와 소화기관에 아주 좋다. 또한, 몸을 가볍게 만들어 다른 아사나를 하는데 도움이 된다. 삼각형 자세는 엉덩이를 바로 하고 왼쪽과 오른쪽 팔을 90도가 되게 하여 옆으로 몸을 구부린다. 양쪽 무릎을 곧게 펴고 엉덩이가 흔들리지 않도록 균형을 유지하는 것이 중요하다. 오른쪽에서 왼쪽의 순서로 행한다. 이 자세는 앞으로 변형자세를 하는데 많은 도움이 될 것이다.

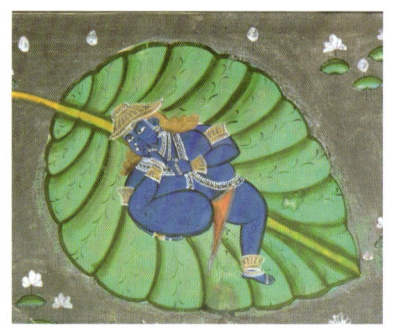

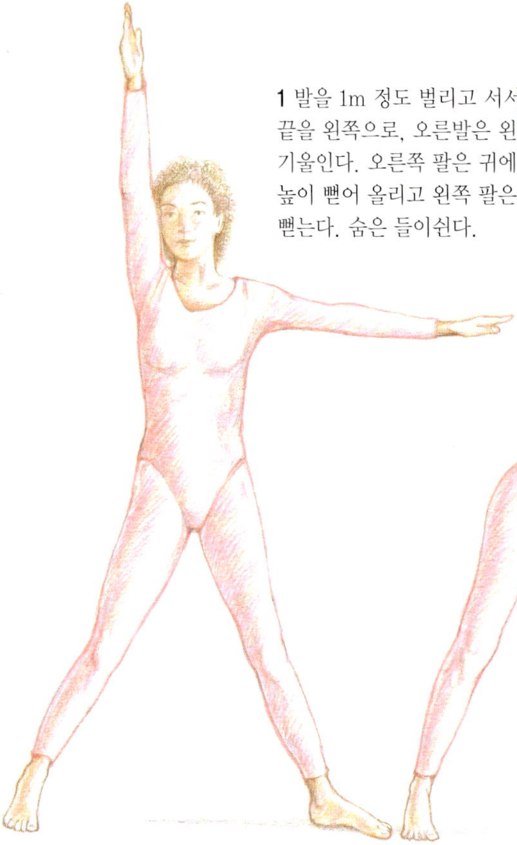

"기쁨은 영원하며 결코 사라지지 않는다.
슬픔은 환영(幻影)이며
결코 존재하는 것이 아니다"
스와미 시바난다

1 발을 1m 정도 벌리고 서서 왼발의 끝을 왼쪽으로, 오른발은 왼쪽으로 약간 기울인다. 오른쪽 팔은 귀에 바짝 대고 높이 뻗어 올리고 왼쪽 팔은 옆으로 곧게 뻗는다. 숨은 들이쉰다.

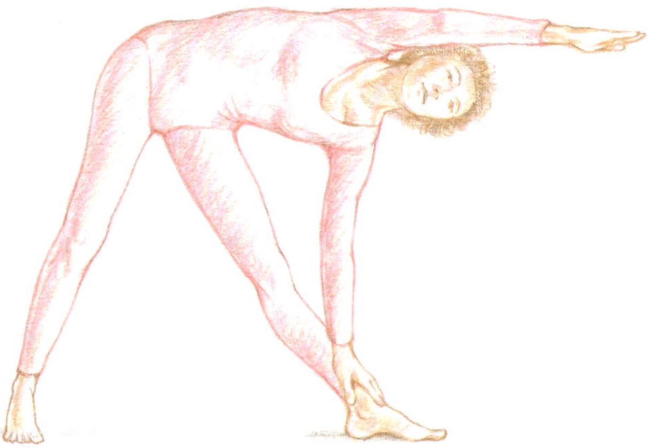

2 숨을 내쉬면서 왼쪽으로 몸을 굽히는데 갈비뼈를 피해 약간 앞쪽으로 굽힌다. 왼손은 닿을 수 있는 만큼 왼쪽 다리 아래에 닿게 하고 오른손은 그림과 같이 직선으로 펼치며 시선은 오른손을 본다. 오른쪽도 같은 방법으로 반복한다.

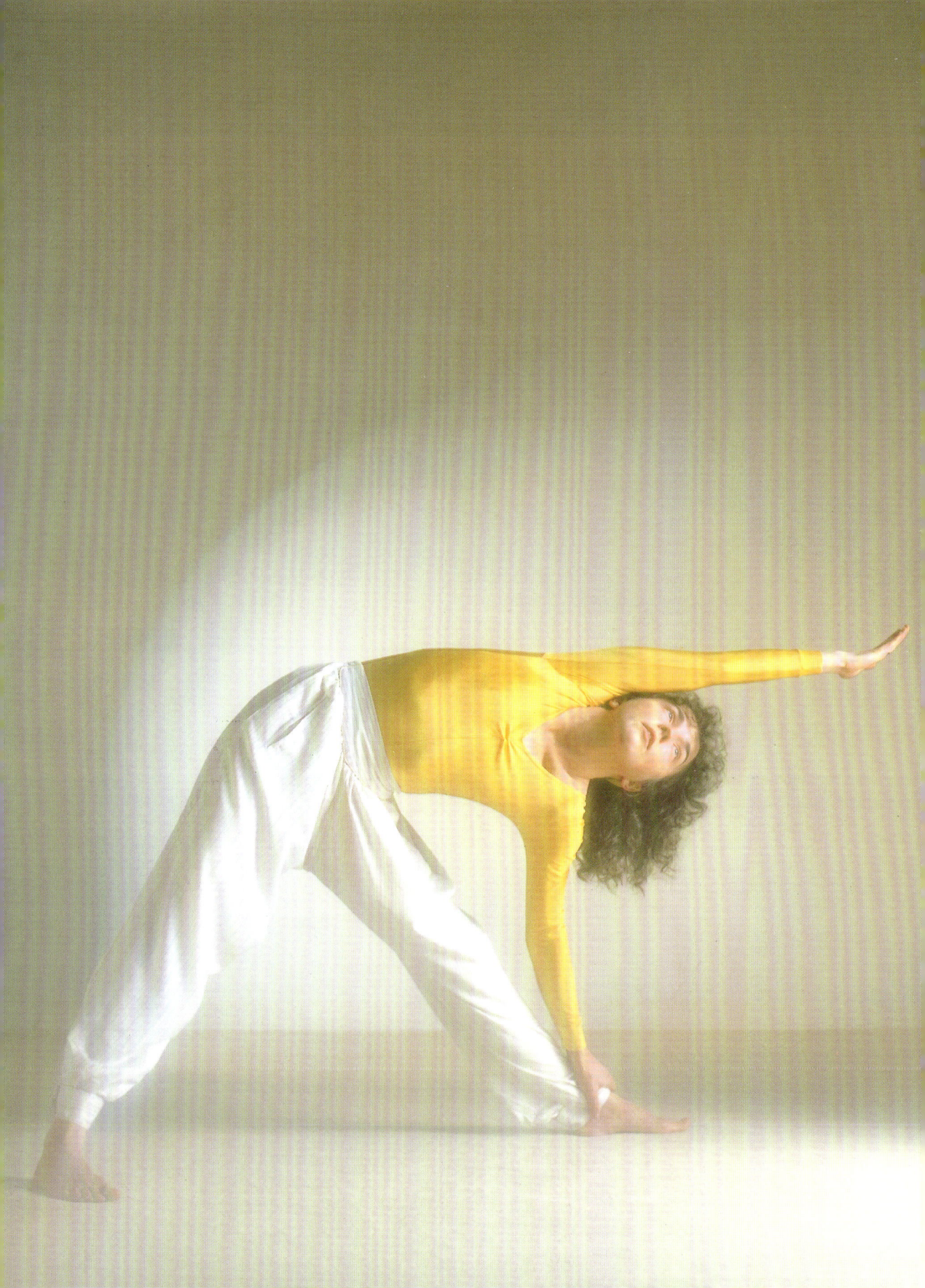

기본 아사나 수련표 *Basic Practice Charts*

이 도표는 누구나 쉽게 참조할 수 있도록 아사나의 기본과정을 그림으로 상세히 나타내고 있다. 초보자는 20일 과정을 따르면 되는데 각 5일씩 4단계로 나누어 단계적으로 실천하도록 한다. 처음 5일간은, 첫 단계의 아사나만을 집중적으로 하면서 기초를 다지도록 한다. 기초편에서는 시간 제한을 두지 않았다. 사람에 따라 시간도 차이가 있기 때문이다. 이제 연속동작을 완전히 익혔다면, 1시간 30분의 정상과정을 실시하도록 한다. 이때, 각 동작을 수행하면서 지

참조
*는 송장자세를 취한다.

	송장자세		카팔라바티		목돌리기		태양예배		머리서기	
	1	2	3	4	5	6	7	8	9	10
제1단계	●	●	*		●	●	*	●		
제2단계	●	●	●	*	●	●	*	*		*
제3단계	●	●	●	*	●	●	*	*	*	*
제4단계	●	●	●	*	●	●	*	*	*	*
30분 과정	1분		3분	4분*			5분*		3분*	1분*
정상 과정 (1시간 30분)	5분		4분	6분*	1분	2분	10분*	5분	10분*	5분*
	24	32	70	71	32	33	34	36	38	40
	편하게앉는자세		아누로마빌로마		눈운동		다리올리기		어깨서기	

시한 시간을 지키도록 한다. 수련과정 중 *표를 한 부분에서는 매번 송장자세를 취하며 6회 정도의 심호흡을 통해 몸을 이완시키도록 한다. 1시간 30분 과정을 수행할 시간이 없다면 30분 과정을 수행하여도 좋다. 여기에 나타난 전 과정들은 모든 아사나를 완전히 단계별로 수행할 수 있도록 구성해 놓았다. 이 도표에 따라 매일매일 체계적으로 실천하는 것이 좋다. 스와미 시바난다는 "한번의 수행실천이 만 번의 이론보다 낫다"고 하였다.

	쟁기자세		물고기자세		코브라자세		활자세		까마귀자세		삼각형자세		
	11	12	13	14	15	16	17	18	19	20	21	22	
제1단계												●	
제2단계			● *	● *	● *						●	●	
제3단계	● *		● *	● *	● *		● *	●		●	●	●	
제4단계	● *	● *	● *	● *	● *	● *	● *	●	●	●	●	●	
30분 과정	30초	30초*	30초	1분*	30초*	30초*		1분		1분	1분	5분	
정상 과정 (1시간 30분)	2분	1분*	2분30초*	5분*	2분*	2분*	2분*	2분	1분*	2분	1분	10분	
	42	44	46	48	50	52	54	56	58	60	62	24	
	다리자세		앞으로굽히기		메뚜기자세		척추반비틀기		손으로발잡기		송장자세		

제3장
호흡법

호흡은 삶이다. 우리는 음식이나 물이 없어도 몇 일 동안은 살 수 있다. 그러나 숨을 쉬지 않고는 단 몇 분도 살 수 없다. 이러한 점으로 볼 때, 우리에게 호흡이 얼마나 중요한지 알 수가 있다. 요기가 호흡을 중요하게 여기는 데에는 두 가지 이유가 있다.

첫째는 혈액에 많은 산소를 공급하여 결과적으로 뇌에 산소를 공급하는 것이다. 둘째는 생명 에너지(프라나)를 통제함으로써 마음을 초월하는 것이다. 프라나야마는 호흡을 통제하는 과학이며 몸의 건강을 유지하게 하는 훈련이다. 호흡에는 세 가지 기본유형이 있는데, 쇄골호흡(얕은 숨)과 늑간호흡(중간 숨) 그리고 복식호흡(깊은 숨)이 있다. 요가의 호흡은 이 세가지 호흡법을 사용하며 복식호흡으로 시작하여 늑골과 쇄골호흡까지 이용한다.

대부분의 사람들은 어떤 호흡법이 올바른 것인지 잘 모르는 것 같다. 그들은 입을 통하여 얕은 호흡을 하거나, 횡격막을 이용할 줄도 모르며 심호흡을 할 때, 복부를 심하게 조이거나 어깨를 들어올린다. 이러한 방법은 산소를 적게 받아들이며 폐의 윗부분만 사용함으로써 에너지 부족이나 질병에 대한 저항력을 약화시킨다.

요가는 이러한 모든 습관을 바꿔 준다. 정확한 호흡이란 입을 다물고 코로 숨쉬는 것이다. 들이쉬고 내쉬는 것을 정확하게 하여 폐의 기능을 충분히 살려 완전한 호흡을 하는 것이다. 숨을 내쉴 때, 복부는 수축되고 횡격막은 위로 올라가서 복부에 있는 내장을 마사지해 준다. 아사나의 3단계(자세를 취함, 자세를 유지함, 자세를 풀어줌)와 같이 프라나야마에도 3단계가 있는데 들이쉬고, 멈추고, 내쉬는 호흡이다.

"호흡이 고르지 못하면, 마음이 안정되지 않고 호흡이 안정되면 마음도 안정된다."
- 하타요가 프라디피카 -

사람들은 대부분 들이쉬는 호흡은 잘 알고 있으나 사실은 호흡의 중요성은 내쉬는데 있다. 그 이유는 나쁜 공기를 더 많이 배출시킬수록 신선한 공기를 더 많이 받아들일 수 있기 때문이다.(p.183) 요가에서 호흡법은 멈추고 내쉬는 것을 아주 중요하게 다루고 있는데, 내쉬는 시간은 들이쉬는 시간의 두 배로 하고 멈추는 시간은 네 배로 한다.

우리들이 코를 통해 숨을 쉬게되면 공기는 호흡기를 통과하면서 따뜻해지고 더러운 것들은 걸러진다. 그러나 더 중요한 점은 프라나에 있다. 냄새를 맡기 위해서는 프라나의 흡입을 극대화하기 위해서 코로 숨을 쉬어야 한다. 코의 뒷면에 프라나가 중앙 신경계로 들어가는 통로가 있기 때문이다.

요가의 호흡법에서는 프라나를 통제하는 것과 마음을 통제하는 것을 가르친다. 우리가 보통 화가 났거나 흥분이 되었을 때는 호흡이 거칠어지고 빨라지며, 반대로 이완되어 있거나 마음이 편안할 때는 호흡이 고르고 느려진다. 이것은 스스로가 쉽게 확인할 수 있다. 예를 들어 방에서 나지막이 음악을 들을 때는 음악에 집중되어 무의식적으로 호흡이 가라앉을 것이다. 마음의 상태는 호흡의 흐름에 따라 반영되는데 마음의 상태를 조절하면 호흡도 따라서 조절이 된다. 그러므로 호흡을 고르고 느리게 할수록 산소를 더욱 많이 들이마셔 정신집중과 명상을 더욱 쉽게 할 수 있다.

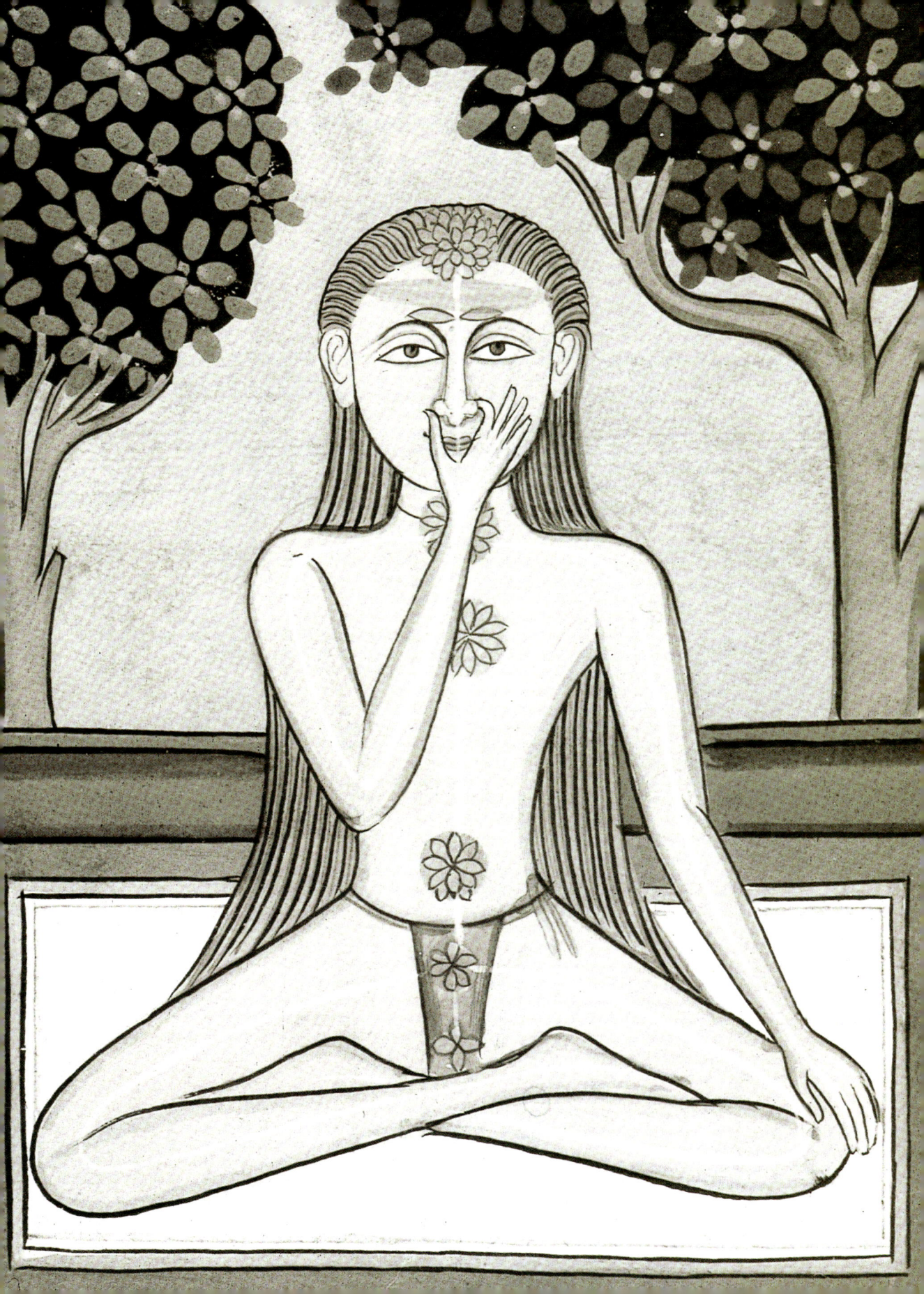

프라나와 섬세한 몸 *Prana and the Subtle Body*

요가수행의 중심은 프라나의 흐름 또는 에너지의 활력이라고도 할 수 있다. 프라나는 물질 안에 있지만 물질은 아니며, 공기 안에 있지만 산소는 아니다. 프라나는 공기, 음식, 물, 태양광선, 물질안에 존재하는 섬세하고 미묘한 힘이며, 모든 형태에 생동감을 불어넣는다. 아사나와 프라나야마 실천을 통하여 더욱 많은 프라나가 우리 몸에 저장되어 활력과 원기를 불어넣어 주도록 한다. 덧붙여 설명할 것은 요가에서의 인간의 몸은 눈에 보이는 육신 말고도 또 다른 두 개의 몸이 존재한다고 한다. 즉, 인간은 심체(心體)와 영체(靈體)를 가지고 있다는 것이다. 프라나는 육체와 영체를 연결하는 고리이며 그림에서 보는 것처럼 영체의 나디(Nadi ; 신경통로) 안에서 흐른다. 프라나는 음과 양의 에너지를 가지고 있는데, 그 자체는 위로 향하는 본성을 지닌 구심점의 힘이고, 아파나(Apana)는 밑으로 향하는 본성을 지닌 원심점의 힘이다. 이 두 힘이 물라다라 차크라(Muladhara Chakra)에서 합일될 때, 쿤달리니(Kundalina)가 깨어난다.

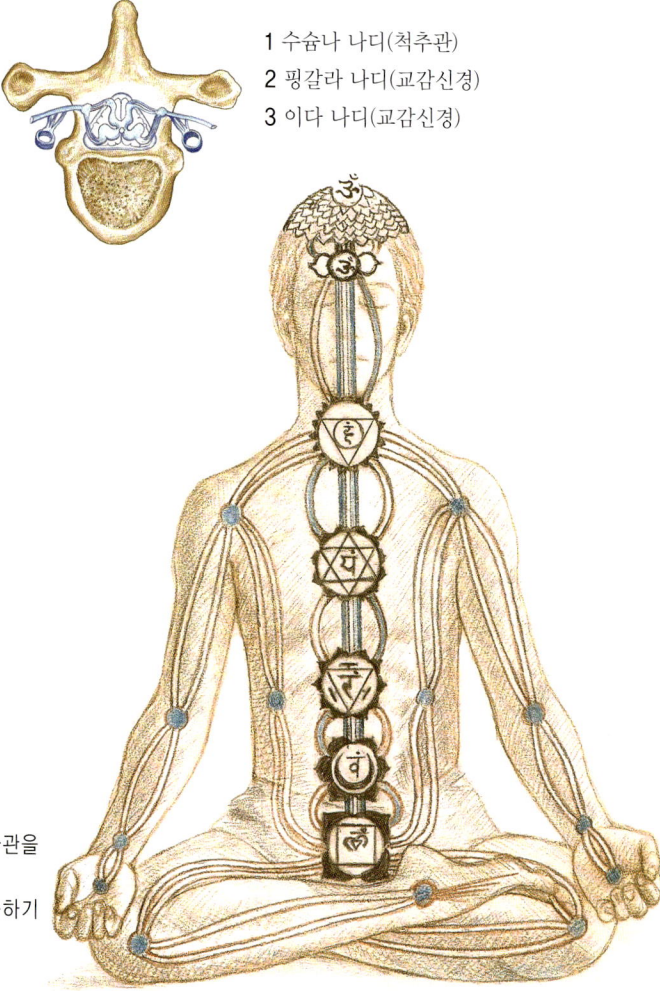

1 수슘나 나디(척추관)
2 핑갈라 나디(교감신경)
3 이다 나디(교감신경)

쿤달리니와 나디

나디(Nadi)는 프라나가 흐르는 신경통로이다. 아사나와 프라나야마는 나디를 정화시키며 만약 나디가 막히면 프라나가 자유롭게 흐를 수 없기 때문에 건강이 악화되는 결과를 가져온다.
고대의 요기들에 따르면 인간의 몸에는 약 72,000개의 나디가 있다고 한다. 모든 나디군 중에서 가장 중요한 것이 수슘나관(척추관)인데, 양쪽에는 이다(Ida)와 핑갈라(Pingala)가 있다. 이는 척추에 있는 교감신경과 연결된다.
쿤달리니는 잠자고 있는 우주 에너지로서 마치 뱀이 둥글게 또아리를 틀고 있는 것으로 비유된다. 쿤달리니는 물라다라 차크라에서 머물고 있으며, 프라나야마나 다른 요가수행법에 의해 깨어난다.

우주 에너지의 길

이다와 핑갈라는 나선형을 그리며 중앙 수슘나관을 돌며 위로 상승한다. 잠자는 쿤달리니가 깨어날 때 수슘나관을 통하여 일곱개의 차크라로 상승하기 시작한다.

일곱개의 차크라

차크라는 심체 에너지의 중심이다. 여섯 차크라는 수슘나관을 따라 위치하며 일곱 번째인 사하스라라 차크라는 머리 상부에 위치한다. 각 차크라에서 관장하는 나디의 숫자는 연꽃잎의 숫자로 표시된다. 연꽃잎은 쿤달리니가 차크라를 통과할 때 발생되는 소리의 진동으로 나타난다. 그 자체의 색깔이나, 요소, 뿌리를 지니고 있는 사하스라라 차크라 이외의 나머지 차크라들은 오른쪽 그림에서와 같이 척추관을 따라 신경망으로 연결되어 있다. 수슘나관의 맨 아래에는 **물라다라 차크라**이며 항문 위에 선골 신경총이다. 여기에 쿤달리니가 잠자고 있다. 다음은 **스와디스타나 차크라**로서 전립선 신경총에 해당된다. **마니푸라 차크라**는 세 번째 차크라인데 태양 신경총에 해당되며 프라나의 주 저장고이다. **아나하타 차크라**는 심장부근에 위치하며 심장 신경총에 해당된다. **비슈다 차크라**는 목 부근으로 후두선 신경총이다. **아즈나 차크라**는 양미간 사이에 위치하며 동굴 신경총에 해당된다. **사하스라라 차크라**는 일곱 번째이며 가장 높은 차크라인데 송파선에 해당된다. 쿤달리니가 각각의 차크라를 통과할 때마다 각기 다른 의식을 경험한다고 한다. 쿤달리니가 사하스라라 차크라에 도달되었때 사마디(초의식)에 이르게 된다. 이때, 비록 물질세계에 연결되어 있다하더라도 요기들은 시간과 공간과 인과를 넘어선 참 존재의 경지에 이르게 되는 것이다.

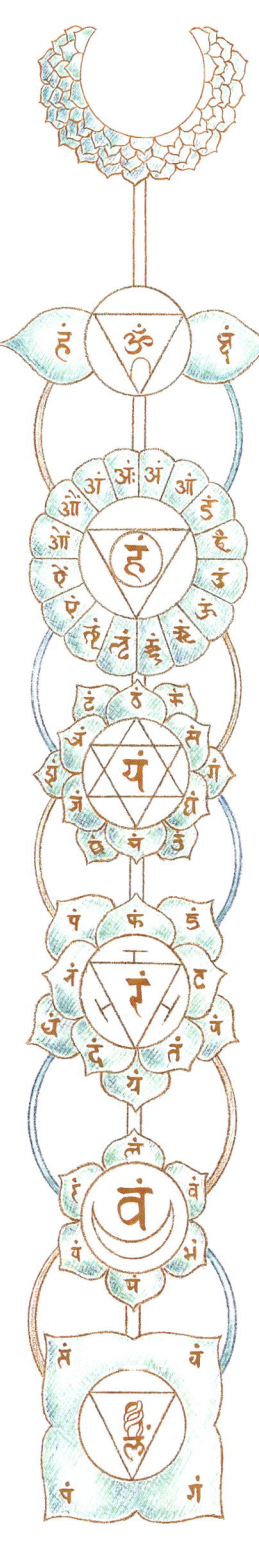

사하스라라 차크라
천 개의 연꽃잎의 상징이며, 차크라의 왕이고 절대세계이다. 쿤달리니가 이 지점에 이르면 요기는 사마디, 즉 초의식 수준에 도달한다.

아즈나 차크라
눈처럼 흰 색깔을 띠고 2개의 꽃잎을 갖는다. 마음에 머무르며 만트라는 옴(OM)이다.

비슈다 차크라
꽃잎이 16개이고 바다처럼 푸른 색깔을 띠었으며 기본원소는 에테르이며 만트라는 함(Ham)이다.

아나하타 차크라
12개의 꽃잎으로 되었으며 연기처럼 뿌연 색깔이고 기본원소는 공기이며 만트라는 얌(Yam)이다.

마니푸라 차크라
꽃잎이 10개인 빨간색 차크라이며 기본원소는 불이며 만트라는 람(Ram)이다.

스와디스타나 차크라
6개의 꽃잎으로 되었으며 색깔은 하얀색이고 기본원소는 물이며 만트라는 밤(Vam)이다.

물라다라 차크라
4개의 꽃잎으로 되었으며 노란색이고 기본원소는 흙이며 만트라는 르암(Lam)이다.

기본 호흡법 *Basic Breathing*

프라나야마는 몸에 생기를 주며 감정을 가라앉혀 마음을 명료하게 이끌어 준다. 수행을 하기 전에 먼저 호흡을 정확하게 하는 것을 기억해야 하며 횡격막호흡(완전호흡)을 해야 한다.(p.67) 활발한 프라나의 흐름을 위해서는 폐 공간이 최대한 팽창할 수 있는 충분한 공간이 마련되어야 한다. 우선 척추, 목, 머리를 수직으로 하여 앉는다. 편하게 앉는 자세(p.32)나 연꽃좌 자세(p.134), 의자에 앉을 때(p.172)는 반드시 척추를 바로 세운다. 기본 호흡법은 다섯가지 종류의 행법으로 구성된다. '카팔라바티(Kapalabhati)'와 '아누로마 빌로마(Anuloma Viloma)'는 기본 아사나에서 가장 중요한 과정이다. 이 두가지 호흡법은 매일 아사나를 시작하기 전에 실천한다. 아누로마 빌로마는 나디를 정화시키는 최고의 호흡법으로 좀더 진보된 고급 호흡을 하기 전에 반드시 해야 한다. 브라마리(Brahmari), 시카리(Sitkari), 시타리(Sithali)는 이차적인 호흡법이며 시간이 많을 때 따로 수행을 하여도 좋다.
(역주 : 호흡법은 요가전문학원에서 지도 받는 것이 좋다)

> "프라나야마는 정신과 육체를 연결시켜 주는 훈련이며 그 행위는 육체적인 활동을 하게 하지만 그 효과는 마음을 고요하게 하고 안정시켜 준다."
> 스와미 비슈누-데바난다

카팔라바티

카팔라바티(Kapalabhati)는 여섯 크리야(정화수행법) 중 하나인데 강제로 숨을 쉼으로써 폐의 나쁜 공기를 배출시키고 산소를 가득 차게 하여 호흡기를 깨끗하게 해주는 훌륭한 프라나야마 수행법이다.
산스크리트어로서 '두개골 정화법'이라는 의미이다. 몸속 산소량을 증가시켜 집중력을 높이고 마음을 맑게 해준다.
이 호흡법은 '들이쉬기'와 '내쉬기'로 이루어지며 마지막으로 숨을 한번 멈추는 과정으로 되어있다. 숨을 내쉴 때는 복부근육이 조여들고 횡격막이 올라가며 폐에서 공기가 빠져나간다. 숨을 들이쉴 때는 근육은 이완되며 폐에 공기가 가득 찬다. 내쉬는 호흡은 짧고 강하게 하며, 들이쉬는 호흡은 길고 조용하다. 횡격막의 오르내림은 위장과 심장에 좋은 영향을 준다. 처음에는 20번씩 3회 펌핑으로 실천하고 점차 횟수를 늘려 나중에는 60회까지 할 수 있다.

카팔라바티의 한 회전

평소와 같이 두 번 숨을 쉰다. 숨을 내쉬면서 배를 위로 끌어당기고 다시 들이쉬면서 긴장을 풀어준다. 이렇게 20회를 되풀이하며 리듬을 유지하고 매번 내쉬는 숨에 집중한다. 숨을 들이쉬었다가 내쉬고 다시 들이쉰 다음 편히 참을 수 있을 때까지 멈춘 다음 천천히 내쉰다.

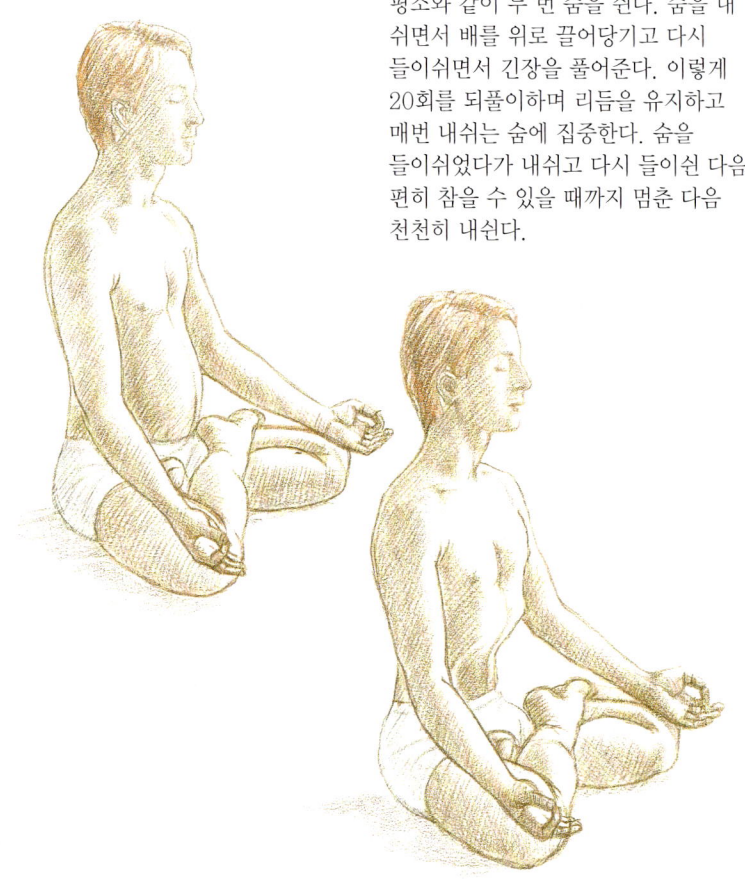

아누로마 빌로마

양쪽 콧구멍을 손가락으로 교대로 막고 들이쉬고, 멈추고, 내쉬는 호흡의 비율을 2:8:4로 한다. 이 호흡법에서는 한쪽 콧구멍으로 숨을 들이 쉰 다음 다른쪽 콧구멍으로 숨을 내쉬게 된다. 왼쪽 콧구멍을 이다(Ida)의 통로라 부르고, 오른쪽 콧구멍을 핑갈라(Pingala)의 통로라 부른다. 건강한 사람이라면 한시간 오십분 동안 이다로 숨을 들이쉬고 핑갈라로 숨을 내쉴 수 있다. 그러나 많은 사람들이 이러한 자연적인 리듬을 방해받는다. 아누로마 빌로마는 프라나 양극의 흐름을 조화롭게 하여 균형을 이루도록 한다. 이것은 나디의 중심인 수슘나관을 통하여 프라나를 상승하게 한다. 아누로마 빌로마는 아래의 그림에서 보는 바와 같이 6단계로 구성된다. 일반적으로 처음(초보자)에는 3회 반복하고 서서히 20회 정도까지 늘려나간다. 호흡의 비율은 반드시 지키도록 한다.

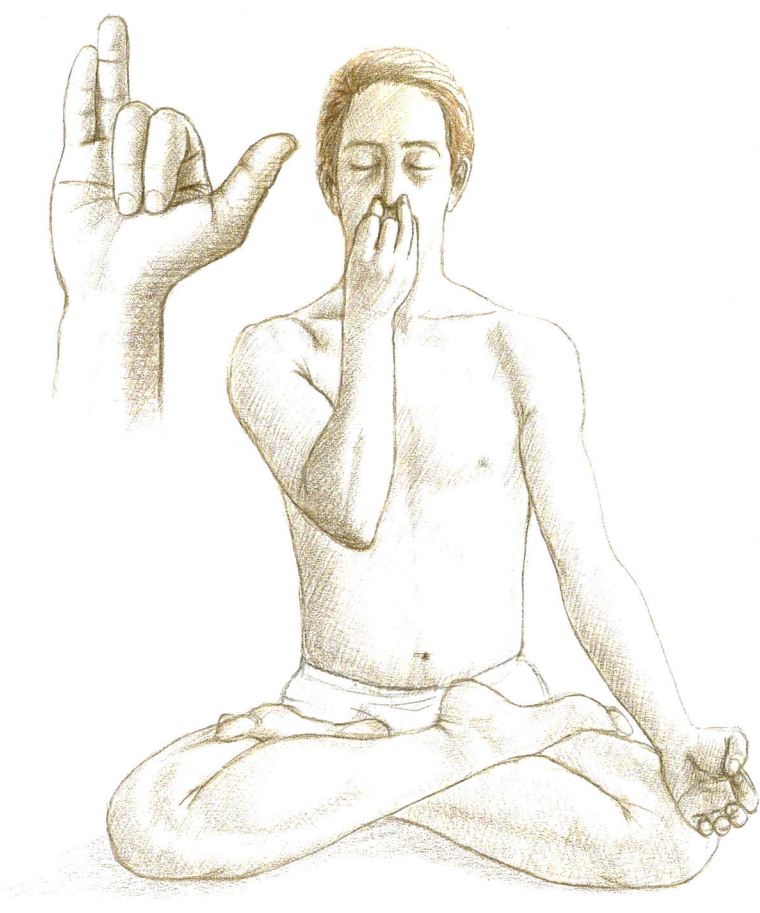

비슈누 무드라

아누로마 빌로마에서는 오른손으로 코를 막는데 위의 그림에서 보는 바와 같이 집게손가락, 가운데 손가락을 말아쥐고 코에 가져간다. 엄지손가락은 오른쪽 콧구멍에 약손가락과 새끼손가락은 왼쪽 콧구멍에 댄다. 왼손은 엄지와 검지로 원을 만든다. 이러한 자세로 아래와 같이 진행한다.

아누로마 빌로마의 한 바퀴 회전

1 엄지손가락으로 오른쪽 콧구멍을 막고 왼쪽 콧구멍으로 숨을 들이쉰다.
2 양쪽 콧구멍을 막고 숨을 멈춘다.
3 왼쪽 콧구멍을 약손가락과 새끼손가락으로 막은 채로 오른쪽 콧구멍으로 숨을 내쉰다.
4 여전히 왼쪽 콧구멍을 막은 채로 오른쪽 콧구멍을 통하여 숨을 들이쉰다.
5 양쪽 콧구멍을 모두 막은 채로 숨을 멈춘다.
6 엄지로 오른쪽 콧구멍을 막은 채로 왼쪽 콧구멍으로 숨을 내쉰다.

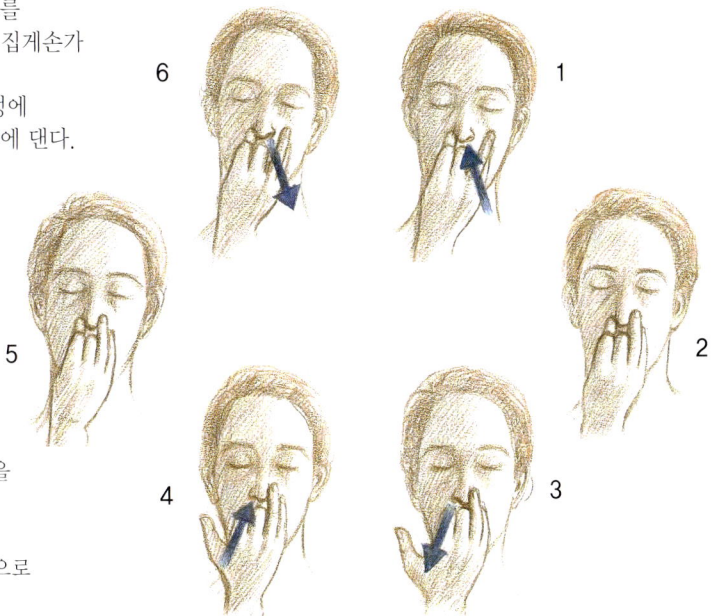

브라마리

브라마리는 양쪽 코로 숨을 들이쉴 때, 성문(聲門)을 일부 막고, 코고는 소리를 내며, 내쉴때는 벌이 윙윙거리는 소리를 내면서 천천히 내쉰다. 이러한 수련을 통해 목이 진동하여 깨끗이 정화된다. 또한, 숨을 내쉴 때하는 긴 콧소리는 날숨을 길게 한다.

길게 내쉬는 호흡의 수련은 특히 출산 직전 임산부들에게 아주 효과적이다. 일반적으로 브라마리는 콧소리 호흡(허밍)이라고 하는데, 목소리를 깨끗하고 아름답게 해준다. 특히 목을 많이 쓰는 사람들에게 강력히 권장하는 방법이다. 5~10회 행하면 아주 좋은 효과를 얻을 수 있다.

싯카리

싯카리와 시타리는 요가호흡법 중에 코로 하지 않고 입으로 하는 특별한 호흡이다. 싯카리는 혀끝을 입천장에 대고 '쉬~잇' 소리를 천천히 내며 들이쉰다. 그리고 호흡을 가능한 길게 멈춘 다음 코로 숨을 내쉰다. 5~10회 정도 반복한다. 전통적으로 싯카리는 아름다운 얼굴을 만들어 준다고 전해져왔다. 하타요가 프라디피카는 말하기를 "이 수행법을 통하여 아름다움 안에서 신의 사랑으로 이끌어 준다"고하였다. 싯카리나 시타리는 몸을 차갑게 하며 목의 갈증이나 배고픔을 경감시켜준다. 그래서 더운 기후에서나 단식을 할 때 많이 사용된다.

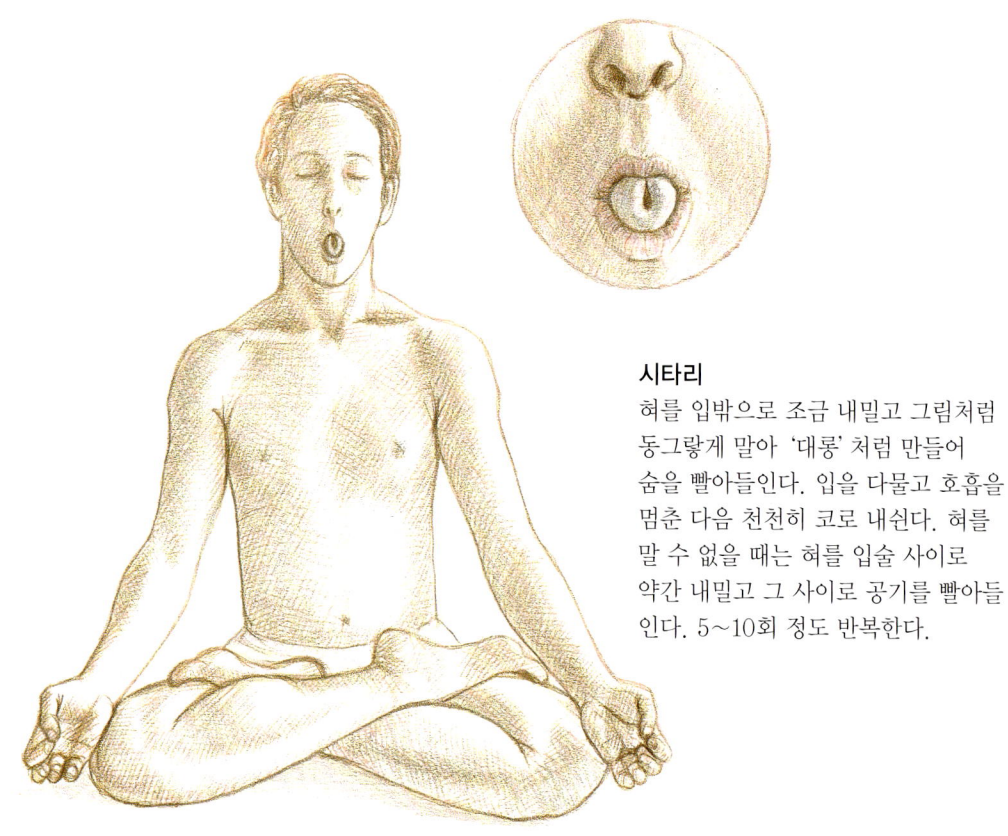

시타리

혀를 입밖으로 조금 내밀고 그림처럼 동그랗게 말아 '대롱' 처럼 만들어 숨을 빨아들인다. 입을 다물고 호흡을 멈춘 다음 천천히 코로 내쉰다. 혀를 말 수 없을 때는 혀를 입술 사이로 약간 내밀고 그 사이로 공기를 빨아들인다. 5~10회 정도 반복한다.

고급 호흡법 *Advanced Breathging*

'카팔라바티'와 '아누로마 빌로마'를 몇 달 동안 수행하여 익숙해지면 더욱 진보된 고급 호흡법을 할 수 있다. 그러나 중요한 것은 이 단계를 행할만큼 충분한 준비가 되어 있어야만 한다. 진보된 호흡법은 프라나의 흐름을 조절하고 쿤달리니를 상승시키는 확실한 호흡법이다. 고급 호흡법을 하기 위해서는 자신 스스로가 많이 정화되고 강해져야 한다. 몇 달 동안 규칙적으로 아사나의 수행과 기본 호흡법과 명상과 채식 등의 실천이 반드시 필요하다. 적어도 아누로마 빌로마를 하루에 20회 정도는 해야만 다음의 고급 호흡법을 행할 수가 있다.

세 가지 반다들

반다(Bandhas)란 '자물쇠로 잠근다'는 뜻이며 고급 호흡법의 수련을 통하여 프라나를 보존하고 이용하는데 알맞은 자세이다. 이 자세는 프라나를 저장하여 영적인 에너지로 순환시켜 준다. 프라나야마에 반다를 적용하려면 수 일간 수련해야만이 가능해진다. 잘란다라 반다와 물라 반다를 동시에 유지하여 프라나와 아파나를 결합시키기 위해서는 숨을 멈추는 사이에 행하도록 한다. 우디야나 반다는 숨을 내쉰 후에 프라나를 수슘나 나디로 끌어올려 쿤달리니를 상승시킨다.

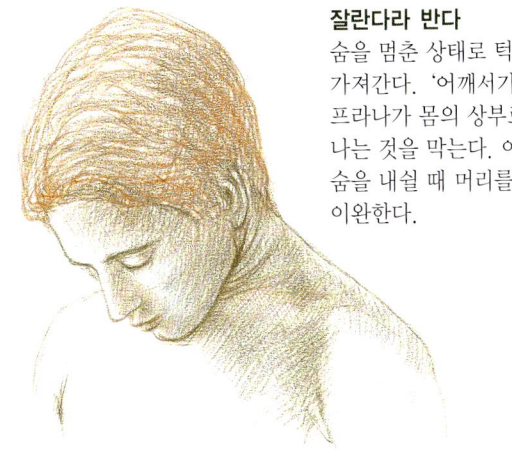

잘란다라 반다

숨을 멈춘 상태로 턱을 가슴으로 가져간다. '어깨서기 자세'처럼 프라나가 몸의 상부로부터 달아나는 것을 막는다. 이 반다는 숨을 내쉴 때 머리를 들어주면서 이완한다.

우디야나 반다

숨을 완전히 내쉰 후에 배를 척추 뒤쪽으로 끌어올린다. 이것은 프라나를 수슘나 나디까지 끌어올린다.

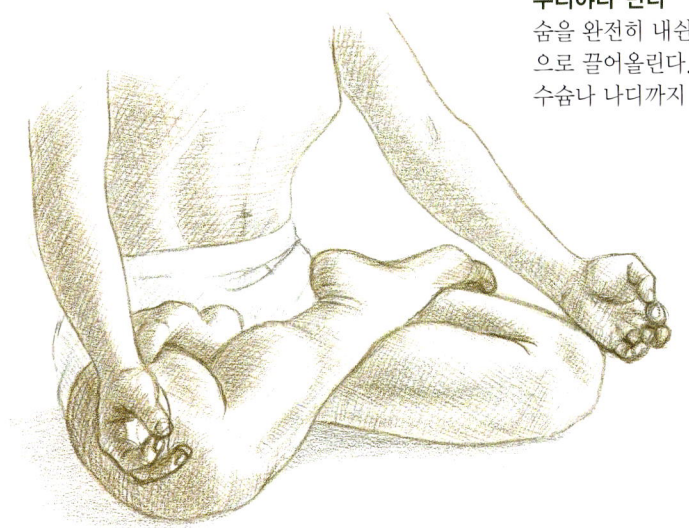

물라 반다

숨을 멈춘 동안 항문의 괄약근을 조이고 배의 근육을 수축한다. 하체에서 아파나가 빠져나가는 것을 막고 위로 올려 프라나와 결합시킨다.

우자이

우자이(Ujjayi)는 신경계통과 소화기 계통을 강화시켜 주며 가래나 담을 제거시킨다. 우자이나 수리야 베다는 몸을 따뜻하게 하는 호흡법으로, 내쉬는 호흡은 이다의 통로인 왼쪽 콧구멍만 사용한다. 우자이는 양쪽 콧구멍으로 숨을 들이쉬고 성문(聲門)을 조금 닫는다. (브라마리보다는 덜 닫는다 p.72참조) 이때, 약간 흐느끼는 소리가 나며 공기는 코로 새어나간다. 숨을 멈추고 잘란다라와 물라 반다를 행한다. 오른쪽 엄지손가락으로 오른쪽 콧구멍을 막고 왼쪽 콧구멍으로 숨을 내쉰다. 처음에는 한번에 5회 정도 하다가 점차 20회까지 늘려나간다.

수리야 베다

수리야 베다(Surya Bheda)는 왼쪽 콧구멍을 오른쪽 약손가락과 새끼 손가락으로 막고 오른쪽 콧구멍으로 천천히 숨을 들이쉰다. 이제, 숨을 멈추고 양쪽 콧구멍을 모두 막고 턱을 당겨 가슴을 압박하는 잘란다라 반다를 행한다. 그리고 엄지손가락으로 오른쪽 콧구멍만 막고 왼쪽 콧구멍으로 숨을 내쉰다. 점차 호흡을 멈춰있는 시간을 늘려나간다. 수리야란 산스크리트어로 '태양'을 뜻하며 핑갈라 나디의 통로인 오른쪽 콧구멍을 의미한다. 오른쪽 콧구멍으로 호흡을 할 때, 몸에 열이 나며 프라나의 흐름을 막는 이물질이 제거된다. 수리야 베다를 10회 반복한 다음 나중에는 천천히 40회까지 반복한다.

바스트리카

바스트리카(Bhastrika)는 쿤달리니 상승을 위한 호흡법 중 가장 강한 훈련이다. '바스트리카'는 '풀무'를 뜻하며, 카팔라바티처럼 연속되는 펌프질과 휴식으로 이루어졌다. 그러나 바스트리카와 카팔라바티는 차이점이 있다. 바스트리카에서는 호흡기의 근육을 사용하여 마치 펌프질을 하듯이 빠르게 폐를 운동시킨다. 숨을 멈출 때, 양쪽 콧구멍을 막고 잘란다라 반다와 물라 반다의 호흡정지법을 적용시키며, 오른쪽 콧구멍만으로 숨을 내쉰다. 이 수행을 하면 몸은 차가워진다. 그리고 우디야나 반다를 행한다. 바스트리카는 신경계통과 순환기 계통을 정화시켜 마음을 맑게 하고 집중력을 키워주는 호흡법이다. 시작단계에서 10번씩 펌프질을 3회 하고 서서히 100번 정도의 단위로 최대 8회까지 횟수를 늘려나간다.

1 아나하타 차크라에 집중하며 만트라 '얌(Yam)'을 마음 속으로 8회 반복하며 왼쪽 콧구멍으로 숨을 들이쉰다. 들이쉬는 동안 8회, 멈추는 동안 32회, 오른쪽 콧구멍으로 내쉬면서 다시 16회를 반복한다.

2 마니푸라 차크라에 집중하여 마음속으로 '람(Ram)'을 반복한다. 오른쪽 콧구멍으로 숨을 들이쉬고 왼쪽 콧구멍으로 내쉰다.

3 아나하타 차크라를 수행하면서 코끝에서 초승달 차크라를 연상하면서 마음속으로 '탐(Tam)'을 반복한다. 숨을 멈추고 몸 전체를 달의 감로수로 가득 채우는 상상을 한다. 숨을 천천히 내쉬며 물라다라 차크라에 집중하여 '르암(Lam)'을 반복한다.

사마누

사마누(Samanu)는 나디를 정화시키는 진보된 수행법이며 프라나야마와 차크라 연상법과 자파(Japa)를 통해 공기, 불, 달, 대지 등의 비자 만트라를 조화시킨 수련법이다.

반다의 수행 (오른쪽 사진)

위에서 설명한 바스트리카를 행하면서 모든 반다를 수행하고 프라나와 아파나를 합쳐 쿤달리니가 잠자고 있는 것을 깨운다.

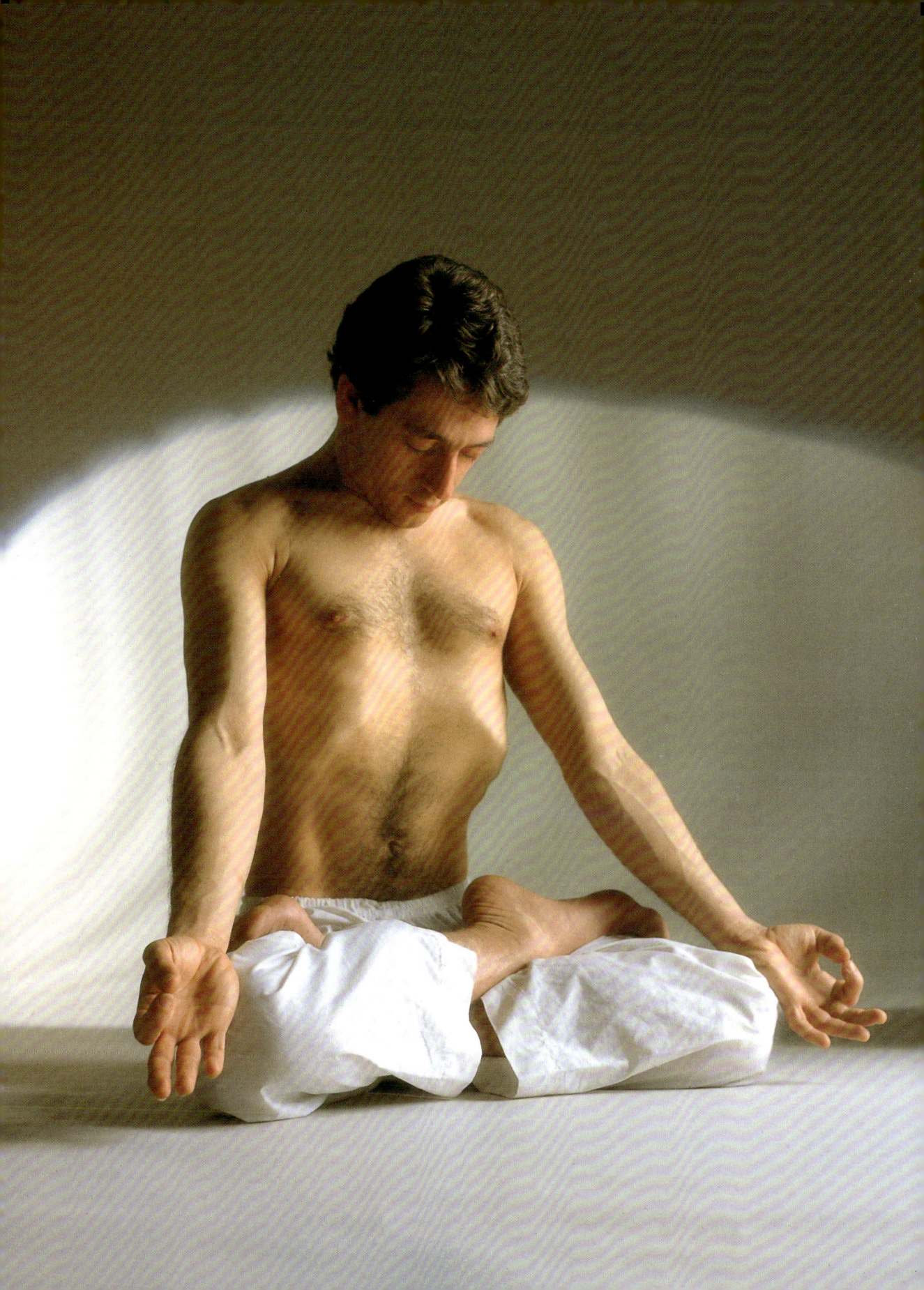

제4장
식이요법

인간은 먹어야 살 수 있다. 음식은 인간의 육체를 유지하는데 꼭 필요한 것이며 우리의 정신에도 미묘한 영향을 준다. 자연식 — 신선하고 깨끗한 음식(사트빅(sattvic)한 음식이라고도 함), 과일이나 곡식, 열매나 채소 등 — 은 우리의 마음을 맑고 깨어 있게 하며 몸을 유연하게 하여 요가수행을 하는 데 적합하게 만들어 준다. 프라나가 가득찬 순수하고 절제된 식사는 육체나 정신건강에 상당한 도움을 주며 몸과 마음에 조화와 활기를 불어넣는다.

이번 장에서는 요가식 식사의 배경과 이유 그리고 보다 균형있고 건강한 식사법을 소개하고자 한다. 요가식 식사는 아주 자연스럽고 단순하다. 태양, 공기, 토양과 물이 잘 조화된 땅에서 생산되는 과일, 채소, 씨앗, 콩 종류나 열매(호두, 잣, 밤) 등이 요가식 식사에 적절하다. 이와 대조적으로 육류나 생선, 닭, 오리, 칠면조 등은 몸의 자연스러운 흐름을 막는다.(우리는 채식동물인 소, 양, 염소 등을 먹는데, 매우 드문 경우로 가끔 육식동물인 개나 돼지도 먹는다) 육류는 강한 독소를 지니고 있어(식중독의 80%는 육류섭취에서 비롯된다.) 질병 유발의 원인이 된다. 또한 육류에는 비타민이나 미네랄은 부족하며, 단백질은 필요 이상으로 많이 포함되어 있다. 그러나 우리의 몸은 그러한 모든 것을 받아들이기가 어렵다. 인간의 치아와 장의 구조와 기능은 육식동물과 구조가 다르므로 생리적으로도 과일이나 채소를 먹는 것이 훨씬 적합하다. 건강한 삶과 자연의 섭리를 생각해보더라도 육식은 비효율적이며 낭비가 심하다. 예를 들어 우리의 밥상 위에 오르는 1파운드의 고기를 생산하기 위해서는 여러 파운드의 곡물을 가축에게 먹여야 한다. 동물들이 활동하는 에너지는 곡물의 낭비에 해당된다. 단백질의 전환체로서도 육식은 비효율적이다. 1에이커에서 생산된 곡물의 단백질은 동일한 땅에서 수확한 곡물을 먹고 자란 동물의 단백질보다 무려 5배나 더 많다. 즉, 동일한 땅에서 곡물은 동물보다 다섯 배 더 많이 단백질을 생산해 낸다. 콩류는 10배, 야채는 15배 더 많이 단백질을 생산한다. 다른 몇 가지 야채는 이것보다 생산성이 더 높다.

채식을 주장하는 또 하나의 이유는 살아 있는 생선이나 동물을 죽여서 음식을 만드는 일을 가능한 하지 말아야 한다는 것이다. 그러한 과정을 통해 만든 음식을 어떻게 올바른 양심을 갖고 먹을 수 있는가하는 점이다. 몸과 언행과 마음으로 남에게 해를 끼치지 말라는 아힘사(Ahimsa)의 윤리 — 아힘사란 모든 창조물을 고귀하게 여긴다 — 는 요기들의 철학에서 가장 높은 법칙이며 영적성장을 위해서는 이 율법을 무시할 수 없게 된다.

모든 생명은 마음과 감정을 가지며, 숨쉬고, 느낀다. 요기들에게는 모든 생물들의 삶이 성스러우며, 모든 창조물들을 평등하게 보기 때문에 이들은 고기나 육류는 먹지 않는다. 이제, 당신도 의식이 열리고 육식이 몸과 마음에 어떤 영향을 줄 것인가를 생각해본다면 모든 창조물들이 나의 생명처럼 고귀하며 존엄한 것이라는 사실을 자각할 수 있을 것이다.

> "요가는 음식을 절제하며 올바로 먹을 줄 알아야 한다. 그렇지 않으면 그의 요가 수행은 성공할 수 없다."
> — 시바 삼히타 —

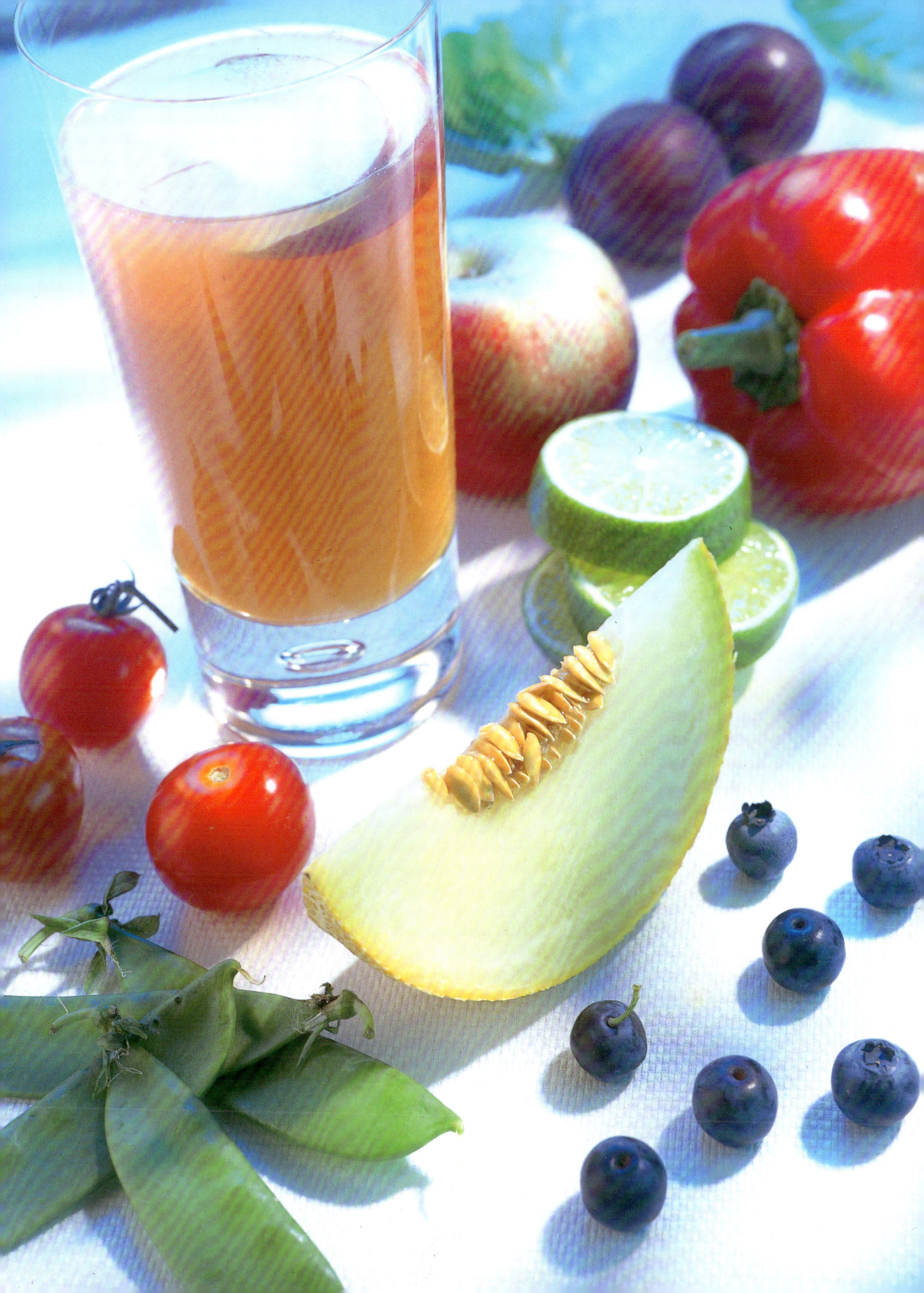

세 가지 구나 *The Three Gunas*

표현되지 않는 우주는 세 가지 특성의 에너지로 구성되어 있는데 이것을 구나(Guna)라고 한다. 이 세 가지는 서로 균형을 이루고 있는데 사트바(Sattva)《순수성》, 라자스(Rajas)《행동, 감정, 변화과정》, 타마스(Tamas)《어둠, 정체성》가 바로 그것이다. 일단, 에너지가 형체를 갖게되면, 이 세가지 특성 중 그 하나가 지배적이게 된다. 예를 들어 과일이 무르익으면 사트바적이고, 익는 과정이면 라자스적이고, 너무 익어 오래되면 타마스적이다. 각각의 사과가 익기 시작하면 어떤 한부분은 이미 썩기 시작한다. 이것은 부분적으로 어느 한 상태에서 다른 상태로 변하는 과정이다. 그러므로 이 세 가지 구나는 모든 존재, 모든 행동에 스며 있다. 만약 어떤 사람이 도둑질을 했다면 행위 자체는 라자스적이지만 강도질을 결정한 것과 동기는 상황에 따라 타마스적일 수도, 라자스적일 수도, 사트바적일 수도 있다. 이처럼 모든 사람에게는 세 가지 구나 중 어느 하나가 지배적이며 이것은 사람의 생각과 행동에 그대로 드러난다. 오직 깨달은 사람만이 구나를 완전히 초월할 수 있다. 세 가지 구나를 넘어선 '참나' 만이 사마디의 초의식을 험할 수 있으며 구나의 굴레로부터 자유로울 수 있다.

세 가지 구나를 초월한다
오직 깨달은 자아(自我), 즉 사마디의 의식상태만이 세 가지 구나를 초월한다. 이 그림에서 모든 요소들 — 인간의 몸과 마음, 나무와 계단 — 은 구나의 지배를 받는다.(오른쪽 그림)

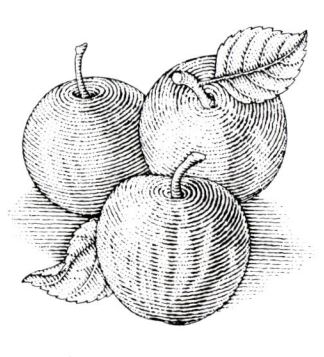

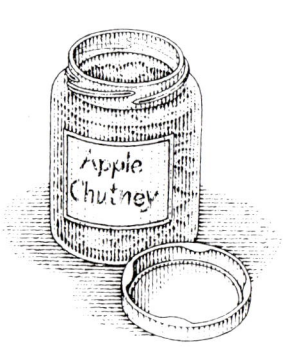

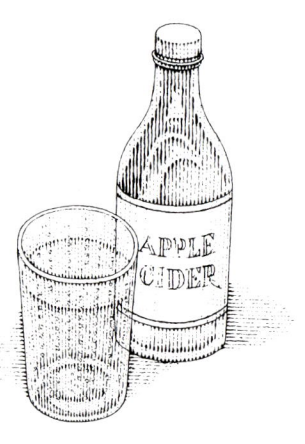

사트바적인 음식
요가 수행자들에게 가장 적합한 음식이다. 몸에 영양을 공급하고 평화로운 마음상태를 유지시킨다. 마음을 고요하게 하고 잠재력을 최대한 개발시켜 진정한 건강으로 이끌어 준다. 건강한 몸과 마음의 평화가 조화되어 에너지로 가득 차 있다. 사트바적인 음식은 곡물, 밀가루, 빵, 신선한 과일, 채소, 과일 쥬스, 우유, 버터, 치즈, 콩류, 씨앗, 꿀, 녹차 등이다.

라자스적인 음식
아주 뜨겁고, 맵고, 쓰고, 시고, 건조하고, 짠 것이 라자스적인 음식이다. 이것은 몸과 마음의 조화를 깨며 열정과 흥분을 일으키며 항상 안절부절하며 불안감을 느낀다. 라자스적인 음식은 뜨거운 속성과 강한 양념, 자극성이 강한 커피, 차, 생선, 계란, 소금과 초콜렛 등이며 음식을 빨리 먹는 식사 습관도 라자스적인 것이다.

타마스적인 음식
타마스적인 음식은 몸과 마음에 유해하다. 프라나가 빠져나가며 질병에 대한 저항력을 소멸시키며 성냄과 분노로 인한 어두운 감정에 가득 차 있다. 타마스적인 음식은 고기나 알콜, 담배, 양파, 마늘, 고춧가루나 식초, 발효식품 등이다. 신선하지 않거나 너무 익은 과일 등이 타마스적인 음식이라 한다. 과식도 타마스적인 것에 해당한다.

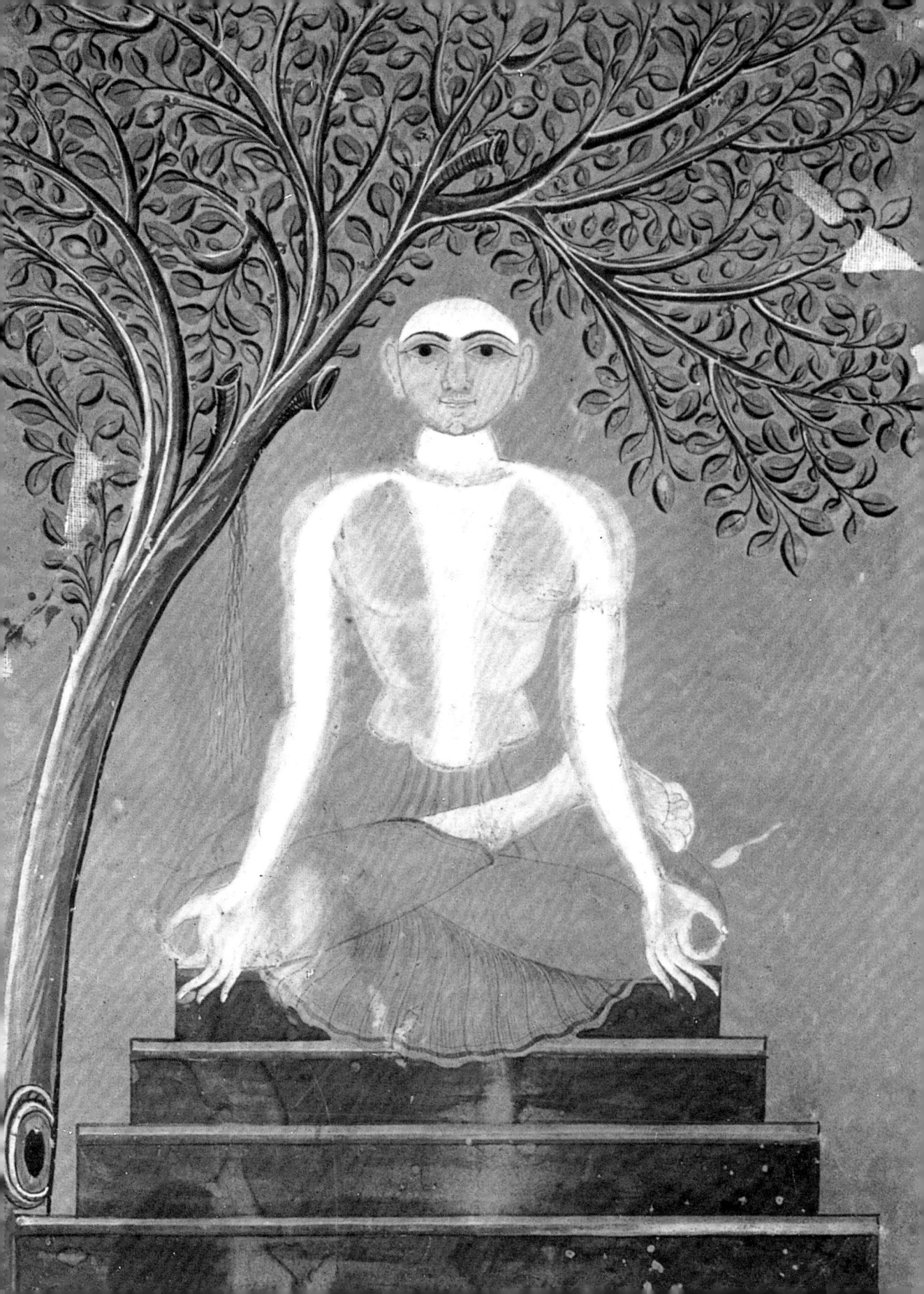

자연식 *The Natural Foods*

대부분의 육식주의자들은 어떠한 의문이나 의심을 가지고 채식주의자들을 바라본다. 마치 병약한 사람으로 보거나 일시적인 유행을 따라 현미나 채소를 먹는 것쯤으로 안다. 요즘 사람들은 수많은 정보를 접하면서도 채식에는 관심과 흥미가 없으며 영양가가 없는 것으로 알고 있는데, 앞으로는 변화가 일어나야 된다. 균형있는 채식은 건강에 매우 효과적이며, 우리 몸이 필요로 하는 단백질, 탄수화물 무기질, 미네랄 등을 다량 함유하고 있다고 의학적으로 증명되었다. 또한 통계학적으로 육식주의자들에 비해 심장병, 당뇨병, 신장병, 뇌일혈, 암 등의 발병률이 상대적으로 적으며 질병에 대한 저항력이 강해지고 비만으로부터 벗어날 수 있다. 과일, 채소, 콩류, 열매, 씨앗 등의 섭취는 분명히 필요하다.

단백질에 대한 의문

육식주의자가 채식을 반대하는 가장 큰 이유는 단백질 부족 때문이다. 그럼에도 불구하고 그들은 아이러니컬하게도 질이 나쁜 단백질을 먹고 있다는 것이다. 동물성 단백질은 간이 힘들게 분해해야 하는 유독물질인 요산을 많이 함유하고 있다. 요산 중 일부는 배설되나 그렇지 못한 요산은 누적되어 결국은 관절염을 일으킨다. 견과류, 낙농제품, 콩류, 특히 간장이나 두부, 콩, 우유 등은 양질의 고단백질이다. 서양인들은 대개 필요 이상의 단백질을 권장하고 섭취하고 있다. 사실상 과학적 연구에 의해 필요한 1일 단백질 요구량이 규정되어 있다. 세계보건기구(WHO)에서는 몸의 새로운 세포조직을 만들기 위하여 매일 25~50g 정도의 단백질을 섭취할 것을 권유하고 있다.

지방과 섬유질

채식은 충분한 섬유질과 불포화지방산을 가지고 있다. 섬유질의 부족은 장에 이상을 초래한다. 채식주의자가 육식주의자보다 두 배 이상의 섬유질을 흡수한다고 한다. 특히 동물성 지방은 혈액의 콜레스테롤을 높인다.

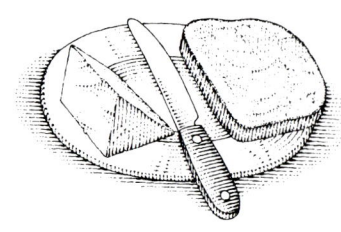

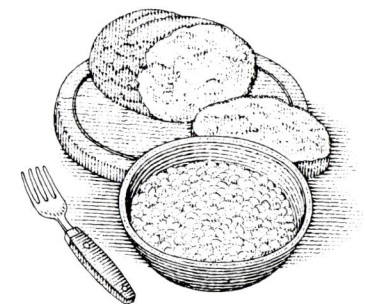

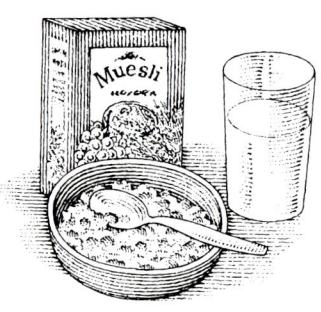

완전 단백질 음식

단백질이 풍부하고 간단하면서도 균형 잡힌 채식에는 현미빵과 치즈, 콩, 샐러드와 스튜, 우유를 섞은 오트밀 등이 있다.

이러한 음식의 필요성과 근거를 다음의 도표에서 자세히 설명하였다.

이 도표는 균형있는 식단을 짜는데 매우 유용하게 이용될 것이다. 탄수화물이나 지방질은 에너지를 만드는 음식이며, 단백질이나 비타민, 미네랄은 몸을 구성하고 재생하는 기본적인 물질이다. 사람마다 필요한 영양소가 각기 다르지만, 활동이 많은 사람에게는 더 많은 지방과 탄수화물이 필요하며 어린이나 임산부에게는 단백질이나 칼슘 등이 필요하다.

음식과 영양수치

몇 가지 음식을 분석해 보면 놀랍게도 제각기 다른 영양소가 들어 있음을 알 수 있다. 예를 들어 견과류(호두, 밤 등)와 치즈는 고단백질이며, 빵에는 무기질이 들어 있다.

기호	
Na	나트륨
K	칼륨
Ca	칼슘
Mg	마그네슘
P	인
S	황
Cl	염소

식품 (100g)	단백질 (g)	탄수화물 (g)	지방 (g)	미네랄 (100mg이상)	비타민 (100mg이상)
사과	0.3	11.9	–	K	A
바나나	0.7	11.4	0.2	K Mg P Cl	B
오렌지	0.6	6.2	–	K Ca Mg P	A, C
양배추	1.9	3.8	–	K Ca Mg P	B, C
생감자	2.6	25.0	0.1	K Mg P S Cl	B, C
삶은 토마토	0.9	2.8	–	K Mg P S Cl	A, B, C
렌즈콩	7.6	17.0	0.5	Na K Ca Mg P S	B
땅콩	5.8	10.6	0.4	K Ca Mg P S Cl	A, B, C
빵, 통밀	0.7	41.8	2.7	Na K Ca Mg P S Cl	B
파스타	4.2	26.0	0.3	K Mg P S Cl	–
쌀	2.2	29.6	0.3	K P S	B
버터	0.4	–	82.0	Na K Ca P Cl	A
치즈, 체다	26.0	–	33.5	Na K Ca Mg P S Cl	A
우유	3.3	4.7	3.8	Na K Ca Mg P S Cl	A
생요구르트	5.0	6.2	1.0	Na K Ca Mg P Cl	–
견과류(아몬드)	16.9	4.3	53.5	K Ca Mg P S	A, B
마가린, 채소	0.1	0.1	81.0	Na P S Cl	–
꿀	0.4	76.4	–	Na K P Cl	–

음식의 변화 *Changing your Diet*

채식주의자가 되는 것은 긍정적인 변화이다. 이것은 단지 육류를 먹지 않는다는 것이 아니라 새로운 삶의 문을 여는 것이다. 어떤 사람에게는 이러한 음식의 변화를 일으키는 것이 쉬우나 어떤 사람에게는 시간이 걸린다. 음식을 점차적으로 천천히 육식에서 채식으로 조화롭게 바꾸도록 해보라. 육식을 줄이고 점차 균형잡힌 채식을 하고 있다면 고기를 먹고 싶은 생각이 점차 줄어드는 것도 함께 느낄 것이다. 진정한 요가인은 식성을 채식으로 점차 바꾸므로써 고기나 생선, 계란, 술, 담배, 커피, 차, 마약 등은 자연히 끊게 된다. 처음에는 채식이 우리의 균형잡힌 식단에 많은 문제점을 가져올 것이라고 생각했으나, 이러한 사트바적인 음식(요가수행자에게 가장 적합한 음식)에 적응하게 되면 더욱 행복을 느낄 것이다. 순수한 음식은 아사나를 더욱 쉽게 할 수 있게 하며 요가수행에 도움을 줄 것이다. 규칙적인 아사나와 프라나야마와 명상은 식성을 라자스적이거나 타마스적인 음식에서 벗어나게 한다.

"온 지상의 모든 풀과 열매를 맺는 모든 나무는 너희에게 고기가 될 것이다."
창세기 1장 29절

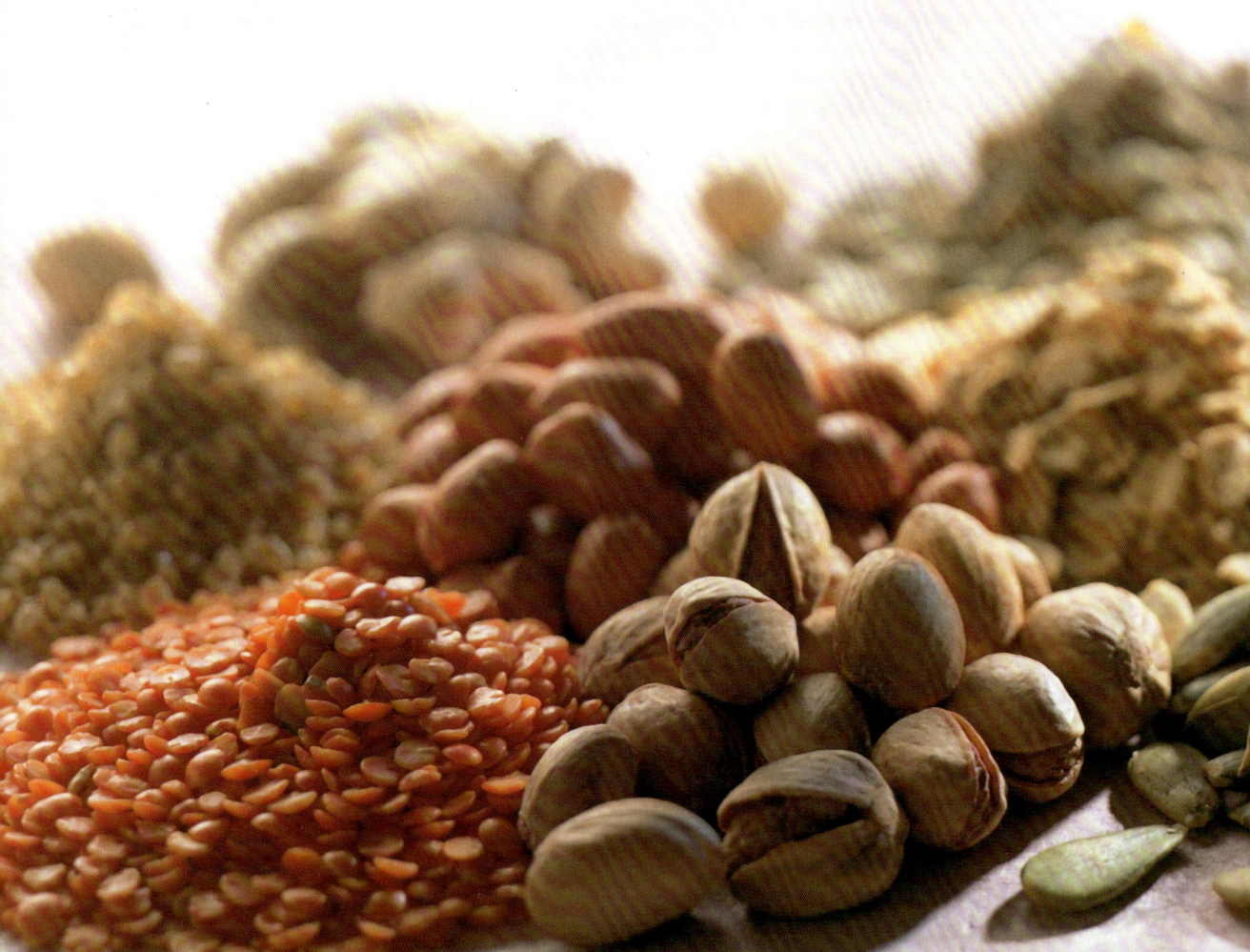

다음은 사트바적인 음식으로 쉽게 바꾸는 몇 가지 방법을 소개한다.

1 양질의 단백질을 함유한 견과(堅果)류나 콩종류나 곡물(껍질을 완전히 벗기지 않은 것), 치즈 등을 규칙적으로 섭취하는 것이 좋다.
2 매일 신선한 야채 샐러드를 먹는다.
(일부는 자르거나 갈아서 먹고, 또는 통째로 먹는다. 다양한 느낌을 갖을 것이다.)
3 싱싱하고 잎이 많은 녹색 채소를 충분히 먹는다.
4 채소를 요리할 때는 가능한 빨리 조리하여 그 성분이 손상되지 않은 채로 먹도록 하며 찌거나 데치는 조리법이 좋다.
5 매일 신선한 과일을 먹도록 한다. 만일 과일을 조리할 때는 빠른 시간 내에 한다. 오랫동안 조리하게 되면 비타민이 많이 파괴되기 때문이다.
6 신선하고 위생적인 음식을 먹는다. 신선하지 않은 견과류나 썩은 과일, 시든 채소 등은 타마스적이며 그것들은 대부분 영양소가 손실된 것이다.
7 '비자연적인' 음식 — 백미(白米), 흰밀가루, 과자, 정제된 곡류, 과일이나 채소 통조림류, 드링크 종류, 포화성 지방질 등 — 은 피한다.
8 음식은 먹을 만큼만 요리한다. 다시 음식을 데우게 되면 영양소가 파괴된다.
9 과학적인 지식을 기초로 늘 새로운 식단을 짜는 것이 좋다.
10. 음식은 라자스적이거나 타마스적인 것보다 사트바적인 것으로 택하는 것이 좋다.
예를 들어 계란 대신 두부를, 설탕 대신 꿀을, 커피나 홍차 대신 녹차를 먹도록 한다.

> "순수한 음식은
> 순수한 마음을 낳는다."
> 스와미 시바난다

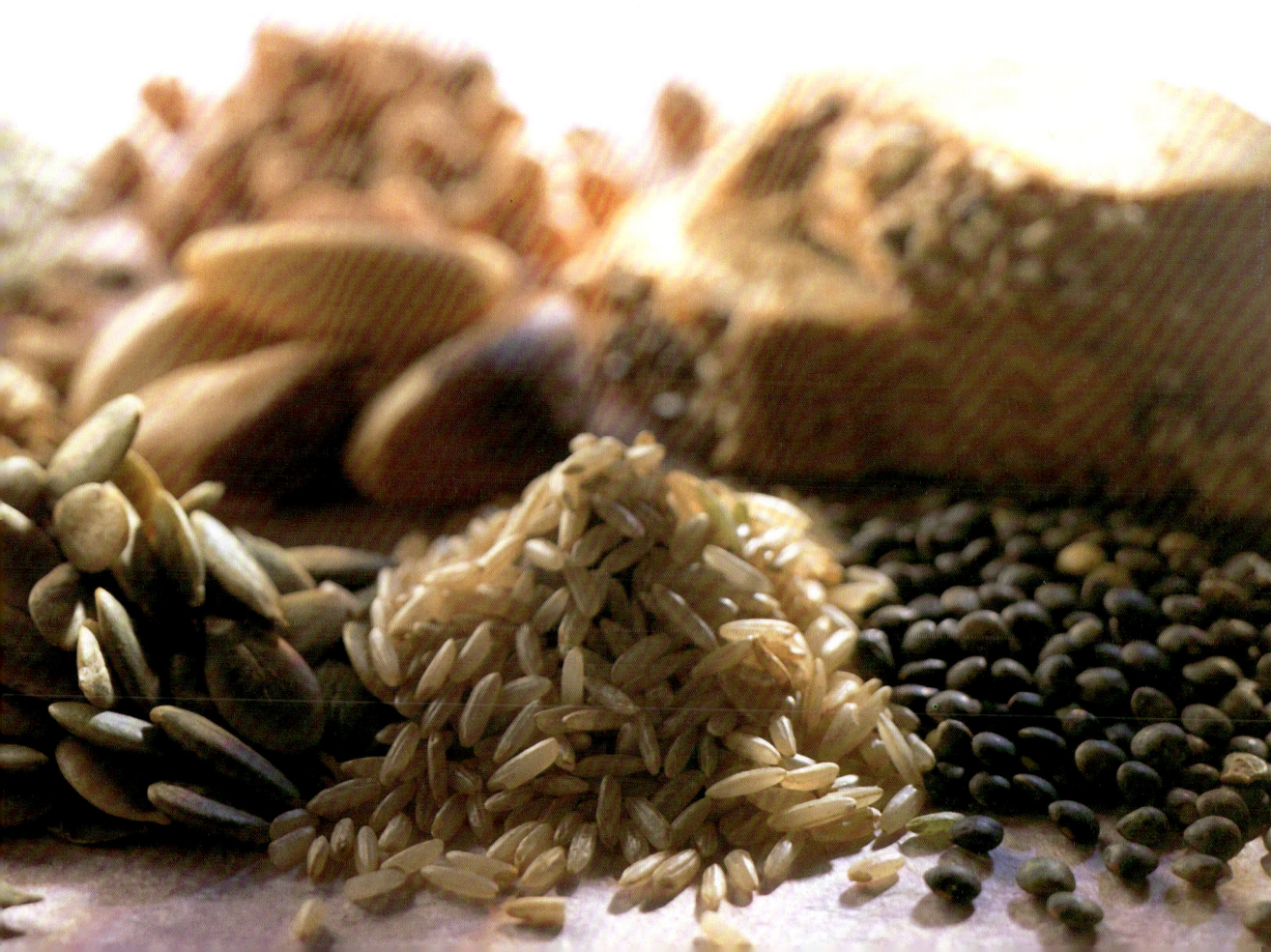

단식 *Fasting*

단식은 정화와 자아수련의 수단으로서 오랜 역사를 가지고 있다. 일찍이 미국의 인디언들은 '위대한 영혼'을 보기 위하여 단식을 했으며, 예수는 황야에서 40일 동안, 모세도 시나이 산에서 단식을 하였다. 요기들은 마음과 감정을 통제하기 위해 단식을 한다. 또한 이것은 몸을 재정비하고 깨끗하게 하기 위함이다. 단식은 사실상 몸이 아프거나 병이 들었을 때 행하는 자연스런 처방법이다. 야생 동물들도 다쳤을 때에는 음식을 중단한다. 사람도 병이 났을 때는 식욕을 잃어버린다. 삶에서 우리는 많은 에너지를 소화과정으로 소모시킨다. 소화기관의 휴식은 영적인 발전과 자가치유를 위한 에너지를 증가시켜 주며 많은 독소 등을 제거할 수가 있다. 체중조절을 위한 식이요법과 단식을 혼동해서는 안 된다. 단식의 목적은 몸과 마음의 정화이지 살을 빼려고 하는 것은 아니다. 단식은 몸과 마음을 정상적으로 되돌리기 위함이다.

중도(中道)
석가모니는 오랫동안 고행(苦行)을 하면서 물과 음식을 먹지 않아 뼈와 살만 남았다. 마침내 그는 고행을 끝내고 보리수나무 밑에서 커다란 깨달음을 이루었다. 밤새 모든 악마들의 괴롭힘을 과감히 극복하고 그의 목표인 니르바나(열반적정 : 涅槃寂靜)에 도달하였던 것이다.
부처가 된 석가모니는 탐욕과 고행 사이의 중도의 길에 대한 지혜를 설파하셨다.

어떻게 단식을 하는가

첫째 언제, 얼마 동안 단식을 할 것인가를 결정해야 한다. 바쁘지 않은 시간을 택하며, 약을 복용하고 있다면 중지한다. 왜냐하면 단식 그 자체가 약의 효과를 주기 때문이다. 일 주일에 하루 정도 단식하는 것은 의지를 강하게 만드는 아주 좋은 훈련이다. 그러나 몸의 독소를 제거하려면 좀더 많은 시간이 필요하다. 단식은 4일까지는 혼자 해도 괜찮으나, 그 이상 할 때에는 경험이 있는 전문가의 도움이 반드시 있어야 한다.

일단, 어떠한 단식을 해야할 것인지를 결정한다. 예를 들어 물로 단식을 할 때는 정화된 물이나 천연수를 하루에 5~7잔 정도 마시는데 프라나를 흡수하기 위한 것이므로 천천히 마신다. 주스로 단식할 때에도 주스를 그냥 마시는 것이 아니라 씹으면서 마신다. 섭취량은 물과 같다.

관장제나 크리야(Kriya 신체정화 수련법)는 신체의 빠른 정화과정인데 특히 단식 전에 한다. 관장과 바스티(Basti 장을 정화시키는 운동)(p.155)는 장의 찌꺼기들을 제거시키며 쿤자르 크리야(Kunjarkriya 위장을 청소하는 정화법)는 단식 첫째날 위장에 쌓여 있는 독소를 제거시키는데 유용하다. 4컵의 미지근한 물에 소금을 찻술로 한 스푼 정도 타서 마신다. 그리고 손가락 두개를 입에 넣어 물을 밖으로 토해낸다.

단식 3일째가 가장 힘들다. 몸에서 불순물들이 제거되는데 두통이나, 거친 호흡, 구토, 혓바늘이 돋는 증세를 경험할 수도 있다. 만일 가슴이 두근거리는 심계항진이 오면, 물로 단식을 한다면 주스를 마시고 주스로 단식을 한다면 과일을 먹는다. 호흡이 가끔 어려워질 수도 있는데, 이때는 프라나야마를 통하여 해결할 수 있다. 만일 가슴이 계속두근거리거나 호흡이 힘들다면 단식을 중단하는 것이 좋다. 단식 중에는 평소보다 체온이 떨어지기때문에, 옷을 더 입어 몸을 따뜻하게 해주는 것이 좋다. 또한 현기증이 날 수도 있는데, 이때는 움직이지 말아야 한다. 단식 중에 많은 불순물들이 피부를 통하여 빠져 나가기 때문에 화장을 해서 땀구멍을 막지 않는 것이 좋다. 단식 중에 조깅같은 힘든 운동은 삼가하고 산보를 가볍게 한다. 아사나와 숨쉬기를 하므로써 몸으로부터 독소의 배출을 돕는다. 또한 명상도 마음을 매우 안정시킬 수 있다. 며칠이 지나서 위장이 음식을 요구하지 않으면 편안함을 느끼며 몇 가지 효과를 맛볼 수 있다. 예를 들어, 후각이 더욱 예민해지고 정신 에너지와 집중력이 증가된다. 음식을 절제하는 것으로 영적인 길을 나아가는데 헌신할 수 있으며 자신의 생각과 행동과 식사습관 등을 통제할 수 있다. 단식의 효과를 극대화하기 위해서는 단식을 끝낼 때 풀어주는 과정이 매우 중요하다.

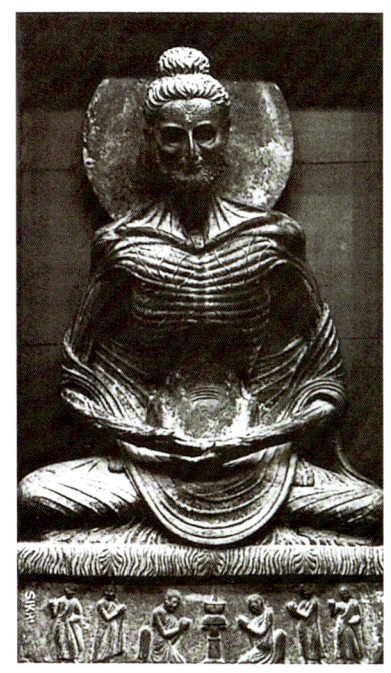

고행하는 부처
북인도에서 발견된 19C의 부처 조각상

단식을 풀어줄 때는

단식을 할 때, 가장 어려운 것이 단식을 잘 풀어주는 것이다. 음식을 아주 서서히 단계적으로 먹도록 한다. 왜냐하면 일단 그동안 먹지 못했던 음식을 맛보게 되면 계속해서 조금 더 먹고 싶은 욕구가 생기기 때문이다. 잠에서 깨어나자마자 질문 공세에 시달리고 싶지 않은 것과 마찬가지로 단식 뒤에는 음식을 잘 선택하여 천천히 먹으며 적응해 나가야 한다.

처음부터 과식하지 않으려면 저녁 때 단식을 풀어주어 처음 먹은 음식이 온 몸을 돌 때까지 먹지 않는 것이 좋다. 채식주의자들에게는 1파운드의 신선한 포도나 체리, 당도가 높은 과일이 좋고 바나나 감귤은 제외시킨다. 육식주의자들이나 단식이 힘들다고 하는 사람이 있다면 똑같은 양의 살짝 데친 시금치나 토마토도 괜찮다. 이틀을 단식했을 경우, 다음과 같은 식단을 권유한다.

첫째날 – 신선한 과일이나 소화촉진을 위한 자연식 요구르트 한 스푼을 먹는다.
둘째날 – 샐러드만 먹는다.
셋째날 – 가벼운 곡류, 녹두, 기장, 채소를 쪄 먹는다.
넷째날 – 다시 평상시의 음식으로 천천히 돌아온다.

만일 4일을 단식하였을 경우에는 위의 시간표보다 두 배를 늘리면 된다. 예를 들어, 과일을 이틀동안 먹고, 나머지 날도 이틀씩 늘리면 된다. 단식을 풀어줄 때는 반드시 차, 커피, 술, 조미료 등은 피하는 것이 좋으며 관장제는 단식이 끝난 후, 첫째날이나 셋째날 머도록 한다. 이러한 단식의 식단을 준수하여 건강을 되찾도록 하자. 죠지 버나드쇼(영국 극작가, 비평가)는 말하기를 "어리석은 이들도 단식을 한다. 그러나 현명한 자만이 정확하게 단식을 풀 수 있다"고 했다.

제5장
명 상

우리는 외식적이든 무의식적이든 명상을 통하여 마음의 평화를 찾는다. 그리고 우리 모두는 마음의 평화를 찾는 각자 나름대로의 명상법을 갖고 있다. 난롯가에서 바느질을 하는 할머니부터 강에서 한가로이 노를 젓는 뱃사공에 이르기까지 모든 사람은 시간의 흐름을 잊고 명상에 잠겨 있다. 왜냐하면 어떤 일에 완전히 집중하고 있을 때, 어지러운 마음은 평온을 찾게되고 내면의 복잡함과 혼란은 잠잠해지기 때문이다. 사실상 어떤 일에 완전히 몰두해 있을 때 느껴지는 만족감은 그 행위 자체에서 오는 것이 아니라, 걱정거리와 고민거리에 대한 망각으로부터 온다고 한다.

그러나 이러한 만족감은 우리가 어떤 일에 몰두하는 시간에만 국한된다. 집중이 흐트러지면 다시 마음은 방황하고 과거에 대한 꿈과 미래에 대한 공상으로부터 에너지를 빼앗긴다. 보다 지속적인 마음의 평화를 얻기 위해서는 명상을 통하여 마음을 훈련시켜야 한다. 명상은 마음의 움직임을 관찰하게 한다. 자아를 터득하기 위하여 마음이 하나로 모아지고 안정되어 생각의 흐름이 멈추게되면 당신의 진정한 본성(本性)을 이해하며 내면의 고요와 지혜를 발견하게 된다.

예를 들어, 촛불을 응시하거나 만트라에 마음을 집중하면 헛된 방황을 막아준다. 첫째로 집중이 흩어지고 생각이 방황하게 되면, 명상을 수행함으로써 마음을 집중시킬 수 있다. 처음에는 집중이 흔들리나, 명상을 통하여 주의력을 집중할 수 있다. 명상은 생각의 흐름을 계속되게 한다.

스와미 비슈누-데바난다는 "집중을 하는 동안에는 마음의 고삐를 꽉 잡고 있어야 하나 명상 중에는 더 이상 고삐 자체가 필요없다. 그 이유는 마음이 하나의 생각의 흐름에 머물러 있기 때문이다."라고 하였다.

파탄잘리의 여덟 가지 수행법에서 집중과 명상은 라자요가(p.19)의 6단계와 7단계이다. 8단계 사마디는 초의식의 세계로서, 시간·공간·인과의 세계를 넘어 육체와 정신을 초월한 절대적인 통일만이 존재하는 세계이다. 사마디에서 명상하는 자와 집중의 대상은 하나가 된다. 이러한 이원성(명상의 주체와 대상의 분리)은 자아가 존재할때만이 가능하기 때문이다.

고대경전 베다에 의하면 집중(다라나 Dharana)은 한 가지 생각이 12초간 지속되는 것이며, 명상(드야나 Dhyana)은 12 다라나 즉, 약 2분 30초 정도 집중하는 것이다. 사마디(Samadhi)는 12 드야나 즉, 약 30분 미만에 해당되는 정신집중이라고 한다.

마찬가지로 태양광선이 확대경을 통과할 때, 더욱 빛이 강력해지는 것과 같이 명상에 집중함으로써 목표에 대한 감각과 강한 의지를 발견할 것이다. 생각은 더욱 명료해지고 집중되어 목적의식이 분명해지고 의지력이 강화된다. 이로써 우리의 생활에 커다란 영향을 미칠 것이다.

스와미 비슈누-데바난다는 "명상은 쉽게 얻어지는 것이 아니다. 아름다운 나무는 금방 자라지 않는다. 나무가 자라 꽃을 피우고 열매를 맺어 과실의 맛을 볼 때까지 기다려야 한다. 명상의 결과는 존재 전체에 충만히 스며드는 평화이며 그것은 신선한 열매와도 같다."라고 말하였다.

> "명상은 강물의 흐름처럼 생각이나 지각의 연속된 흐름이다."
> — 스와미 비슈누-데바난다 —

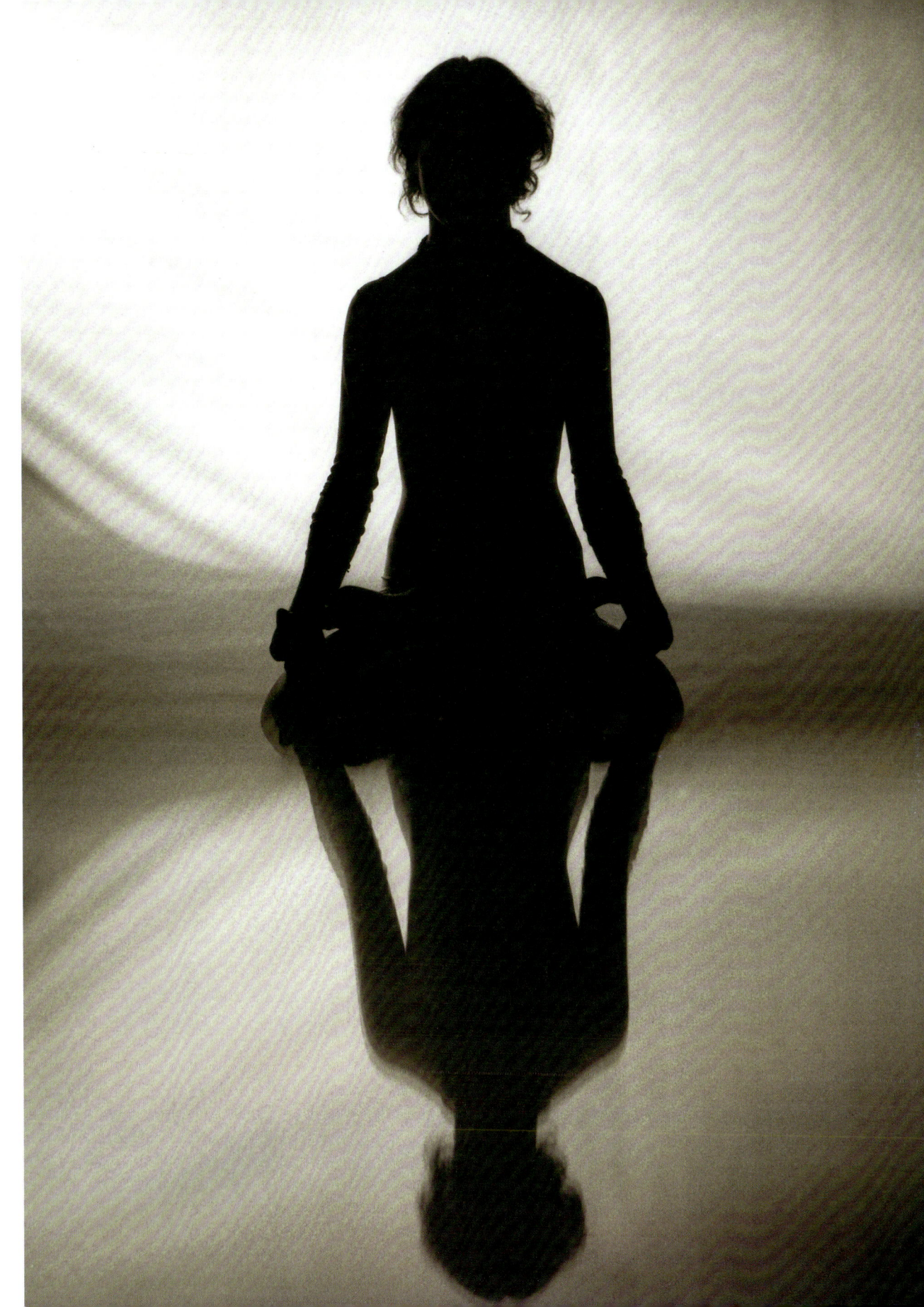

마음을 정복하는 법 *Masterry of the Mind*

마음은 호수와 같아서 생각의 물결은 늘 흔들린다. 자아(自我)를 바라보기 위해서는 흔들리는 물결을 잠재울 수 있어야 하며, 자신이 마음의 주인이 되어야 한다. 대부분의 깨어있는 시간에는 마음은 이곳저곳을 방황하고 욕망과 증오와 즐거움과 괴로움 등에 이끌려 다닌다. 마음을 흔드는 가장 큰 요인은 환상과 욕망을 불러 일으키는 감각이다. 라디오에서 감미로운 음악이 들려오면 어느새 내 마음은 그 곳으로 빼앗기게 되는데 그것은 그동안 우리의 생각이 그러한 반응에 상응되도록 훈련되어 있어서 그런 것이다.

모든 감각들 중에 시각과 청각이 가장 예민하며 언제나 마음을 바깥으로 끄집어내어 정신적 에너지를 소비하게 한다. 이런 이유로 명상은 소리(만트라 Mantra)나 이미지(트라탁 Tratak)를 사용한다. 마음은 영원한 행복을 찾아 만족할 때까지 끊임없이 방황하는 본성을 가지고 있다. 마음 그 자체는 진정한 욕망이 채워질 때까지 계속 진행되기 때문이다. 만약에 당신이 좋은 새 차를 샀다면 얼마동안은 만족함을 느낄 것이다. 그러나 얼마 후 새로운 모델과 색상의 차가 나오게 되면 그쪽으로 관심이 기울게 되며, 사고싶은 욕구가 생긴다. 또한 새 차를 잃어버리거나 부딪치지는 않을까 하는 걱정이 마음을 괴롭힌다. 기쁨의 시작은 다른 불만족을 낳는다. 욕망은 끊임없이 다른 욕망을 창조해 낸다. 요가는 우리의 마음을 고요히 가라앉게 하여 지혜와 기쁨의 근원을 가져다 준다. 만일 삶의 순간적인 만족을 내면으로 전환시킨다면 평화로운 삶을 사는 방법을 터득하게 될 것이다.

생각의 움직임을 지켜본다

명상을 할 때, 마음은 하나의 도구라는 것을 경험하였을 것이다. 매일 조금만 정신집중을 하면 마음이 얼마나 바쁘게 움직이고 있으며 현재의 삶이 얼마나 짧고 어려운지를 알 수 있다. 이 새로운 짧은 만남에서 자신의 지각능력에 의해 생각의 흐름을 지켜보는 것이다. 마음을 통제하는 가장 좋은 방법은 감정, 생각 행동의 울타리로부터 벗어나는 것이다. 마음을 통제하면 느낌과 생각과 행동이 통제된다. 마음과 동화가 되면 마치 다른 사람을 지켜보는 것과 같이 자신을 지켜보게 될 것이다. 이렇게 자신의 모든것을 그저 바라보면 그것들로부터 마음은 자유로워진다. 그러면 몸과 마음이 자유롭게 통제될

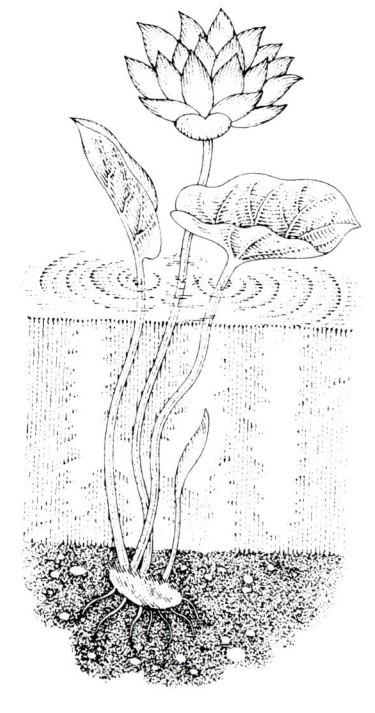

"마치 연꽃의 아름다움과 향기가
진흙탕 속에서 나와 태양을 향해 퍼져가듯이
우리의 삶도 마야와 환상 속에서
아름다움을 바로 볼 수 있어야 한다.
그 아름다움이 바로 신이며,
그것을 볼 수 있는 방법이 명상이다."

스와미 비슈누-데바난다

수 있는 하나의 도구라는 사실을 알게된다. 에고(ego)의 유희에서 자유로워짐으로써 자신에 대한 강한 책임감을 배우게 될 것이다.

생활 속에서의 명상

평상시에는 마음을 제멋대로 두다가 짧은 수행시간에만 마음을 통제하려 한다면 쉽지 않을 것이다. 마음을 집중하는 시간이 길수록 보다 쉽게 명상을 할 수 있다. 정신집중법외에도 몇 가지 명상법이 있다. 예를 들면 길을 걸을 때, 발걸음에 맞추어 숨을 쉰다. 세 걸음을 걷는 동안 숨을 들이쉬고 다시 세 걸음을 걸으면서 숨을 내쉰다.(p67) 책을 읽을 때 한쪽을 다 읽은 뒤에는 다시한번 내용을 되뇌이며 늘 자파를 행한다.(다시말해 만트라를 반복(p.96)한다.) 명상의 시간을 절대로 한정시키지 말고 수행하도록 하며, 밥을 먹을 때나 일을 할 때나 아사나를 할 때나 언제든지 만트라를 반복하도록 한다. 가장 중요한 것은 자신의 생각을 가능한 언제나 긍정적으로 가지는 것이며 평화로운 마음이 성냄이나 불행으로 흔들릴지라도 자신의 마음은 조용하게 집중될 것이라는 믿음을 갖는 것이다. 이러한 단순한 방법으로 마음을 집중하는 시간을 늘려갈 수 있다. 사무실에서 힘들게 일하거나 야외로 나가서 즐기거나 기분은 항상 그대로이며 내면적인 중심은 강하게 성장한다. 무한한 삶의 변화 속에서 명상을 통해 자신감 있게 삶을 성장시켜 나간다.

명상의 유형

요가에는 기본적인 두가지 유형의 명상법이 있다. 그것은 사구나(Saguna ; 특성을 가진)와 니르구나(Nirguna ; 특성이 없는)이다. 사구나 명상은 마음이 쉽게 머물 수 있는 구체적인 이미지나 시각적인 상징, 만트라에 마음을 집중하며, 니르구나 명상은 추상적인 상념, 예를 들면 '절대'와 같은 것에 마음을 집중한다. 사구나 명상은 명상의 대상과 명상자가 분리된 것이며, 니르구나 명상은 명상자가 대상 그 자체를 하나로 인식하는 것이다.

이 장에서는 주로 사구나 명상법을 다룰 것이다. 왜냐하면 추상적인 곳에 마음을 집중한다는 것은 매우 힘들기 때문이다. 그러나 당신은 니르구나 만트라 옴(OM)이나 소함(Soham)을 행할 수가 있다. 사구나 명상을 하거나 니르구나 명상을 하거나 궁극적인 목적은 같으며 구나(특성)를 초월한다. 스와미 비슈누-데바난다는 "삶의 목표는 절대적으로 마음을 집중하는 것이다."라고 하였다.

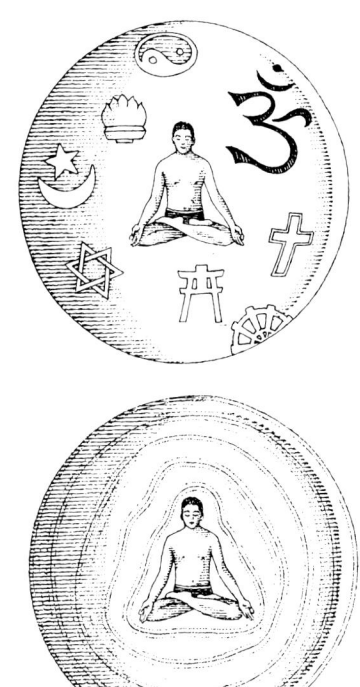

사구나와 니르구나 명상
당신은 '절대자'를 표현하는 여러 영역의 중심에 앉아있다고 상상을 한다. 사구나 명상(위)은, 예를 들어 옴이나 어느 상징에 초점을 맞추고 그 상징과 하나가 되는 것이다. 니르구나 명상(아래)은 절대자의 측면이나 상징과 일치시키려고 할 필요가 없다. 그렇게 하지 않아도 우리의 의식은 대상자체에 잠기게 된다.

명상의 원리 *The Principles of Meditation*

명상은 마치 잠자는 것과 같아서 가르칠 수가 없으며 그 자체로서 자연스럽게 진행되는 것이다. 그러나 올바른 단계를 따라 하기 시작하면 당신은 아주 빠르게 발전할 것이다. 명상의 기본과정은 오른쪽의 12가지 원칙에 자세히 기술해 놓았다. 가장 중요한 것은 가능하면 매일 같은 시간과 같은 장소에서 명상을 규칙적으로 수행하는 것이다. 식사때가 되면 배가 고픈것처럼 명상시간이 되면 명상이 그리워지도록 만들어야 한다. 몇 달동안 규칙적으로 수행을 하다보면 마음의 고요함을 평상시에도 누리게 될 것이다. 명상하기에 좋은 시간은 새벽과 황혼이 질 무렵인데, 이 시간이 영적인 에너지가 가득히 충만되어 있을 때이다. 그러나 이 시간에 행할 수 없을 때는 혼자 조용한 시간을 따로 만들어 20분 정도 수행을 하다가 점차 그 시간을 늘려나가 한 시간 정도까지 연장한다. 지구의 자기장의 섬세한 파장을 더욱 효과적으로 받기 위하여 방향은 동쪽이나 북쪽을 바라보면서 하는 것이 좋다. 몸을 따듯하게 하려면 담요로 몸을 감싸도 좋다. 가능한 편안하게 앉아 허리를 바로 세우고 몸을 이완하며 집중이 방해받지 않도록 한다. 시작하기 전에 마음을 고요하게 하고 과거, 현재, 미래의 생각들을 모두 잊어 버린다. 그 다음 호흡을 시작하며, 프라나의 흐름을 통제하여 마음을 안정시킨다. 마음의 분노에 동요되지 말고 자신의 생각이 그저 흘러가는 대로 바라본다.

> "진정한 자아는 몸도 마음도 아닌 그 안에서 진리를 아는 것이다."
> 스와미 비슈누-데바난다

명상의 12가지 원칙

1 명상하기 좋은 장소를 정한다.(분위기는 마음을 가라앉힌다)

2 명상시간을 정한다.(새벽이나 황혼무렵이 좋다)

3 가능한 매일 같은 장소와 같은 시간에 하는 것이 쉽게 집중된다.

4 편안하게 앉아 허리와 목과 머리를 바로 세우고 얼굴은 동쪽이나 북쪽을 바라보도록 한다.

5 명상하는 동안 고요함을 유지하도록 자기 암시를 한다.

6 호흡이 천천히 가라앉을 때까지 5분 정도 심호흡을 한다.

7 들이쉬고 내쉬는 호흡의 리듬을 3초 간격으로 한다.

8 그냥 흐르는 대로 이끌리며 강제로 집중하지 않는다.

9 집중점 - 아즈나 차크라《양미간 사이》나 아나하타 차크라《가슴명치》- 에 마음을 집중한다.

10 자신의 명상방법을 선택하였으면 그 대상에 집중하여 계속 나아간다.

11 마음이 깨끗해졌을 때 명상이 찾아온다. 그러나 아직까지 이원성이 있다.

12 긴 수행 끝에 이원성은 사라지고 초의식인 사마디에 도달한다.

명상자세
연꽃좌나 편하게 앉는 자세는 프라나의 흐름을 담을수 있는 견고한 기반을 이루고 삼각형 모양의 통로를 제공한다. 양무릎이 닿지않을 때에는 엉덩이에 방석을 받친다.(p.172) 양무릎 위에 손바닥을 위로하여 엄지와 검지로 원을 만드는 친 무드라(Chin Mudra)를 실행한다.

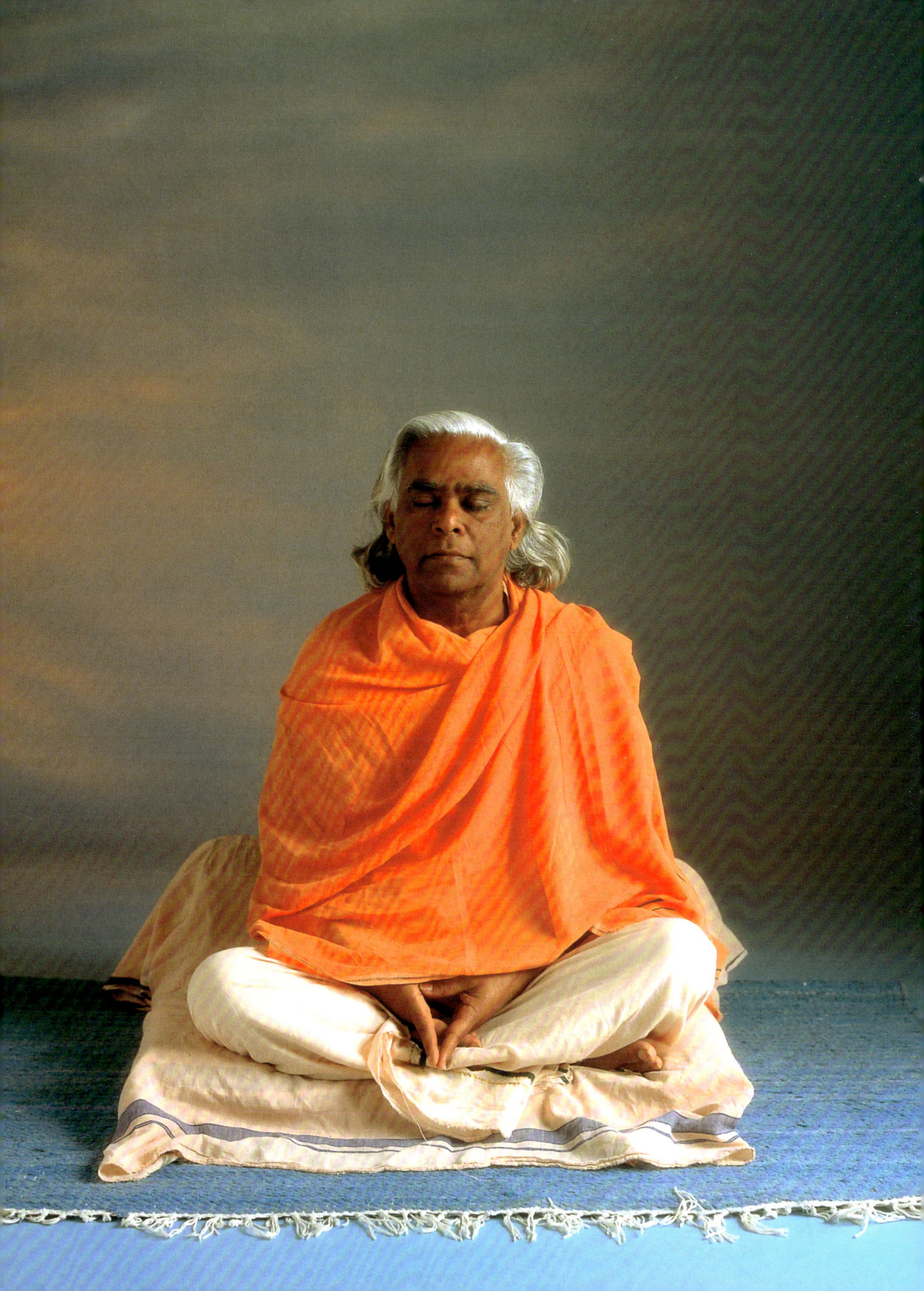

명상을 시작하면서 *Starting to Meditate*

오랜 역사를 거쳐오면서 명상법은 다양하게 개발되었다. 소리를 이용하거나, 상징적인 것을 그리거나, 또는 호흡법을 활용한다. 그 목적은 흩어진 마음을 한군데로 모아 자아를 찾는 것이다. 장기간 수행에 좋은 것은 만트라를 반복하는 자파이다.(p.98) 이러한 자파를 강력히 권하며 초보자는 만트라 외에 다른 수행법을 이용하는 것도 좋다.

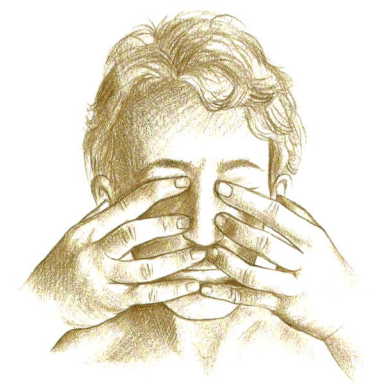

요니 무드라
양 엄지손가락으로 귀를 막고, 집게손가락으로 눈을 막고, 가운데 손가락으로 콧구멍을 막고 남은 두 손가락으로 입술을 누른다. 손가락을 가볍게 떼면서 숨을 들이쉬고 내쉬며 명상을 한다.

요니 무드라

요니 무드라(Yoni Mudra)는 감각을 무디게 하는 프라탸하라(Pratyahara)의 수행법이다. 눈, 코, 귀, 입을 막고 자신의 면으로 몰입하는 것이며 마치 거북이가 자신의 다리를 두꺼운 껍질 속으로 감추는 것과 같다. 마음은 오감(五感)을 통하여 외부와 통하고 정보를 끊임없이 받아들인다. 감각을 통제할 수 있고, 마음이 밖으로 이끌리지 않을 때, 마음은 집중이 가능하다. 당신은 공복에 아사나를 함으로써 감각의 한 부분을 차단시키는 것이 어떠한 효과를 가져오는지 이미 경험했을 것이다. 마찬가지로 보는 것도 눈을 감음으로써 통제된다. 요니 무드라는 내면적인 마음을 혼란시키지 않고 감각의 자각을 최대한 일깨워준다. 언제든지 피로하거나 휴식이 필요할 때, 실행하게 되면 효과가 즉시 나타난다. 집중이 깊을수록 수행 도중에 가슴 차크라에서 신비의 내면소리를 들을 수 있는데 피리소리나 북소리 또는 종소리 등을 듣는 것은 지각이 고도로 발달된 증거이다. 요가 경전중의 하나인 시바 삼히타에는 다음과 같이 적혀있다. "요기는 공기 중에 확고한 빛의 형태 안에서 그의 영혼을 본다"라고 적혀 있다.

집중의 범주

처음 명상을 배울 때 하나의 대상에 계속해서 집중하기란 매우 어렵다. 처음에는 집중의 범위를 몇 개의 대상물군(群)에 두도록 한다. 그 사이를 마음이 자유롭게 움직일 수 있다. 옆 그림에서 보는 바와 같이 집중대상을 4개의 꽃으로 표현한다. 하나의 꽃에 집중을 한 뒤 마음이 움직일 때 다음 꽃으로 이동한다. 꽃을 집중의 대상으로 하기가 불편하거나 어려울 경우에는 과일이나 나무와 같이 다른 대상물을 이용해도 좋다. 대상물은 마음이 집중의 범주 밖으로 나가는 것을 막을 수 있어야 하며, 집착을 버리고 바라볼 수 있는 대상이어야 한다. 이렇게 수행하다 보면 집중력이 강화되어 한 점에 집중할 수 있게 된다. 즉 집중의 범주가 쉬워지면 한 대상물에 쉽게 집중할 수 있게 된다.

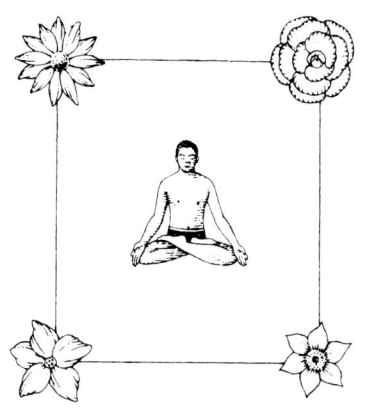

집중의 범주
눈을 감고 네 귀퉁이마다 각기 다른 꽃이있는 정원을 상상한다. 어느 한 꽃을 선택하여 그 꽃의 특성에 대한 생각으로 출발한다. 집중의 범주가 흐려지면 다른 귀퉁이의 꽃으로 이동한다. 이러한 방식으로 각 귀퉁이의 꽃을 그려본다.

트라탁 *Tratak*

트라탁(Tratak 응시)은 고도의 정신집중 훈련이다. 하나의 대상이나 점을 바라보는데 눈을 깜박이지 않고 응시하다가, 눈을 감고 마음속으로 그 대상을 떠올리는 방법이다. 흔들리는 마음이 안정되고 집중이 되면 마음의 초점이 맞아 사물의 집중도가 정확해진다. 어디든지 눈이 가는 곳에 마음도 따라 가고 어떤 한 점을 응시할 때 마음도 한 곳으로 모아진다. 트라탁은 기본적으로 마음을 정화시킨다. 집중력을 강하게 하며 시력도 좋아지고 시신경을 통하여 뇌에 자극을 준다. 이것은 크리야(kriya)라는 여섯 개 수행법 중 하나이다.

트라탁을 행할 때 대부분 촛불을 응시하는데(p.94) 다른 여러가지 대상을 응시할 수도 있다. 벽에 까만 점을 하나 그려놓거나 차크라(p.69)나 얀트라(p.94)를 사용할 수도 있다. 얀트라는 마음의 집중을 돕는 기하학적 도형이다. 만트라처럼 각 얀트라는 신비스런 의미를 가지고 있다. 옴의 상징처럼 신성의 이미지나 상징등을 응시할 수가 있다. 이렇게 되면 대상을 제한시켜 수행할 필요가 없으며 자연 세계가 모두 적합한 집중대상이 되는 것이다. 낮 시간에는 꽃이나 조개가 집중의 대상이 될 수도 있고, 밤에는 빛나는 별과 달이 집중의 대상이 될 수가 있다. 집중의 대상이 움직이지 않고 작으면 더 많은 효과를 얻을 수 있다.

요기들은 종종 양눈썹 사이나 코끝을 집중의 대상으로 삼는다. 트라탁은 어느 대상에도 국한되지 않는다. 하지만 야외에서 명상을 할 때는 약간 다르다. 선택한 대상물을 눈 높이로 약 1m 앞에 놓는다. 숨을 고르고 눈썹을 깜박이지 않은 상태에서 대상물을 응시한다. 멍하게 바라보지 말고 긴장을 풀고 끈기있게 응시한다. 약 1분 후에 마음속으로 응시하면서 아즈나 차크라나 아나하타 차크라에 그 대상물을 떠올린다. 잔상이 사라지면 눈을 뜨고 반복한다. 하타 요가 프라디피카에 다음과 같은 말이 있다. "눈을 움직이지 않고 조그마한 대상을 눈물이 흐를 때까지 바라보라." 눈물이 나오려고 할 때 눈을 감는다. 응시할 수 있는 시간은 점차 길어질 것이다. 집중력이 강화되고 시선이 안정되면 눈을 뜨고 감는 시간을 한 시간까지 연장할 수도 있다. 초기에는 잡스러운 생각들이 당신을 방해할 것이다. 그러한 잡념들을 모두 물리치고 계속 집중을 하다보면 어느새 마음의 초점도 잡혀진다. 수행이 깊어짐에 따라 눈을 감고서 대상물을 보다 분명히 떠올릴 수 있으며 마음은 안정된다.

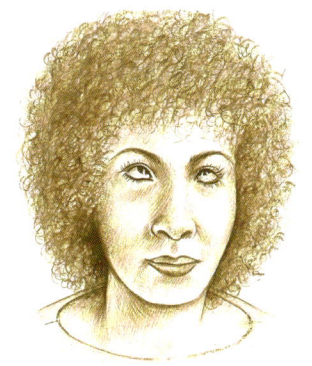

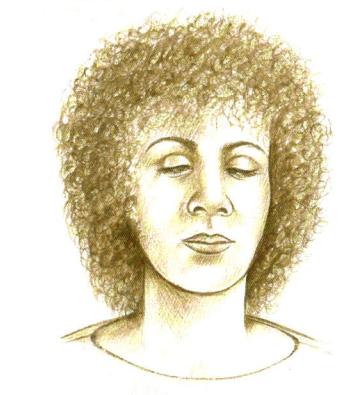

미간 사이와 코끝 응시하기

미간(두 눈썹 사이)에 위치한 '제3의 눈'(위)이나 코끝을 응시하는 것은(아래) 눈의 근육을 강화시키고 집중력을 높인다. 처음에는 1분 정도 집중응시를 하다가 차츰 10분 정도로 늘려 나간다. 눈이 시리거나 아플 때는 눈을 감는다. 미간 응시는 쿤달리니를 일깨워주며, 코끝 응시는 중추신경에 영향을 준다.

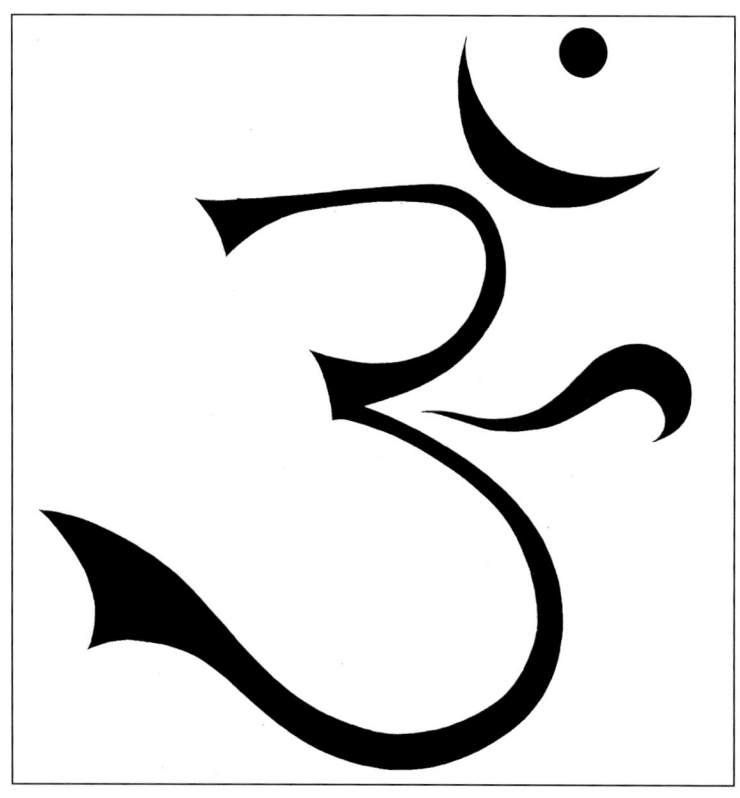

옴(OM)
요기에게 옴(OM)의 소리만큼 강한 상징은 없으며, 이것은 만두캬 우파니샤드에 증명되어 있다. "옴(OM), 이 불멸의 소리는 과거, 현재, 미래의 모든 것을 의미한다." 왼쪽에 있는 '옴(OM)'은 산스크리트어로 아래 긴 곡선은 꿈꾸는 상태이고, 위의 곡선은 깨어있는 각성된 상태이며 그 중심에서 흘러나온 곡선은 꿈꾸지 않는 깊은 수면의 상태를 상징한다.
위쪽 초승달 모양은 마야(Maya 환영)의 형상이며, 그 위의 점(·)은 초월의 상태이다. 인간의 영혼이 베일을 걷어내고 초월하게 되면 세가지 구나의 특성과 존재로부터 자유로워질 수 있다.

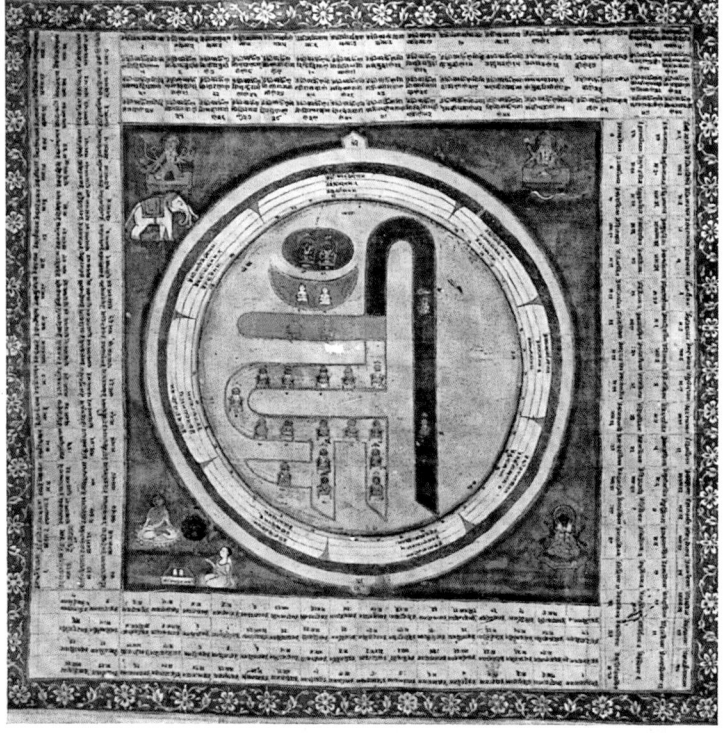

옴에 대한 트라탁 (집중응시)
트라탁의 대상으로서 옴(OM)을 바라볼 때, 시선은 시계 반대방향으로 한다.(위) 18세기에 그려진 옴 얀트라 (아래)는 약간 다른 형태로 표현되었다. 인도의 라자스탄 출토.

촛불응시 (오른쪽 사진)
촛불 응시는 트라탁을 대상으로 가장 많이 알려진 응시방법이다. 이것은 눈을 감았을 때 불꽃의 잔상이 쉽게 남기 때문이다. 어둡고 바람이 없는 방에서 눈 높이로 놓고 실시한다.

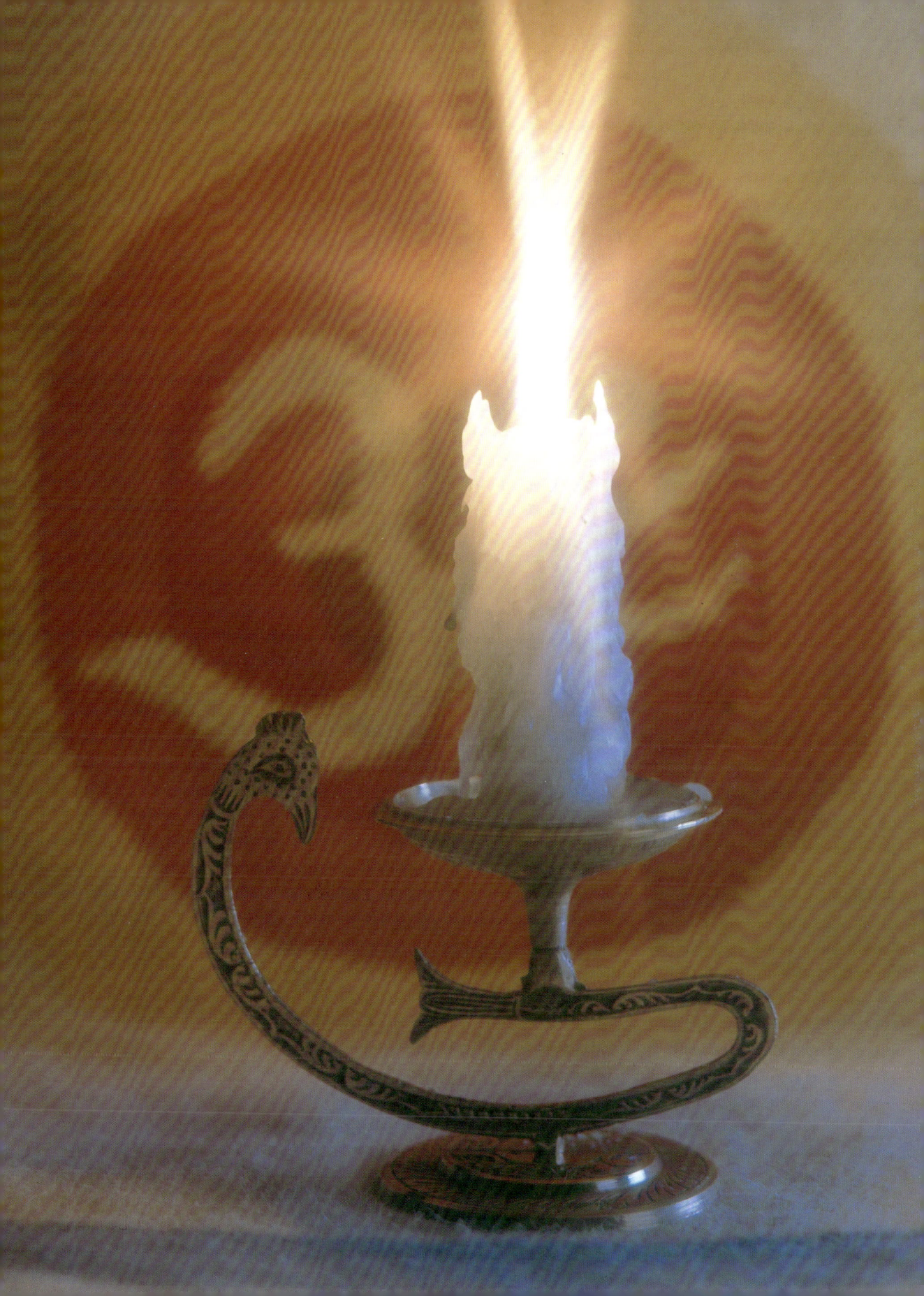

만트라 *Mantras*

소리는 진동이나 파장의 길이로 만들어진 에너지의 형태이다. 어떤 파장은 병을 치료할 수 있는 힘을 가지고 있으며 어떤 소리는 유리잔을 깰 정도의 힘을 가지고 있다. 만트라는 산스크리트어 음절 혹은 경구로서 명상 중에 반복하여 개개인을 높은 의식으로 이끈다. 그 소리와 에너지들은 언제나 우주에 존재하는 소리이며 결코 창조되거나 소멸되지 않는다.

진정한 만트라는 다음과 같은 여섯 가지의 특성이 있다. 그 특성은 원래 만트라는 깨달음을 얻는 성인(聖人)에게 계시로서 내려와 후세에게 전하였다. 또한 특수한 음조와 숨겨진 신상(神像)을 지니고 있으며, 소리의 근원이나 씨앗(비자 Bija)이 갖는 특수한 힘을 지니고 있다. 성스러운 우주 에너지 샥티(Shakti)를 지니고 있으며 순수의식이 열릴 때까지, 일정한 반복을 통하여 열리는 중요한 열쇠를 지니고 있다. 자파, 즉 만트라의 반복은 마음을 집중시켜 한 곳으로 모으는 것이 아니고 소리 에너지의 힘에 둘러싸이게 하는 것이다.

에너지란 뜻은 자체 표출한다는 뜻이며 마음에서 생각의 특수한 패턴을 창출한다. 그래서 만트라의 정확한 발음이 매우 중요하다. 만트라의 반복은 진지하게 수행하면 소리진동이 사고진동과 동조되어 순수의식에 이를 수 있다. 이러한 방식으로 만트라는 당신을 참된 명상의 경지로 인도하며, 즉 이원성이 없는 상태를 경험하게 한다. 만트라는 세 가지 유형이 있다. **사구나 만트라**는 절대자의 신성과 형상을 불러일으키고, **니르구나 만트라**는 추상적이며 절대자와의 합일을 목적으로 한다. **비자 또는 씨앗(근원)의 만트라**는 옴에서 파생된 음으로 50가지의 기본 음으로부터 유래한다. 최상의 길은 스승으로부터 자신의 프라나 에너지를 점검받고 만트라를 전수받는 것이다. 그러나 만일 이것이 불가능할 때에는 가장 편안한 만트라 하나를 선택하여 반복실천을 하면 된다. 비자 만트라는 초보자가 수행하기에는 힘이 들기 때문에 이 책에서는 제외되었다.

자파의 형태

만트라는 말하거나 흥얼거리거나 속삭이거나 또는 밖으로 소리내어 반복할 수 있다. 마음 속으로 하는 자파가 아주 효과적이다. 그러나 초보자들은 마음의 집중력이 약하기 때문에 소리내는 만트라로 명상을 시작한다. 처음에는 만트라 소리를 내면서 명상하다가 속삭이듯이 마음 속으로 반복한다. 자파의 세 가지 방법을 알면 집중에 도움이 될 것이다. 이때, '말라'(Mala 염주)를 사용할 수 있는데, 구슬을 하나씩 넘기면서 만트라를 반복한다. 오른쪽 위의 그림과 같이 오른손으로 손가락 마디를 세어나가는 방법도 있다. 그리고 맞은편에서 보이는 것처럼 만트라를 반복하면서 글을 써 내려가는 방법도 있다.

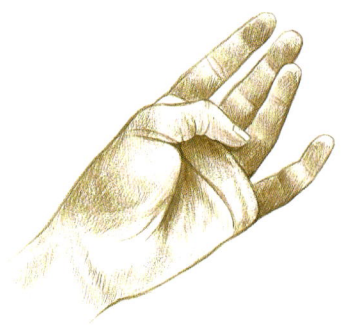

손가락 마디 세기
오른손 엄지를 새끼손가락의 끝에 둔다. 만트라를 반복할 때마다 한 마디씩 움직인다. 위에서 아래로 세고, 끝나면 다음 손가락으로 넘어간다. 네 손가락의 세 마디를 전부 세게 되면 12번이 된다. 이 과정을 9번 반복하면 108번이 된다. 즉 한 번의 말라를 돌려 헤아린 것과 같다.

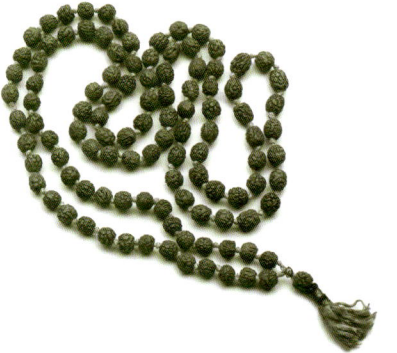

말라 사용법
말라는 108개의 염주알과 한개의 '메루'로 이루어졌다. 오른손에 쥐고 엄지와 가운데 손가락 사이에 끼워 만트라를 반복하면서 하나씩 염주알을 넘긴다. 그러다 메루에 도달하면 다시 되돌아온다. 메루를 넘어서는 안되며 반대쪽으로도 가지 못한다.

사구나 만트라들

राम्
람(산스크리트 문자 Ram)
진리, 정의와 미덕을 지닌 남성적인 에너지 흐름이며, 세 가지 뿌리소리를 창출한다.

सीता
시타(산스크리트 문자 Sita)
람 만트라의 여성적인 형태이다. 이 만트라는 어머니로써 내려온 프라크리티(prakriti)의 형태를 띤다. 람과 합쳐 시타람을 반복해도 좋다. 두 개의 만트라가 합쳐져 이상적 결혼이나 융합을 꾀할 수가 있다.

श्याम्
샴(산스크리트 문자 Shyam)
우주적 사랑과 연민을 대표하는 남성적인 형태. 모든 감정을 사랑으로 전환시킨다.

राधा
라다(산스크리트 문자 Radha)
라다는 샴의 여성적인 형태인데 성모의 우주적 사랑을 상징한다.

ॐ नमः शिवाय
옴 나마 시바야(산스크리트 문자 Om Namah Sivaya)
부정적인 특성을 소멸시켜 정화하는 에너지로서, 금욕적이며 수행적인 만트라이다. 시바의 춤은 물질의 움직임을 상징하는데 시바가 춤을 멈추면 물질의 환영도 사라진다.

ॐ नमो नारायणाय
옴 나모 나라야나야(산스크리트 문자 Om Nam Narayanaya)
조화와 균형의 남성적 형태이며 어떤 어려움에 처해 있을 때 그들의 삶에 새로운 힘을 가져다 준다.

ॐ ऐं सरस्वत्यै नमः
옴 아임 사라스와티야이 나마(산스크리트 문자 Om Aim Saraswatyai Namah)
지혜와 창조적 에너지이며 여성적 형태로서 예술가나 음악가에 의해 자주 사용된다.

니르구나 만트라

ॐ
옴(산트크리트 문자 Om)
옴(Om)은 근원적인 만트라이며 모든 소리와 글자, 생각의 근원이다. '오'는 몸의 깊은 곳에서 일어나 위로 서서히 올라와 '옴'과 하나되어 머리 전체를 울린다. 옴을 20분 정도 반복하면 몸의 모든 세포는 이완된다.

सो ऽहम्
소함(산스크리트 문자 Soham)
무식적으로 호흡할 때마다 반복하는데 들이쉴 때 'So(소)', 내쉴 때 'Ham(함)'을 한다. 이 뜻은 '나는 브라마이다'이며 절대와 하나가 되어 몸과 마음의 한계를 넘는다.

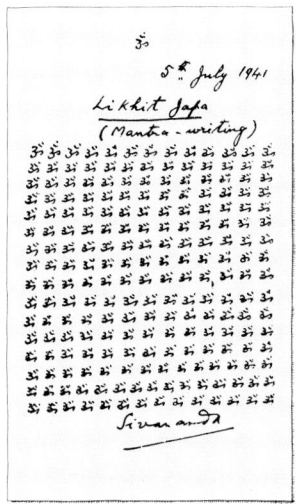

릭히타 자파

릭히타 자파(Likhita Japa)를 쓰기를 원하면 공책 한 권을 준비한다. 시작하기 전에 얼마의 시간에 얼마만큼 할 것인가를 먼저 정한다. 많이 써 나가는 것이 목적이 아니라 얼마나 진지하게 하느냐가 중요하다. 산스크리트어를 해도 좋고 번역된 언어를 써도 좋다. 무조건 왼쪽에서 오른쪽으로 써나갈 것이 아니라 자신의 양식을 만들도록 한다. 위 그림은 스와미 시바난다가 쓴 릭히타 자파의 일부이다.

제6장
아사나와 변형동작

우리는 이미 기본 아사나 과정에서 하루의 아사나 수련을 위한 밑그림을 그려보았을 것이다. 이 장에서는, 기본 아사나를 토대로 다양한 변형아사나를 제시해 본다. 변형 아사나에서는 머리서기, 어깨서기, 앞으로 굽히기, 뒤로 젖히기, 앉는 자세, 그리고 균형 유지하기의 여섯 가지 종류의 연결동작들로 구성하였다. 이것은 자세들을 엄격하게 구분하는 것이 목적이 아니라 각 아사나가 어떤 계열에 속하는지를 보여주기 위함이다.

모든 동작들은 기본과정의 아사나에 포함되어 있으며, 같은 군(群)에 속해 있는 새로운 아사나들을 보충하였다. 쉬운 아사나로 시작하여 점차 발전된 아사나가 될 수 있도록 보통 각각 두 페이지씩 구성하였다. 숙련된 변형동작들은 좀더 쉬운 아사나들이 자연적으로 발전한 것이다. 시간이 지날수록 체력과 유연성이 향상되어 동작들은 점차 발전하게 될 것이다. 그러나 동작이 숙달되었다고 하더라도 좀더 어려운 자세를 취할 때에는 체계적인 준비운동이 필요하다.

한 가지를 했다고 해서 각 연결동작의 전체를 실행하리라고 기대하지는 말라. 각각의 연결동작 중에서 몇 가지 변형동작을 선택해서 수련하도록 한다. 그러면 쉽게 적응할 수 있다. 연결동작 하나하나에 일정한 시간을 고르게 분배하라. 그리고 변형 아사나를 하는데 있어서도 균형을 유지하는 것이 필수적이다. 예를 들어, 앞으로 굽히기 다음에는 뒤로 굽히기를 한다. 새로운 아사나를 배울 때에는 항상 부드럽게 천천히 행하라. 몸이 많이 굳어있다면 더욱 그렇다. 이것은 근육이나 관절이 너무 늘어지는 것을 피하기 위해서일 뿐만 아니라, 내부기관을 길들이기 위한 것이다.

처음에는 자신이 꽤 빠르게 진보한다고 느낄 것이다. 그러나 어느 단계에 가서는 동작이 더 이상 향상되지 않음을 느낄 수도 있다. 그렇다고 너무 실망할 필요는 없다. 자신이 의식하지 못하는 사이에 조금씩 진보하고 있는 것이다. 다른 변형 아사나를 시도하면서 평상시대로 매일 수련을 하도록 한다. 그러면 긴장도 사라지고 생활 속에서 아사나의 의미를 새로이 바라보게 될 것이며, 좀더 발전된 수준에 이를 것이다. 그러나 일반적으로 여러 동작을 수련하여 발전해 나가는 것이 바람직하다.

각 아사나들은 신체와 정신에 각각 효과를 준다. 신체의 다양한 부분들이 개발되고 자신의 통제하에 있게 되었을 때 높아지는 인식에 상응하여 성격이 좋아진다. 이러한 변화는 감정적으로나 영적으로 발전하게하며 또한 쉽게 나타난다. 예를 들어 직장에서도 마음이 더 넓어지고 편안해지는 것을 느낄 수 있으며, 명상이 쉽게 이루어지는 것을 알 수 있을 것이다. 우리의 몸이 진정으로 개발되고 열리는 것은 아사나를 하고있는 동안이다. 눈을 감고 호흡에 집중시키거나, 만트라 반복에 집중한다. '어깨서기 자세'와 같은 기본 아사나를 완벽하게 수행하면 집중력과 인내심이 강화된다. 아사나를 꾸준히 하면 좀더 안정된 자세를 유지할 수 있으며 정신은 명상 속에서 내면으로 향하게 된다.

> "성공을 위한 노력으로 어려움을 이겨냈을 때, 자세는 완벽해진다."
> — 요가바샤 —

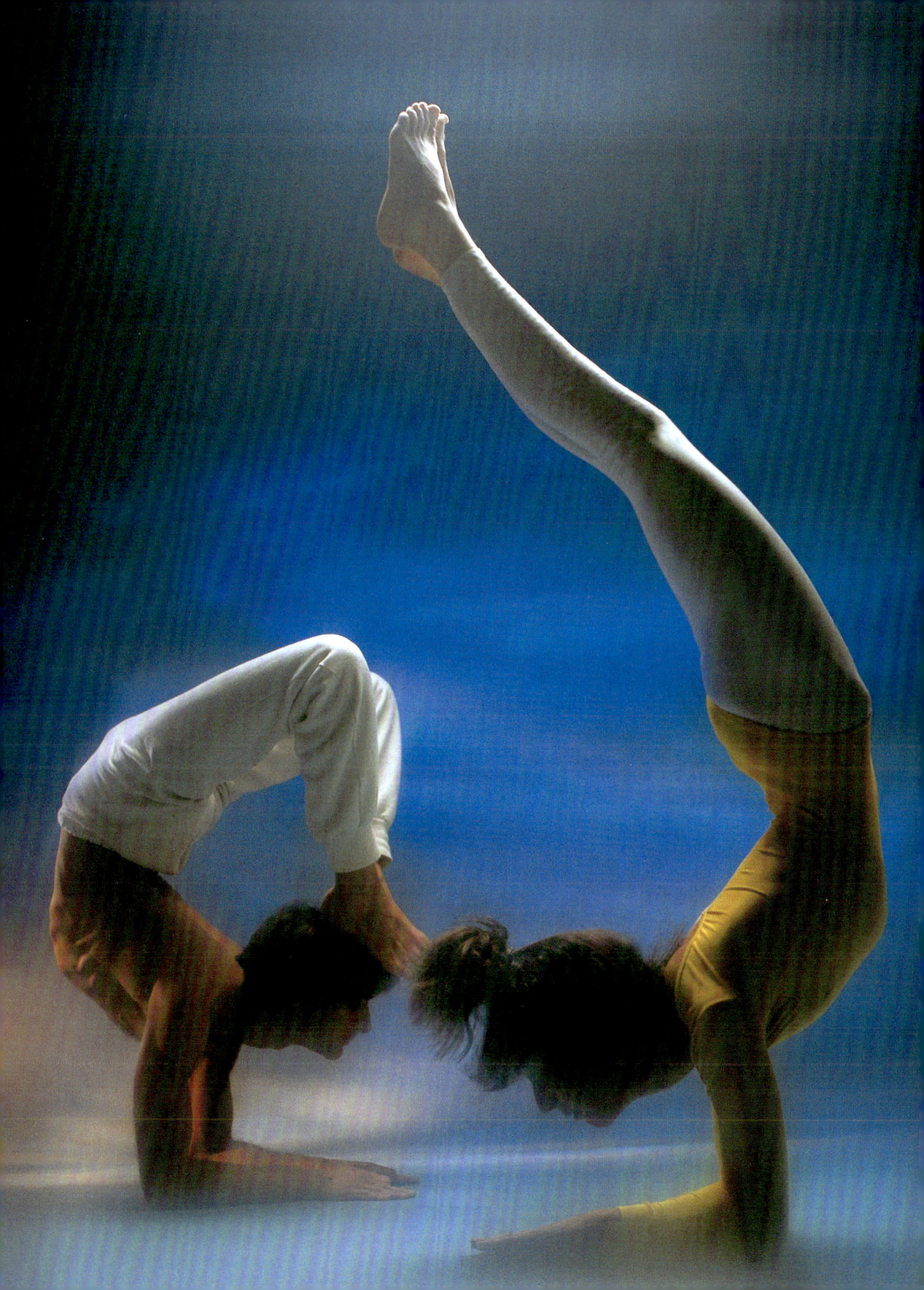

머리서기 자세와 변형동작 *The Headstand Cycle*

머리서기 자세의 기본동작이 익숙해지면, 좀더 숙련된 변형동작을 시도해 볼 수 있다. 머리서기의 변형동작들은 모두 머리서기 기본자세에서 나온 동작들이다. 머리서기 자세에서 배울 수 있는 중요한 것 중의 하나는 팔과 다리를 교대로 사용할 수 있다는 것이다. 머리서기 자세를 하다보면 마치 다리가 체중을 감지하듯이 팔로도 체중을 지탱할 수 있다는 것을 자연스럽게 알게된다. 똑바로 서서 몸을 자유자재로 움직이듯이 머리서기에서도 몸을 자유롭게 움직일 수 있다. 머리서기 자세는 원래 명상 자세이므로 변형동작들을 수행하는 동안 마음을 안정시키고 생각을 하나로 모으도록 한다.

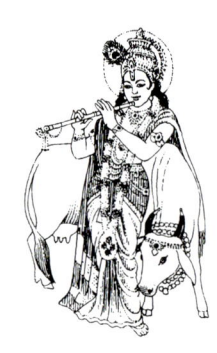

다리 올리기 변형

좀더 진보된 아사나를 행하며 명상을 하고자 한다면 머리로 몸을 지탱하는 충분한 연습이 필요하다. 지금 설명하는 '다리 올리기' 자세는 이러한 목적을 갖는다. 반듯이 누워서 다리를 들어올리는 수련을 하는 것은 자신의 체중을 지탱할 수 있는 힘을 기르는 것이다. 시간이 지남에 따라 동작들을 서서할 수도 있고 거꾸로 서서 할 수도 있다. 변형동작1에서는 다리를 모아 마치 저울추처럼 한쪽에서 다른쪽으로 흔든다. 변형동작2에서는 다리를 뻗어 엉덩이 관절의 유연성을 기른다. 이때, 어깨는 반드시 바닥에 대고 무릎은 곧게 펴고 최소한 3번씩 반복하도록 한다.

변형동작 1

누워서 손바닥은 양쪽 바닥에 놓는다. 모아진 다리를 오른쪽 위로 이동하면서 숨을 들이 쉰다. 그리고 숨을 내쉬면서 다리를 내려놓는다. 다리를 바닥에 스치면서 숨을 들이쉬고 다리를 왼쪽 위로 이동시킨다.

변형동작 2

양팔을 쭉 펴고, 손바닥은 위로 향하게 하여 눕는다. 숨을 들이쉬면서 오른쪽 다리를 올린다. 숨을 내쉬면서 오른쪽 다리가 왼쪽 손바닥에 닿도록 한다. 자세를 유지하고 숨을 들이쉬며 오른쪽 다리를 중앙으로 올린다. 숨을 내쉬면서 내린다.

머리서기 다리 변형

이 변형동작을 수행하기 위해서는 머리서기 자세에 대해 자신감을 가져야 한다. 그림과 같이 머리를 세우고 편안해질 때까지 오랫동안 자세를 유지하다가, 두 다리를 양쪽방향으로 쭉 편다. 숙련됨에 따라 다리를 벌린 상태에서 올리는 것이 쉬워질 것이다.

변형동작 1

두 다리를 양쪽으로 쫙 편다. 발뒤꿈치를 더 밀어 긴장을 준 다음, 다리의 뻗음을 증진시킬 수 있도록 발끝을 밖으로 향하게 한다. 발의 힘을 빼면서 긴장을 푼다. 호흡은 정상적으로 한다. 다리의 무게 때문에 벌려진 다리는 점점 당겨질 것이다.

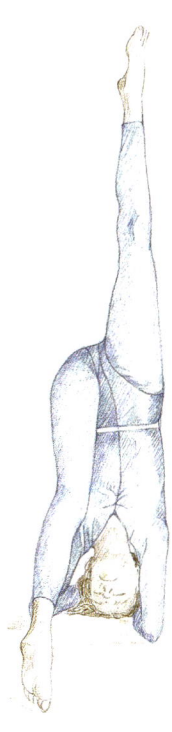

변형동작 2와 3
2 엉덩이를 뒤로 당기고 숨을 내쉬면서 발에서 힘을 빼고 한쪽 다리를 바닥에 내려놓는다. 숨을 들이마시면서 다리를 다시 올린다.
3 변형동작1에서 숨을 내쉬면서 한쪽 다리를 옆으로 내린다. 숨을 들이마시면서 다시 올린다.

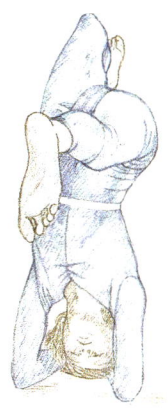

변형동작 4
오른쪽 다리는 앞으로, 왼쪽 다리는 뒤로 쭉 뻗는다. 발뒤꿈치와 발가락을 곧게 편다. 중력으로 다리를 좀더 아래로 떨어뜨린다. '머리서기' 자세로 다리를 올리고 다리를 바꾸어 반복한다.

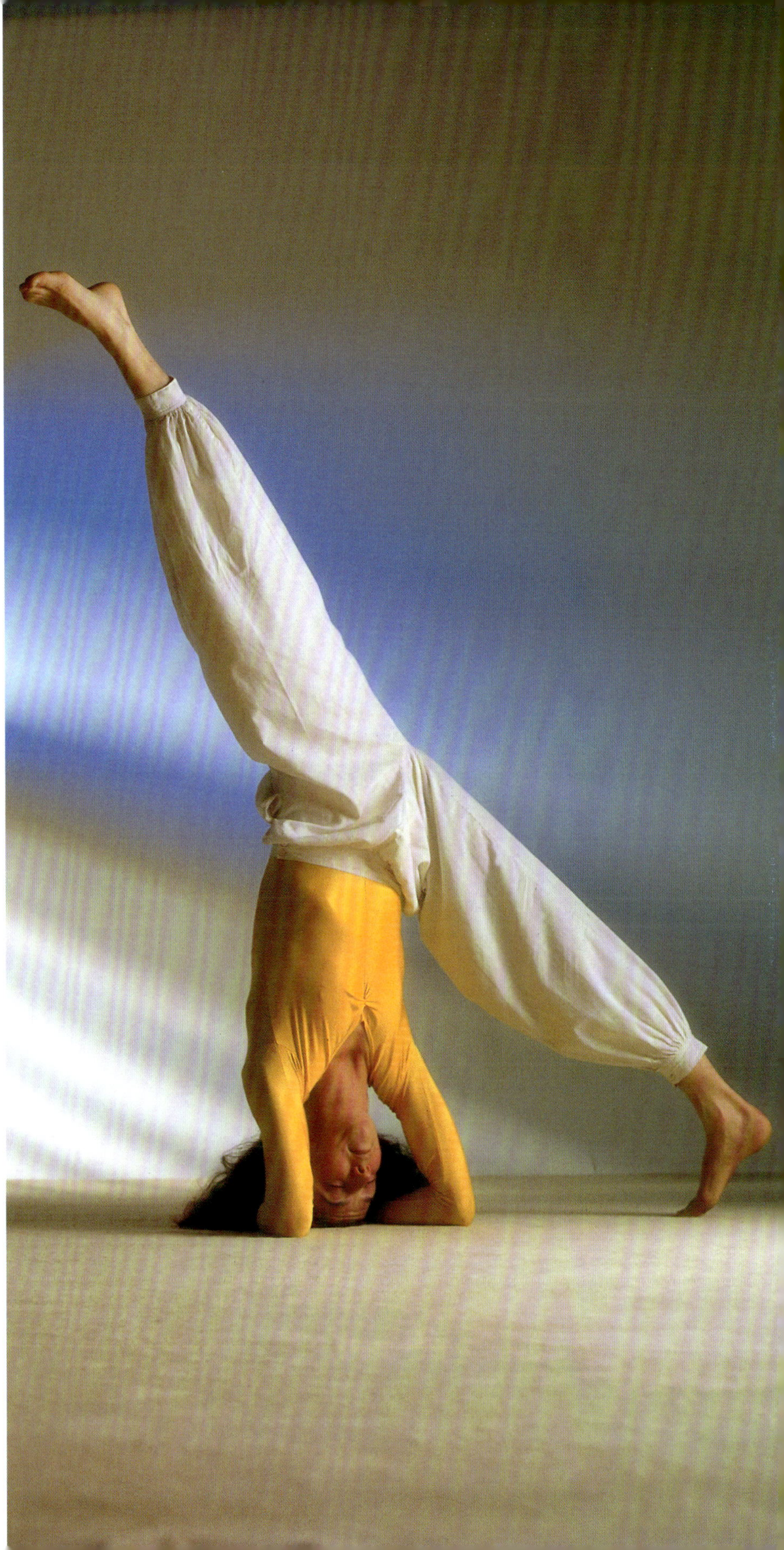

전갈자세

전갈자세(브리쉬카사나 Vrischkasana)는 힘보다는 집중력을 필요로 한다. 손과 팔을 다리로 생각하면 넘어지는 두려움은 없어진다. 실제로 손과 팔에 의지하면, 서 있을 때보다 훨씬 더 안정적이다. 완전한 전갈자세를 시도하기 전에, 몸을 구부리는 연습을 충분히 한다. 손가락을 움켜쥐지 말고 손의 위치를 바꾼 후 다시 손가락을 움켜쥐고 머리서기 자세로 돌아온다. 가슴과 다리를 최대한 바닥에 가까이 가져오고 엉덩이는 발과 떨어지게 뒤쪽으로 멀리 뺀다. 이 자세를 정확하게 성공하려면 상체의 무게를 발끝에 실어 앞으로 발을 한껏 빼고 팔의 균형을 잡는다. 전갈자세를 행한 후에는 머리서기 자세에서 머리 앞쪽으로 다리를 내려놓는 '앞으로 굽히기자세'를 취하여 척추를 다시 풀어준다.

1 등을 아치형으로 굽히고 다리를 약간 벌려 무릎을 구부리면서 뒤로 넘긴다. 손가락을 펴서 한 손을 바닥에 편편하게 놓는다.

2 나머지 손도 펴서 바닥에 내려놓은 다음 손과 팔이 평행이 될 수 있도록 손목을 가볍게 움직여준다. 체중을 머리에서 팔로 옮기면서 어깨를 들어준다.

3 이제 머리를 위로 들어 올려 자세를 유지한다. 그러면서 발이 머리와 닿도록 아래로 내려준다. 자세를 풀어줄 때는 반대로 행한다.

변형동작 1
동작이 익숙해지면 원래의 자세에서 다리를 쭉 뻗는다. 이것이 익숙해지면 다리를 구부리지 않고도 곧바로 다리를 쭉 뻗는 전갈자세를 할 수 있다.

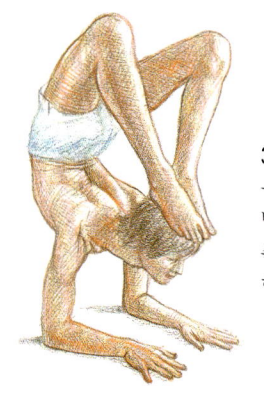

변형동작 2 (오른쪽 사진)
등위로 꼬리가 있는 것과 같은 마치 전갈과 가장 흡사한 자세가, 오른쪽 사진의 숙련된 변형자세다. 다리를 가능한 바닥을 향해 낮게 한다. 그리고 엉덩이를 가능한 바짝 뒤로 빼고 무릎을 쭉 뻗어준다.

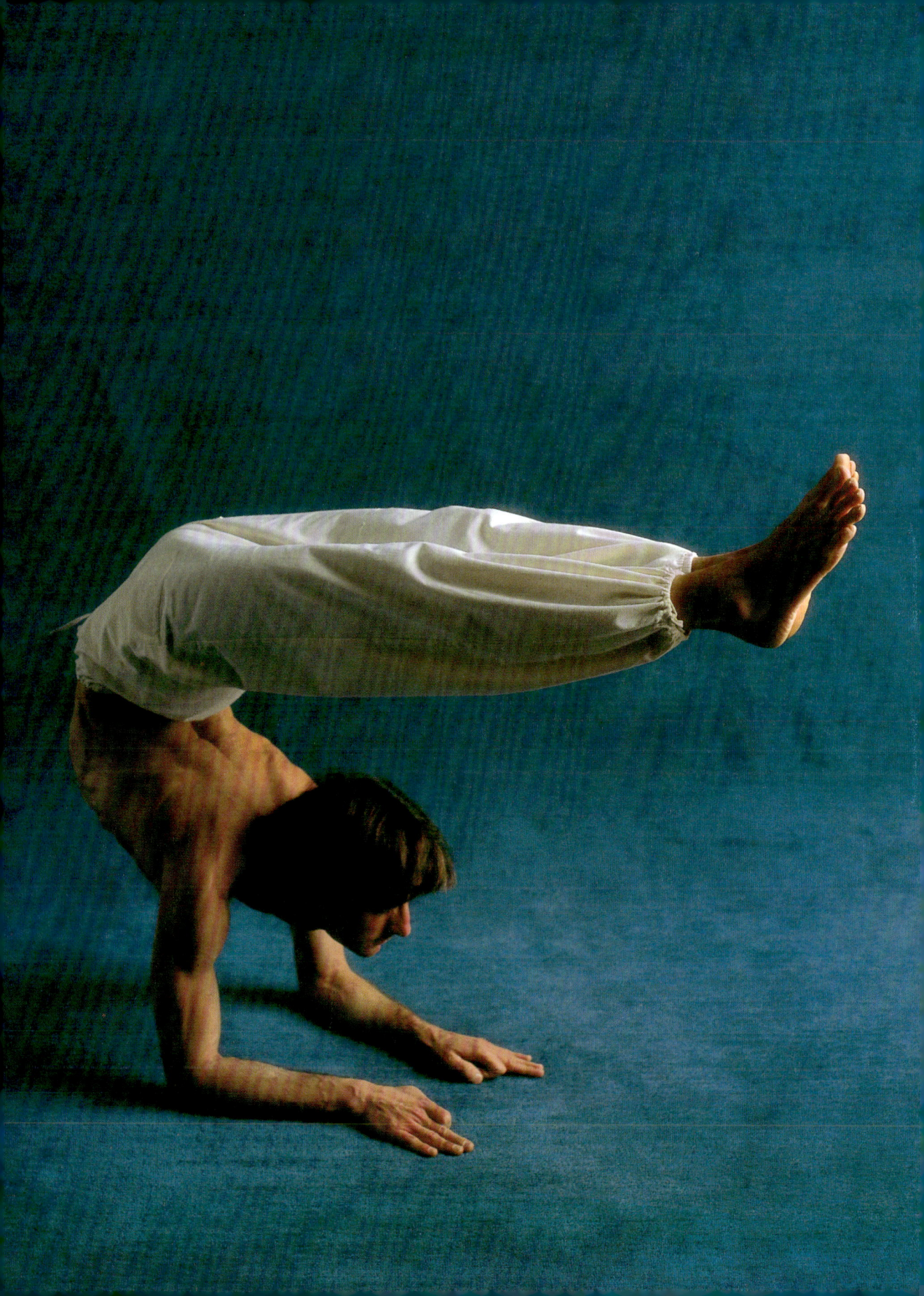

팔 변형

일단 머리서기 자세가 익숙해지면 팔을 변형하여 축을 이루도록 해보라. 이러한 팔의 변형동작은 몸의 지탱과 균형을 유지하는데 도움이 된다. 만약 원래의 머리서기 자세(p.100)에서 다리와 함께 팔을 움직이는 것이 너무 어렵다고 생각되면, 다리를 양쪽으로 편다. 몸을 바닥으로 가까이 할수록 균형유지는 훨씬 쉽다. 또한 팔의 자세를 바꾸기 위해서 몸무게를 옮길때는 호흡을 조절함으로써 마음을 침착하게 유지한다. 매 동작마다 장애를 만나면 한계를 극복하여 새로운 느낌을 갖는다.

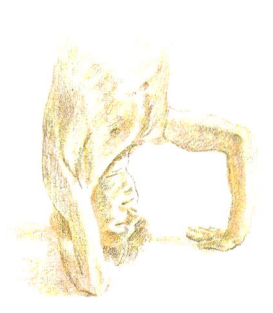

1a 손을 펴서 몸무게를 최대한 왼쪽으로 옮긴다. 균형이 잡히면 숨을 들이마시고 오른손을 팔꿈치가 있던 위치로 옮긴다.

1b 이제 왼손도 오른손과 같이 옮긴다. 왼손을 뒤로 옮기고 나면 호흡은 정상적으로 한다.

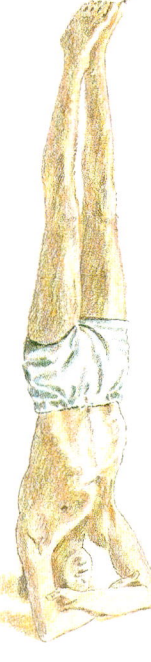

2a 몸무게를 다시 왼쪽으로 옮긴다. 숨을 들이마시고 손바닥을 아래로 향하게 하여 오른팔을 앞쪽으로 쭉 뻗는다.

2b 똑같은 방법으로 왼팔도 뻗어준다. 팔은 어깨 넓이만큼 벌리고 호흡은 정상적으로 한다. 좀더 발전된 변형동작에서 오른쪽 사진과 같이 팔을 곧게 뻗어 팔꿈치와 팔의 아래부분을 마주 닿게 한다.

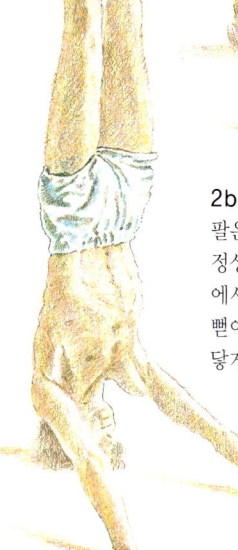

3a 다시 한번 몸무게를 왼쪽으로 옮긴다. 숨을 들이마시고 오른팔을 구부려서 팔꿈치를 얼굴쪽으로 당긴다.

3b 왼팔을 오른팔 위로 놓고 손으로 팔을 감싼다.

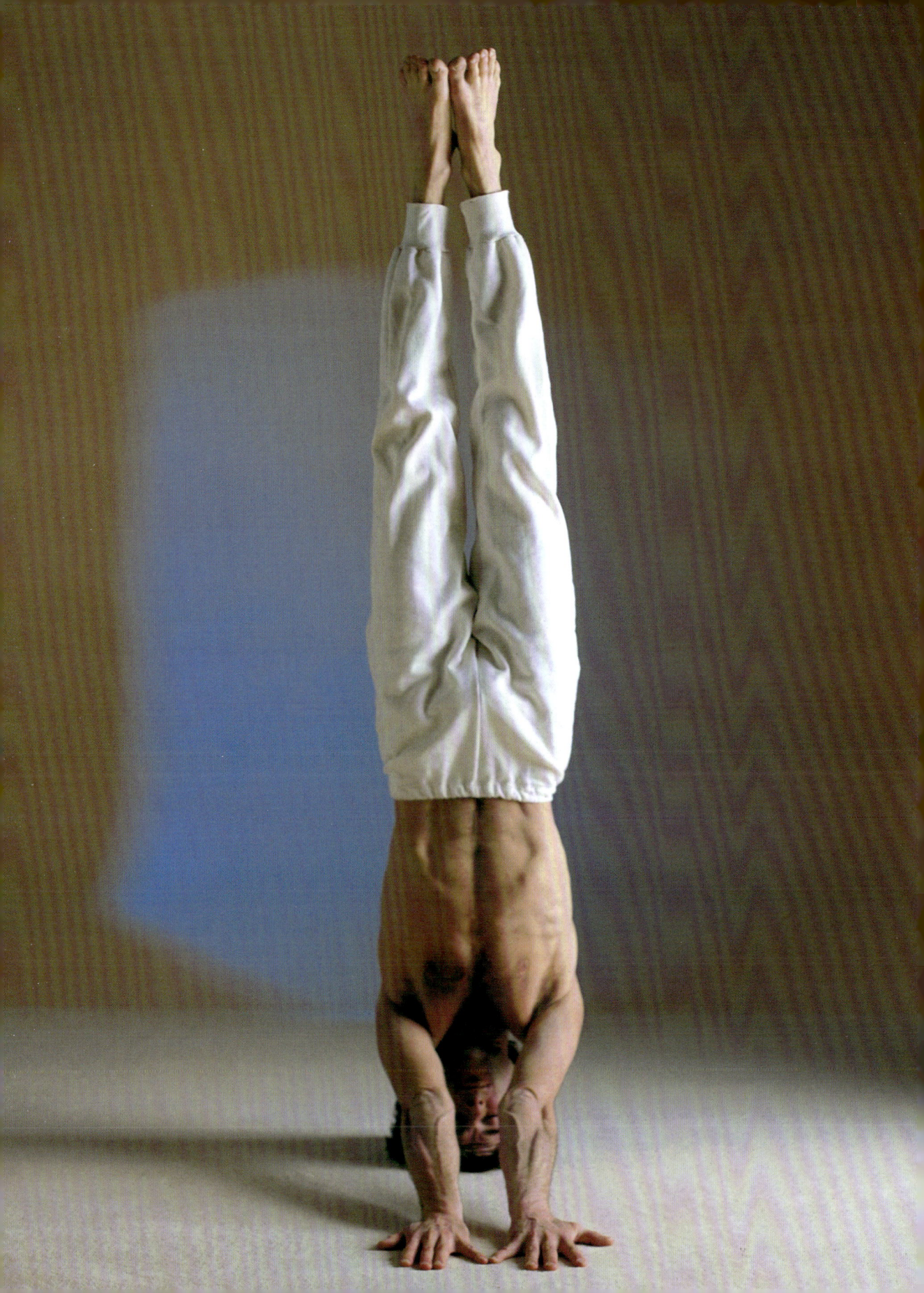

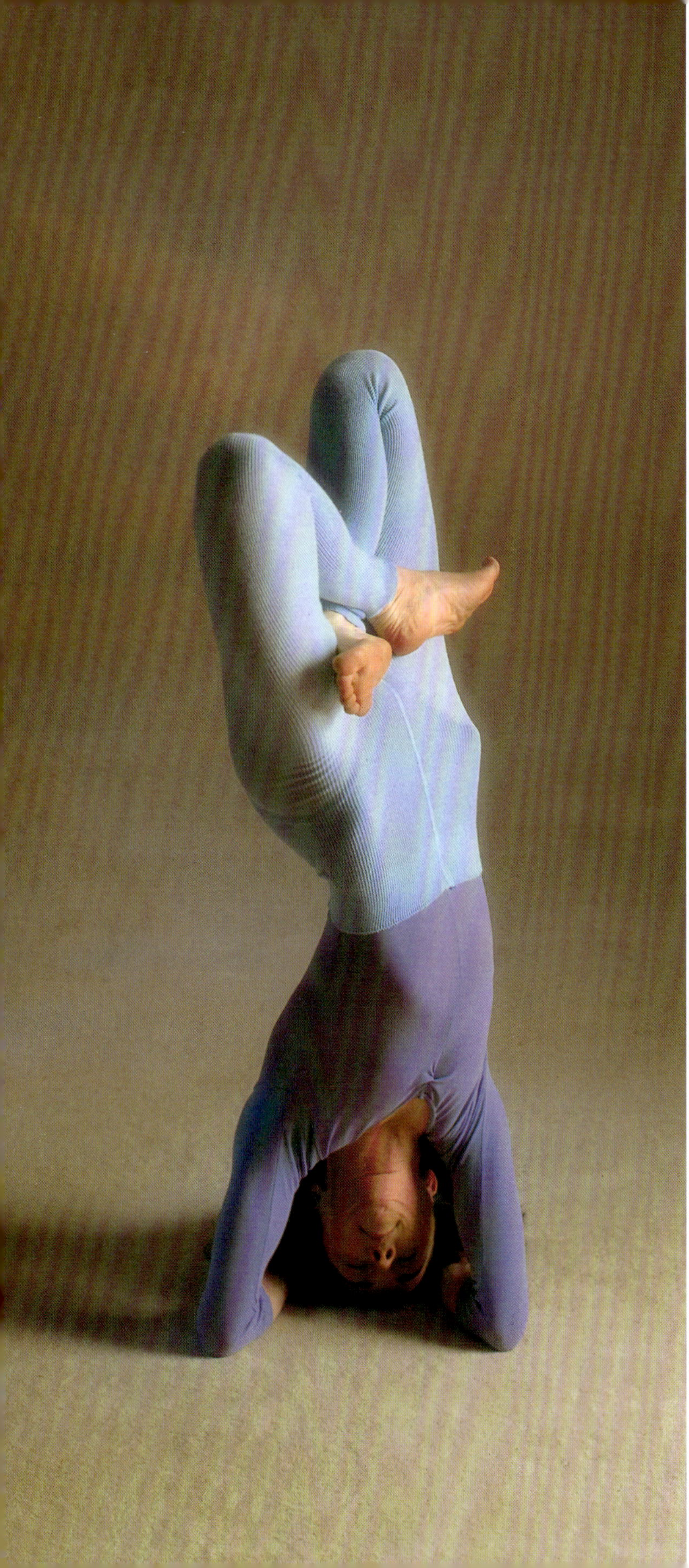

연꽃 머리서기

연꽃 머리서기 자세는 거꾸로 된 몸을 더욱 단련시킨다. 이 자세는 다리를 단단히 접음과 동시에 머리로 서기 자세가 흔들리지 않도록 몸무게를 쉽게 지탱하게 한다. 머리서기 자세는 프라나를 뇌쪽으로 끌어내리고, 연꽃좌는 프라나를 우리 몸에 저장시켜 준다. 두 아사나를 결합했을 때, 프라나가 척추 중심에 있다는 것을 느낄 수 있다. 왼쪽 사진처럼 몸을 비틀 수도 있고 굽힐 수도 있다. 연꽃좌 자세를 하면 등 아랫부분이 덜 긴장하며 더욱 유연하게 구부릴 수 있다.

연꽃 머리서기

머리서기 자세에서 연꽃 자세를 취한다. 한쪽 다리를 굽히고 그 위에 나머지 다리를 올려 놓는다. 자세유지를 위하여 엉덩이를 약간 앞으로 밀어준다.

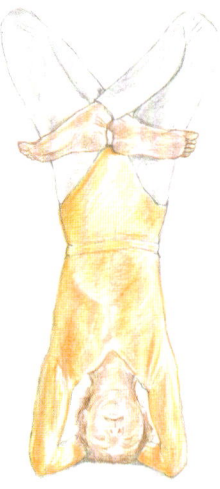

변형동작 (왼쪽 사진)

엉덩이를 오른쪽으로 비틀어준다. 왼쪽 팔은 균형을 유지할 수 있도록 내민다. 왼쪽도 반복한다.

한쪽 다리 거꾸로 서기

이 자세는 상당한 유연성과 체력을 요구하는 것으로 머리서기 변형동작 중에 가장 진보된 자세이다. 그림과 같이 척추를 뒤로 굽혀 아치형을 만들고 두발은 머리 뒤로 끌어 내린다. 온몸에 긴장을 주면서 한쪽 다리를 들어올린다. 바닥 위에 남아 있는 발은 몸무게를 지탱해준다. 머리는 바닥에 대고 있는 다리쪽으로 당긴다. 이 자세는 다리와 발힘을 강하게 해준다.

1 머리서기 자세에서 등을 구부려 아치형으로 만들고 두 다리는 머리 뒤로 넘긴다. 바닥에 두 팔꿈치를 밀착시키고 엉덩이를 가볍게 내리며 등의 긴장을 풀어준다. 만약 머리서기 자세에서 발을 뒤로 내리는 자세가 힘들다면, 누운 자세에서부터 등과 엉덩이를 밀어 올린다.

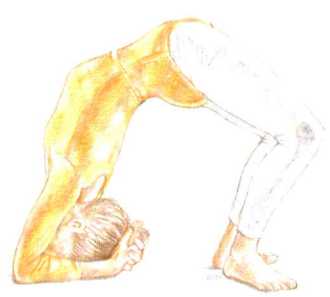

2 이제 손가락을 펴서 한쪽 발은 머리쪽으로 당긴다. 두손으로 그 발을 잡고 다른 한쪽 다리는 오른쪽 사진처럼 쭉 뻗어 올린다. 머리는 바닥으로부터 떨어지게 들어준다. 다리를 바꾸어 동작을 반복한다.

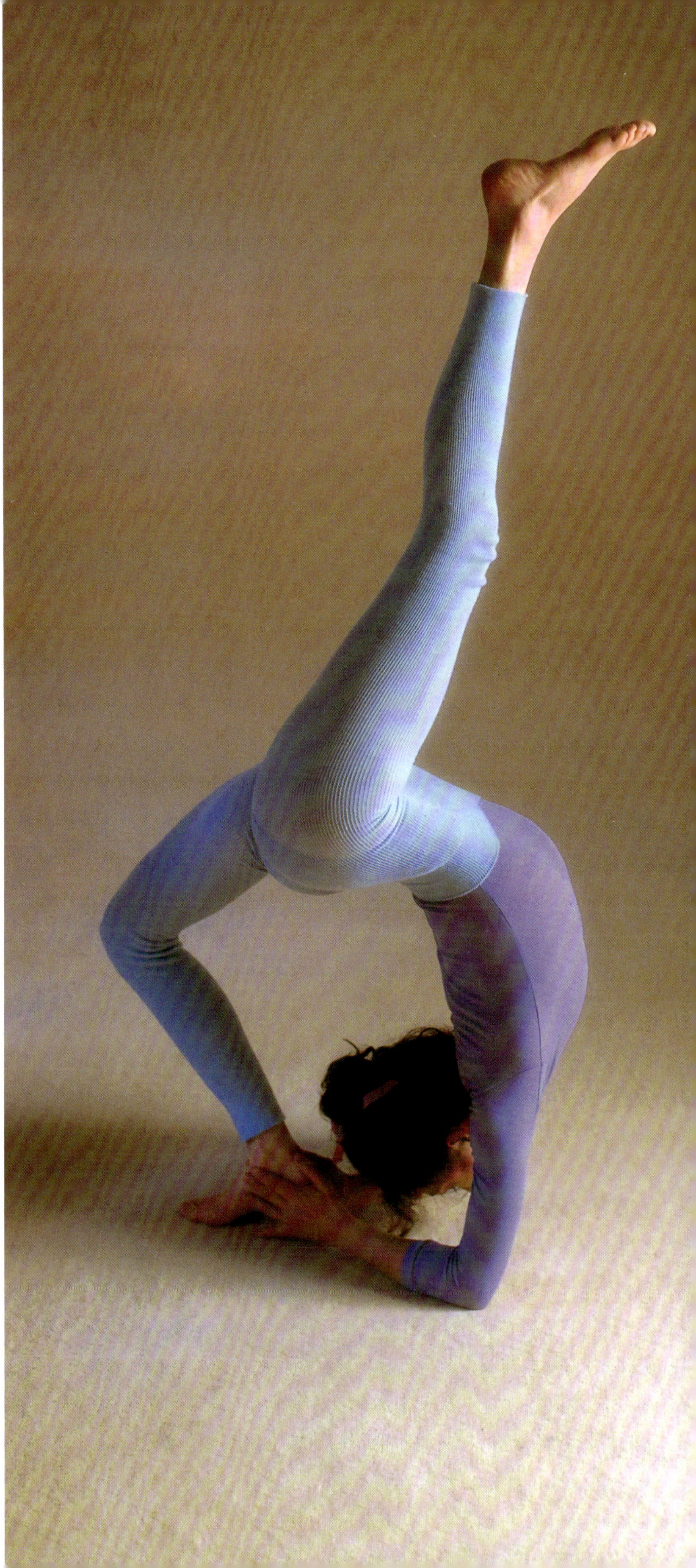

어깨서기 자세와 변형동작 *The Shoulderstand Cycle*

어깨서기 변형 동작들은 머리서기 변형 동작들 보다 더 쉽게 수행할 수 있다. 그것은 머리를 바닥에 대고 있으면서 자신의 동작을 볼 수 있기 때문이다. 또한 새로운 동작을 취하려 할 때 두려움을 감소시키고 몸이 곧은지 손발의 균형이 잡혔는지 점검할 수 있다. 이러한 변형동작들은 프라나를 목과 척추에 집중시켜 주며, 등 아랫부분에 많은 영향을 준다. 척추의 한쪽은 자동적으로 다른쪽에도 영향을 준다. 이 변형동작을 정확하게 수행하기 위해서는 송장자세로 누워 있는 동안 어깨는 끌어 당기고, 목은 윗쪽으로 쭉 뺀다.(pp.24~25)

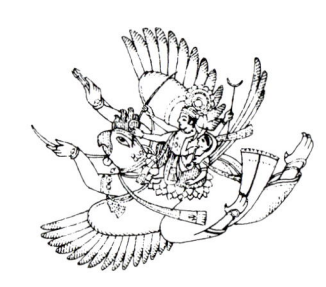

팔 변형
아사나가 숙련될수록, 몸을 받쳐주는 팔의 사용은 점점 줄어들 것이다. 예를 들어 마루에 누워 있다가 팔을 짚지 않고도 일어날 수 있다. 변형동작3과 같은 동작을 하려면 등 근육과 상당한 집중력이 필요하다. 이 동작을 할 수 있게 되면 팔을 위로 하고 다리 변형동작을 시도한다.

변형동작 1
등을 손으로 지탱하고 숨을 내쉬며 오른쪽 다리를 머리 뒤 바닥으로 내린다. 양쪽 다리가 쭉 뻗치도록 유념하여 세 번씩 반복한다.

다리 변형
거꾸로 서는 자세에서는 발을 '균형의 요체'로 보면 된다. 어깨서기 자세와 머리서기 자세에서의 다리의 움직임은 균형에 대한 인식을 바꾸게 한다. 그리고 몸무게를 분산시키는 방법을 터득하게 한다.

변형동작 2
오른쪽 다리를 변형동작 1에서처럼 바닥으로 내린다. 왼쪽 팔은 등 뒤로 뻗어 손바닥으로 바닥을 짚는다. 오른쪽 다리는 구부려 무릎을 귀옆에 대고 발을 오른손으로 잡는다. 왼쪽 다리도 반복한다.

변형동작 3
등으로 지탱하면서 어깨서기 자세를 한다. 오른손을 올려 엉덩이 옆에 대고 왼손도 똑같이 엉덩이 옆에 댄다. 정상적으로 호흡을 하면서 자세를 유지한다.

주의
이 자세는 등을 쭉 뻗어 일직선으로 유지할 수 있을 때만 가능하다. 만약 팔을 들어올릴 때 몸이 기울어지면 손으로 등을 받친다.

변형동작 4
등으로 몸을 지탱하면서 오른쪽 무릎을 약간 구부린 후, 왼쪽 다리도 구부려 그 위에다 엇갈려 놓는다. 두 다리를 죄어준다. 다리의 위치를 바꾸어 동작을 반복한다. 이것이 독수리 자세를 한 어깨서기 자세이다.

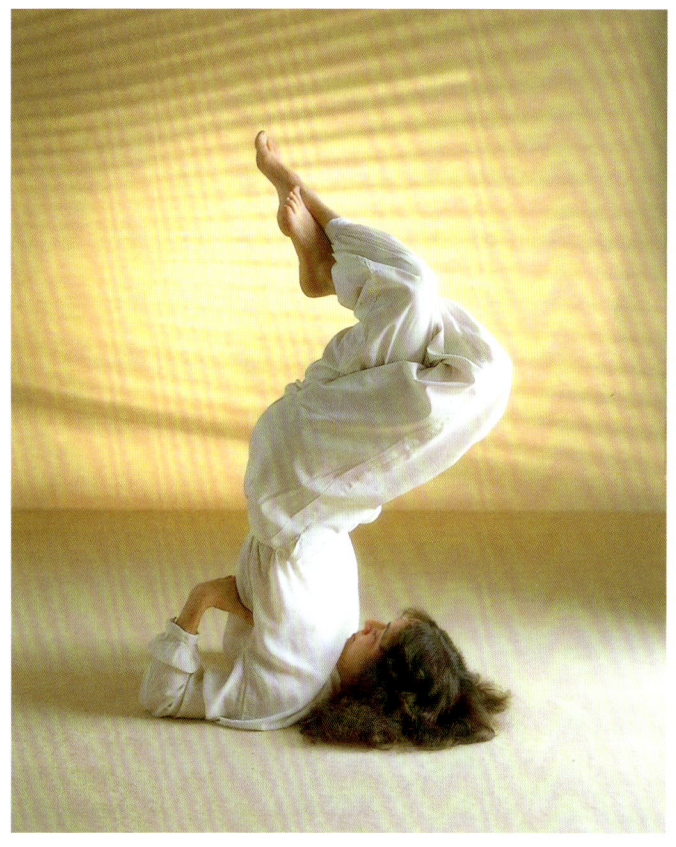

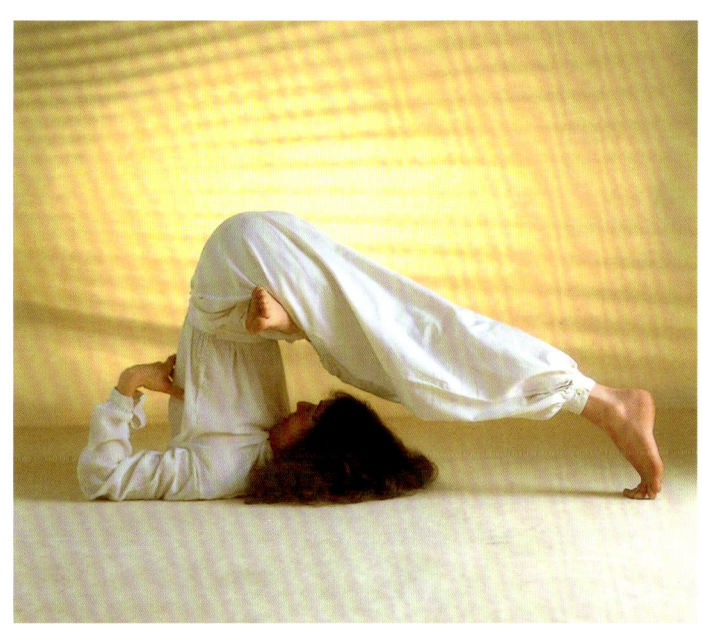

변형동작 5
어깨서기 자세와 같이 등으로 지탱하면서 오른쪽 무릎을 굽혀서 왼쪽 허벅지 위에 올려 놓는다. 숨을 들이쉰 다음 다시 내쉬면서 왼발을 머리 뒤로 넘긴다. 다리를 바꾸어 동작을 반복한다.

쟁기자세 변형

이 동작은 척추의 각 부분을 차례로 굽혔다 뻗어주는 자세이다. 다리는 머리로부터 멀리 뻗어주면서 목과 척추에 힘을 가하고 반면에, 머리와 가까이 있는 발을 당김으로써 아랫쪽 등을 늘린다. 이때, 항상 변형동작 전에 표준 쟁기자세를 취한다. 이동작을 취할 때 척추 윗부분이 뻣뻣하게 느껴지면 잠시 동안 팔을 뒤쪽 바닥 위에 내려 놓는다. 만약에 이 동작들을 행할 때 호흡이 얕고 빨라지면, 동작을 느슨하게 해주고 마음을 가다듬어 안정시킨다.

변형동작 1
귀 무릎에 대기
쟁기자세를 취할 때에는 숨을 내쉬면서 다리를 구부리고 무릎을 귀 옆에 댄다. 팔은 무릎을 감싸안아 귀에 댄다.

변형동작 2
다리를 곧게 뻗으면서 두 발은 가능한 멀리 바닥에 댄다. 손을 합장하여 다리 사이로 쭉 뻗어준다. 이 자세는 어깨보다 척추에 몸무게가 실리게 된다.

변형동작 3
3a 등뒤에서 손가락을 깍지낀다. 이제 무릎과 다리를 곧게 핀 상태로 발은 가능한 멀리 한쪽으로 뻗는다.

3b 숨을 내쉬고 무릎을 굽혀서 한쪽 귀 옆으로 당긴다. 다른 쪽도 반복 연습한다.

변형동작 4
발을 가능한 멀리 머리 뒤로 놓는다. 숨을 내쉬고 무릎은 굽혀 바닥에 내려놓고 팔로 바닥을 누른다.

변형동작 5 (오른쪽 사진)
어깨서기 자세로 돌아와서 다리를 연꽃자세로 취한다. 천천히 무릎을 머리 뒤로하여 바닥에 놓는다.

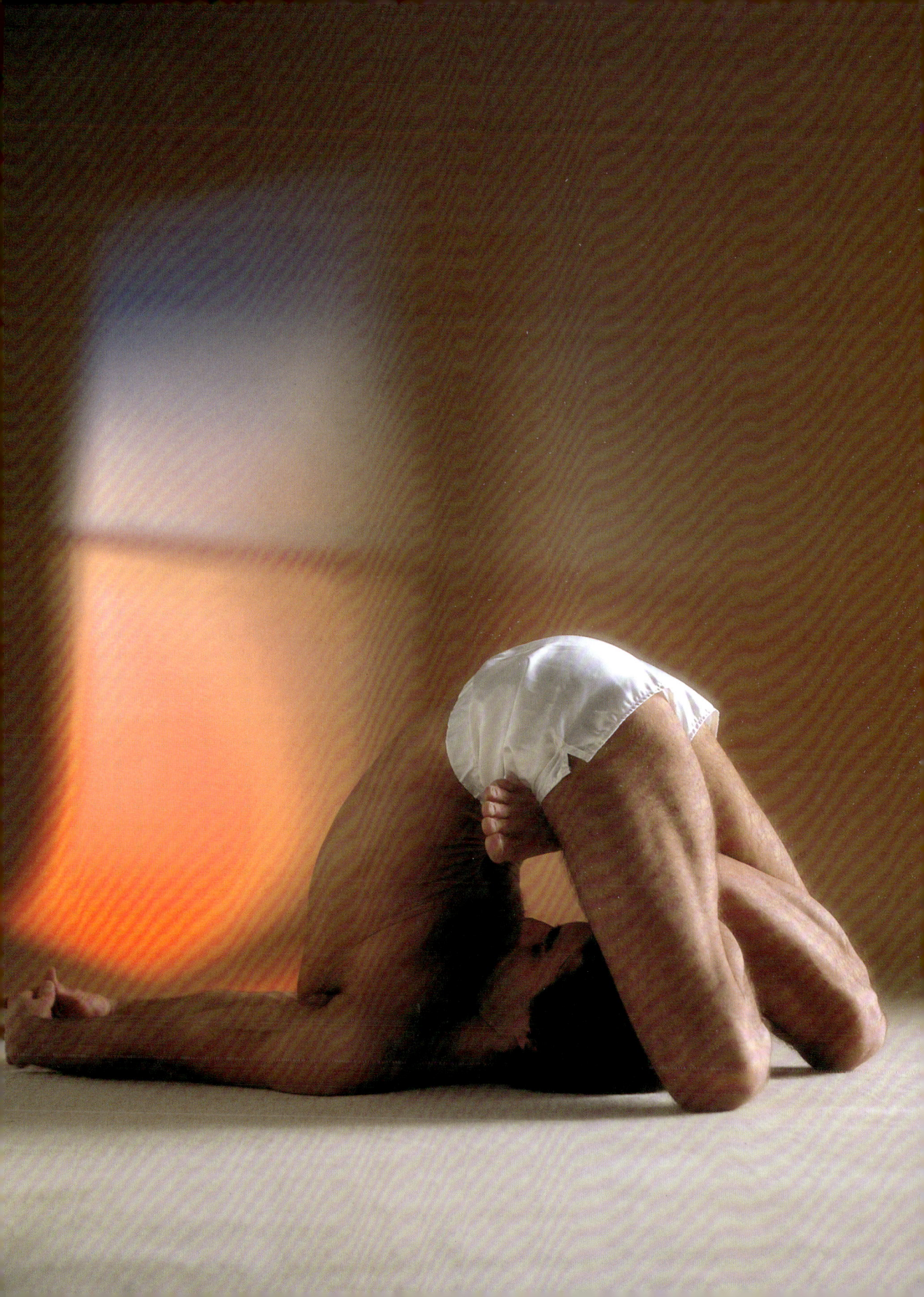

다리 자세 변형

다리자세와 이 자세의 변형동작들을 수행하면 등 아래와 복부 근육이 발달한다. 엉덩이를 들어올림으로써 중력에 저항한다. 변형동작1에서는 들어올린 다리가 몸을 들어주기 때문에 약간 쉬울 것이다. 어깨서기 자세에서 곧바로 다리자세를 행하는 것에 어려움이 없다면 손을 어깨 쪽으로 옮긴다. 이때 팔꿈치가 밖으로 휘지 않도록 하라. 기본 아사나 동작이나 변형동작이 별 효과가 없다고 느껴진다면 완벽하고 정확한 동작을 하려고 노력한다. 예를 들어 다리자세의 경우, '어깨서기'에서부터 한 다리는 곧게 펴고 다른 한 다리는 '연꽃 자세'를 하고서 '다리 자세'로 돌아올 수도 있다.

변형동작 1
다리가 곧게 펴질 때까지 발을 앞으로 뻗으면서 다리 모양을 만든다. 숨을 들이쉬며 한쪽 다리를 올린다. 이 자세를 유지하는 동안 호흡은 정상적으로 한다. 숨을 내쉬며 다리를 내린다.

변형동작 2
다리자세에서 발을 엉덩이쪽으로 당긴다. 두손으로 발목을 잡고, 엉덩이를 똑바로 올린다.

변형동작 3
어깨서기 자세에서 연꽃자세로 들어간다. 등을 단단히 지탱하면서 숨은 내쉰다. 천천히 무릎을 내린다. 그 자세에서 머리와 어깨, 팔꿈치를 낮춘다. (오른쪽 사진, 위)

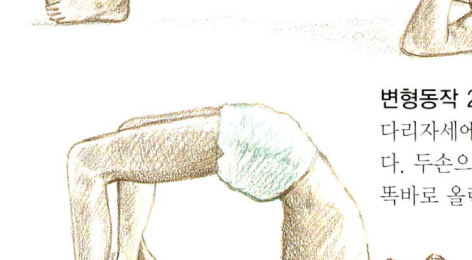

물고기 자세 변형

요기는 특수한 그들만의 호흡을 통하여 '연꽃 물고기자세'로 오랜시간동안 물속에 떠다닌다. '물고기 자세'에서 척추를 뒤로 구부려 아치형을 만들면 가슴과 머리 위로 프라나가 직접 전달된다. 연꽃자세는 다리를 맞물림으로써 프라나가 손실되는 것을 막아준다. 등을 뒤로 굽히고, 폐를 더 확장하기 위해서는 팔꿈치를 바닥에 대어 마치 지렛대의 역할을 하게 한다. 등이 휘어질 수 있도록 정수리를 바닥에 댄다.

변형동작 1 (연꽃 물고기자세)
다리를 연꽃자세로 하여 반듯이 눕는다. 팔꿈치로 받치고 정수리가 바닥에 닿도록 등을 아치형으로 만든다. 발은 아래에서 지탱하고, 손바닥으로 허리를 잡고 팔꿈치와 무릎을 바닥에 대고 등을 밀어 올린다.

변형동작 2 (묶인 물고기자세)
연꽃자세에서 등을 아치형으로 만든다. 몸무게를 왼쪽 팔꿈치로 옮긴다. 이 자세에서 오른팔을 등 아래에 댄다. 숨을 들이쉬며 오른쪽 발을 잡는다. 이제 숨을 내쉬며 나머지 팔도 같은 동작을 반복한다. (오른쪽 사진, 아래)

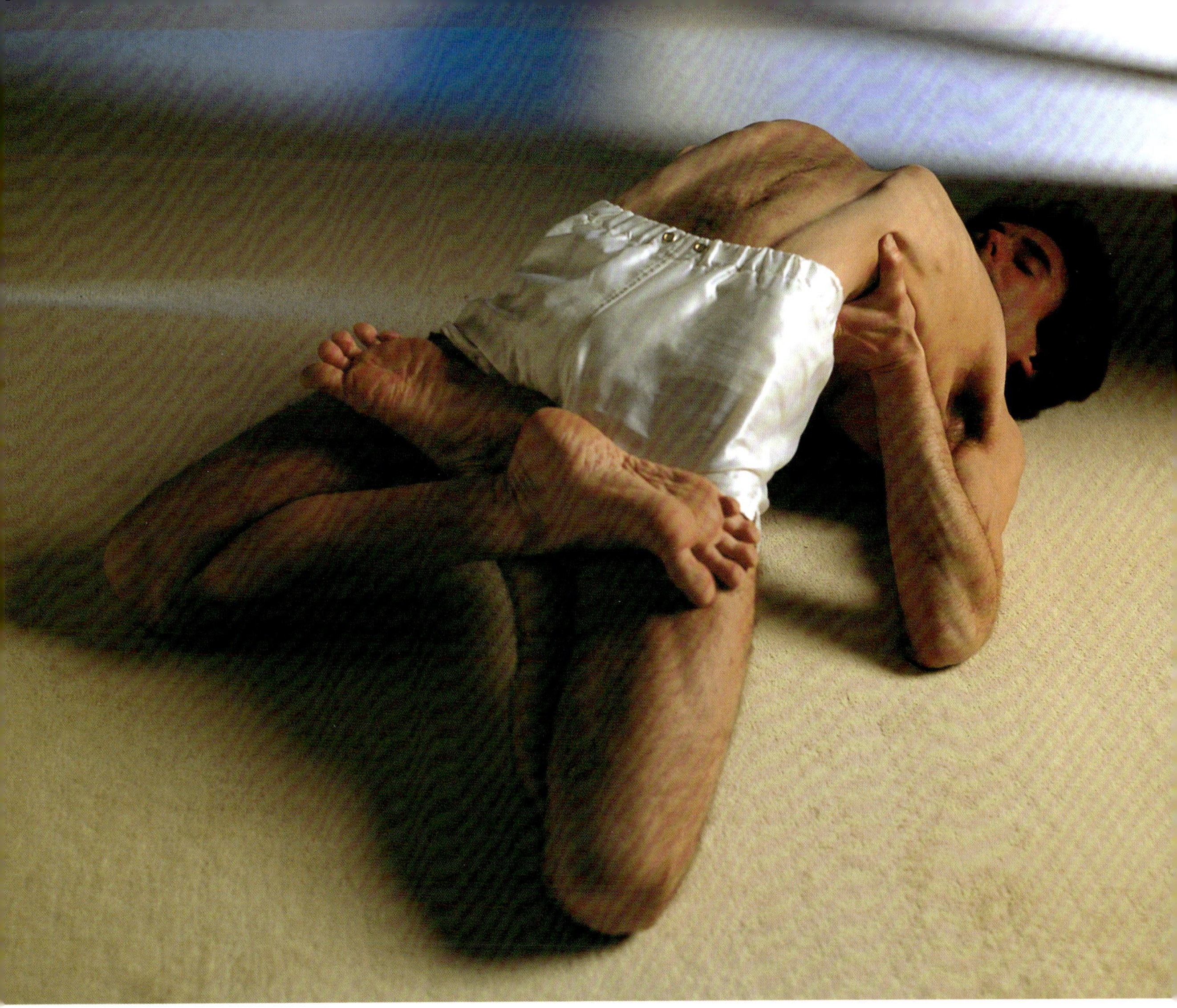
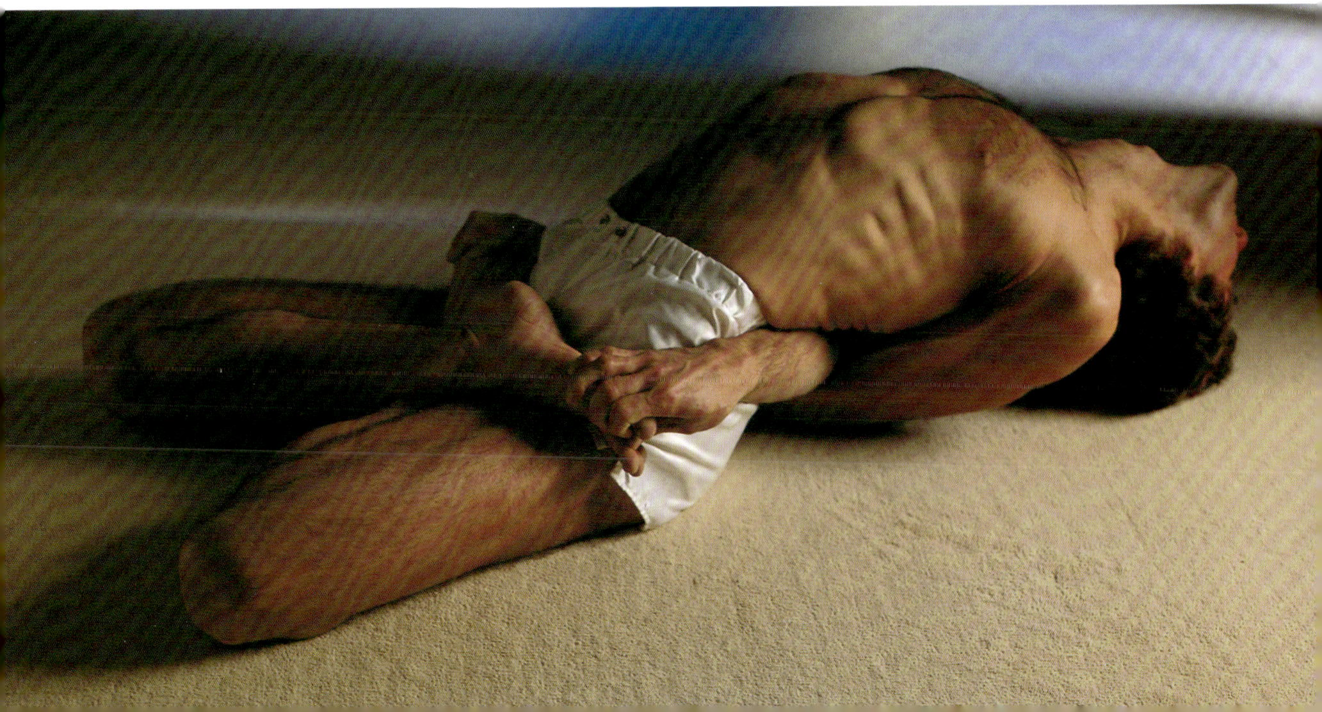

앞으로 굽히기와 변형동작 *The Forward Bend Cycle*

이 변형동작은 앞으로 굽히는 자세와 그 변형동작뿐만 아니라 반대 자세인 기울이기 자세도 소개한다. 앞으로 굽히기는 척추를 늘려주고 당겨주어 척추 사이에 공간을 넓혀 척추의 자연스러운 만곡을 형성하게 한다. 이 동작은 연습을 반복할수록 적당하게 척추골이 일직선으로 유지되면서 등 근육이 유연해진다. 더 나아가 뒤로 굽히기 동작들도 더욱 잘 할 수 있도록 한다. 신체의 한 부분을 꽉 잡으면, 그 부분이 빨갛게 되는데 이런 현상은 피가 그 부분으로 몰리기 때문이다. 앞으로 굽히기 자세는 복부의 기관들을 꽉 조여준다. 그리고 그곳에 혈액을 모이게 하여 소화기관을 강화시킨다. 전체적으로 이 동작은 마음에 유익한 영향을 미친다.

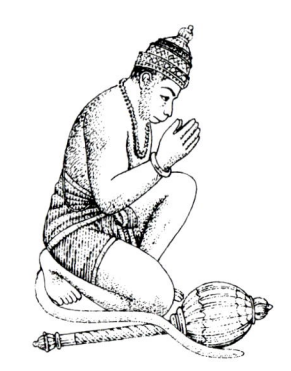

앞으로 굽히기 변형
이 자세의 목표는 척추를 어떻게 하면 앞으로 곧게 뻗어주는가를 익히는데 있다. 손을 여러 형태로 잡아가며 척추와 어깨를 다양하게 운동시킨다. 변형동작 5는 체력과 균형감각이 필요하다. 반면에 변형동작 6은 허리를 강하게 해주고 복부기관을 부드럽게 이완시킨다. 이러한 변형동작을 이용하여 척추를 충분히 늘려준다. 척추는 우리가 생각하는 것보다 훨씬 많이 늘릴 수 있다. 시간이 지날수록 머리와 발이 맞닿을 수 있을 것이다.

변형동작 1
손바닥으로는 발바닥을, 손가락은 발뒤꿈치를 잡는다. 이 동작은 아킬레스건을 늘려준다.

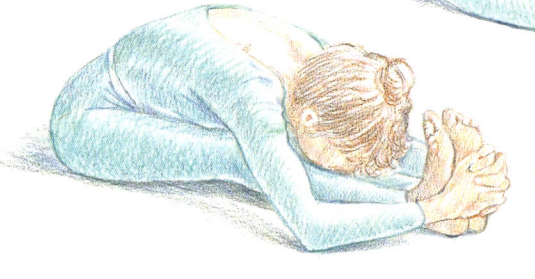

변형동작 2
팔꿈치를 바닥에 대고 손가락을 깍지껴서, 발바닥을 감싼다.

변형동작 3
바닥에 팔꿈치를 대고 왼팔을 발너머로 뻗는다. 오른손으로 왼팔 손목을 잡는다. 손의 위치를 바꾸어 반복한다.

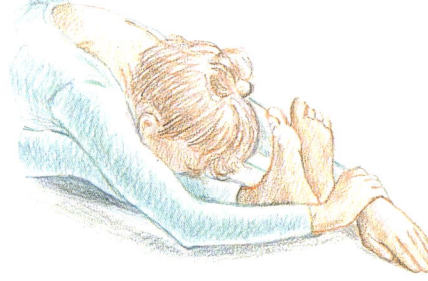

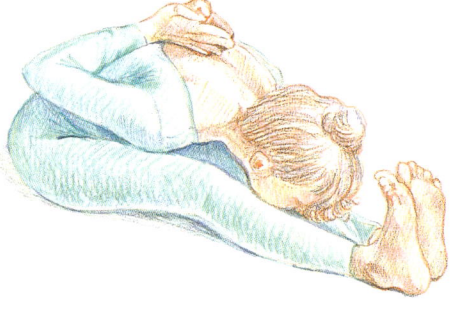

변형동작 4
두 다리를 모아 앞으로 뻗고 앉은 후, 손을 등뒤에서 합장한다. 복부와 등의 근육을 이용하면서 척추의 아래쪽부터 앞으로 쭉 뻗는다. 합장한 손으로 척추를 부드럽게 누르며 어깨근육을 펴준다.

변형동작 5
앉아서 무릎을 구부려서 가슴에 댄다. 엉덩이의 균형을 유지하면서 발끝을 잡고 상체를 약간 뒤로 젖힌다. 천천히 다리를 위로 쭉펴서 허벅지를 가슴쪽으로 당긴다. 머리와 척추를 발끝쪽으로 끌어당긴다. 손으로 발을 잡고 들어올리며 복부의 근육을 발달시킨다.

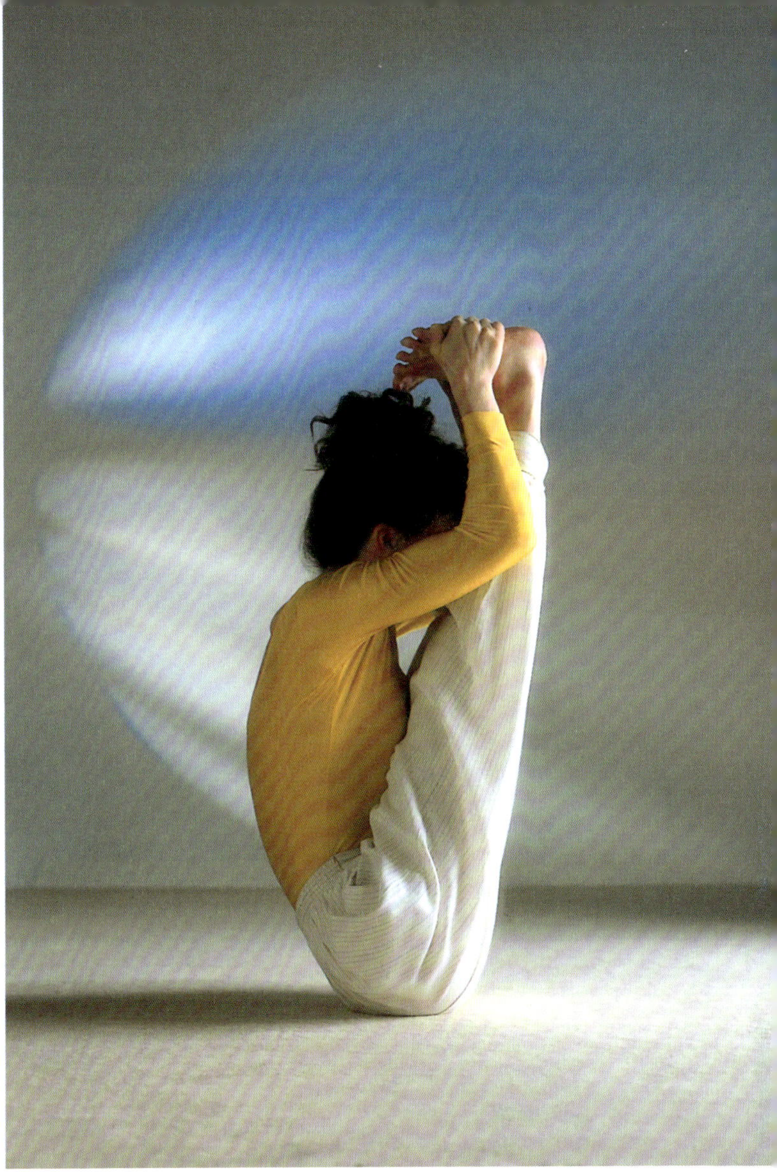

변형동작 6
앞으로 굽히기 자세에서 몸을 비틀어 왼쪽 팔꿈치가 바닥에 닿도록 한다. 몸을 틀어주기 위한 지렛대로 팔꿈치를 사용하라. 이제 왼손으로 오른발을 잡고, 오른손은 머리 위로 올려 왼발을 잡는다. 시선은 팔꿈치 사이에 두고 호흡은 정상적으로 하며 자세를 유지한다. 반대편도 동작을 반복한다.

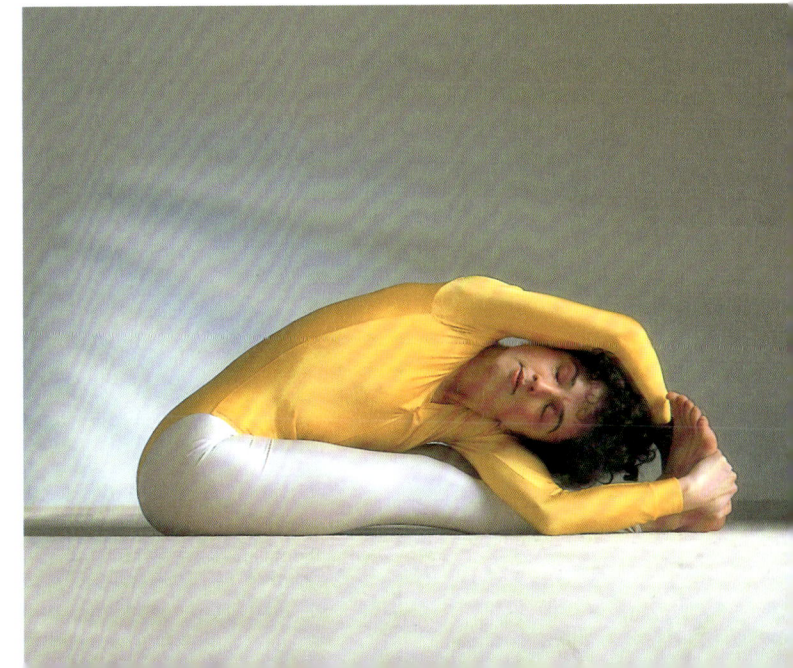

머리 무릎에 대기

이 자세에서 굽힌 다리는 받침대의 역할을 하고 곧게 뻗은 다리의 근육은 상체의 무게에 의해서 늘려진다. 두 다리를 뻗을 때보다 한 다리만을 뻗고 있을 때, 더 많이 숙일 수 있다. 이 동작들은 복부에 많은 영향을 준다. 머리 무릎대기의 효과는 반연꽃 자세를 통해 효과를 강화시킬 수 있다.(변형1) 변형동작 2와 3의 비트는 동작들은 몸 전체를 깨끗이 정화해주고 유연하게 만든다. 또한 오른쪽 다리 위로 먼저 굽히는 상행결장(上行結腸)을 강화시켜 주고 왼쪽 다리 위로 굽히는 동작은 하행결장(下行結腸)을 강화시켜 준다. 변형동작 2에서는 가슴을 앞으로 내밀도록 하며, 이 자세를 쉽게 수행할 수 있으면 변형동작 3을 한다.

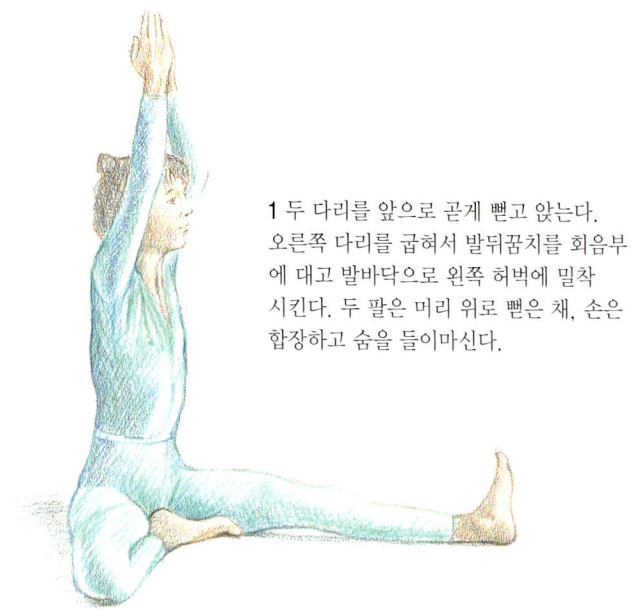

1 두 다리를 앞으로 곧게 뻗고 앉는다. 오른쪽 다리를 굽혀서 발뒤꿈치를 회음부에 대고 발바닥으로 왼쪽 허벅에 밀착시킨다. 두 팔은 머리 위로 뻗은 채, 손은 합장하고 숨을 들이마신다.

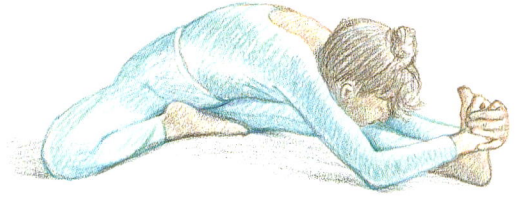

2 숨을 내쉬며 척추의 끝에서부터 앞쪽으로 구부린다. 두손으로 발을 잡고, 가능한 머리는 다리 아래쪽으로 밀착시킨다. 그 자세에서 깊게 호흡을 한 후, 서서히 풀어준다.

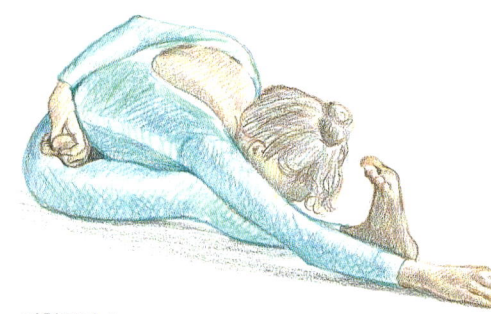

변형동작 1
왼발을 올려 반연꽃 자세로 한다. 왼손을 등 뒤로 하여 왼발을 잡는다. 숨은 들이쉬고 내쉬면서 오른쪽 다리 위로 팔을 쭉 피며 몸을 굽힌다. 이 자세가 너무 어렵다면 발을 잡지말고 몸만 앞으로 굽힌다.

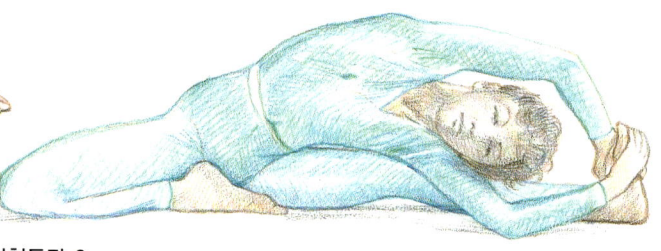

변형동작 2
왼쪽 무릎을 왼쪽 발과 일직선으로 한다. 숨을 내쉬며 몸을 왼쪽으로 굽힌다. 두손으로 발을 잡으면서 왼쪽 팔꿈치를 지렛대로 이용하여 오른팔을 뒤로 올린다.

변형동작 3 (오른쪽 사진)
왼손을 풀고 머리가 바닥에 닿을 수 있도록 어깨를 바깥쪽으로 움직인다. 머리를 다리 뒤로 넘기고 얼굴은 위를 향하고 발을 잡는다.

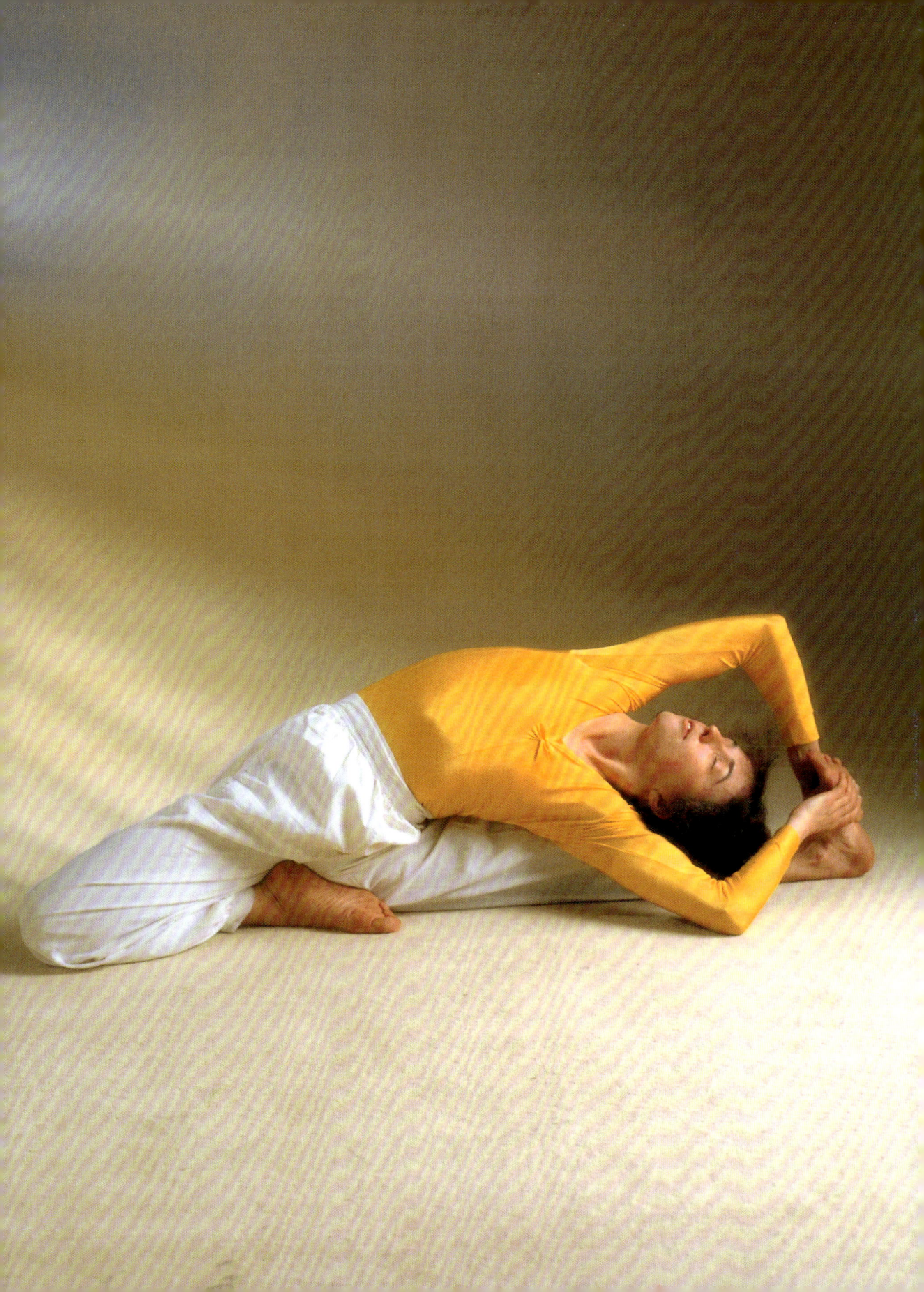

옆으로 다리 벌려 비틀기

몸을 펴는 것은 마치 하품하는 것과 유사하다. 몸을 완전히 펴지 못하면 만족스러움을 느낄 수 없다. 두 다리를 벌려 다음의 두 가지 비트는 자세를 수행한다. 다리를 더 넓게 벌릴수록 옆으로 쉽게 비틀 수 있을것이다.
몸을 한쪽으로 굽힐 때에는 머리를 발 아래에 두어 척추를 늘린다. 그 자세에서 발끝을 몸쪽으로 당겨
몸은 더 늘리고 균형을 유지한다.

변형동작 1
오른손을 등뒤로 하여 왼쪽 허벅지 안쪽을 잡는다. 숨을 내쉬며 상체를 왼쪽 다리 위로 굽힌다. 왼손으로 왼쪽 발을 잡는다.

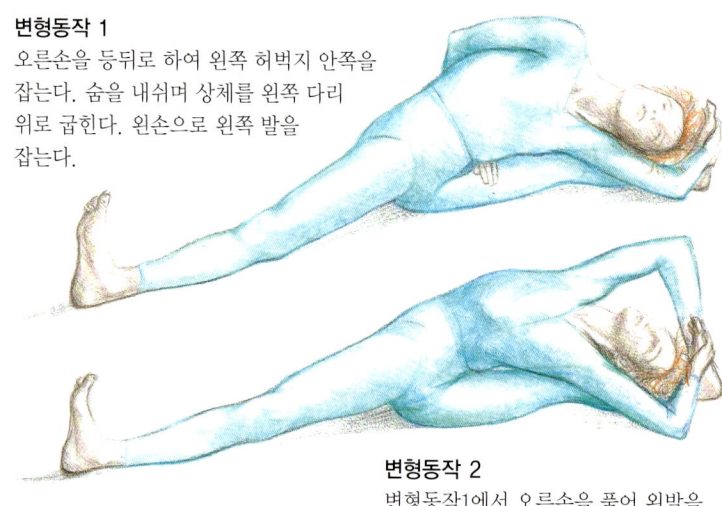

변형동작 2
변형동작1에서 오른손을 풀어 왼발을 잡는다. 왼쪽 팔꿈치와 어깨를 다리 바깥쪽으로 향하게 한다. 이제 머리를 정강이 위에 눕힌다.

다리와 팔 뻗기

이 두 아사나를 할 때, 몸무게에 의해서 다리가 비틀리고 늘려진다. 처음에는 두 손에 자신의 몸무게를 실음으로써 다리에 무리가 가지 않도록 한다. 팔꿈치가 바닥에 닿을 때까지 상체를 앞으로 굽힌다. 턱과 가슴이 바닥에 닿게되면, 안쪽 허벅지는 이미 충분히 늘어난 상태인 것이다.

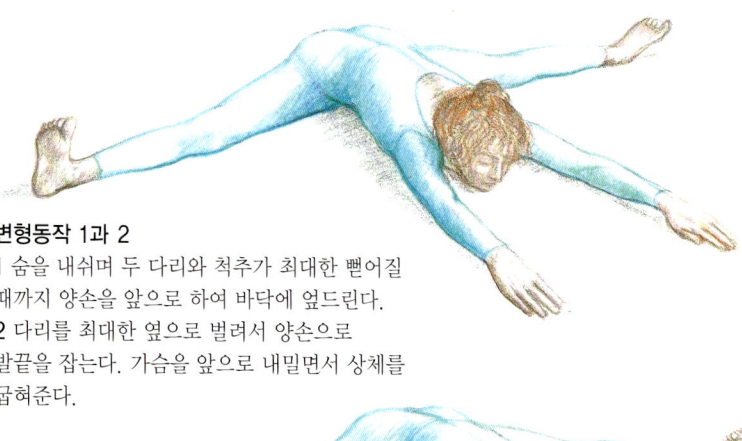

변형동작 1과 2
1 숨을 내쉬며 두 다리와 척추가 최대한 뻗어질 때까지 양손을 앞으로 하여 바닥에 엎드린다.
2 다리를 최대한 옆으로 벌려서 양손으로 발끝을 잡는다. 가슴을 앞으로 내밀면서 상체를 굽혀준다.

거북이 자세 (쿠르마사나 Kurmasana)
이 자세는 두 다리를 벌리고 앉아 무릎은 위로 향하게 앉는다. 몸을 앞으로 굽히며 팔과 어깨는 무릎 아래로 놓고 손바닥을 아래로 하여 몸 뒤로 보낸다. 다리를 천천히 바깥으로 뻗고 몸은 앞으로 끌어당긴다.

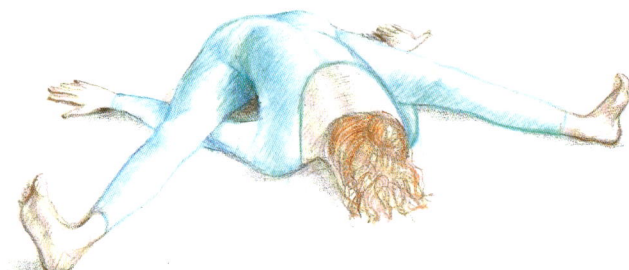

거북이 자세에서 균형 유지하기 (오른쪽 사진)
우티타 쿠르마사나(Uthitha Kurmasana)에서는 숨을 들이쉰 다음 오른쪽 다리를 올려 머리 뒤로 넘긴다. 왼쪽 다리도 머리 뒤로 가져가 오른쪽 다리와 엇걸어 준다. 호흡은 정상적으로 유지하며 숨을 들이쉴 때, 몸을 들어올려 두손으로 균형을 잡는다.

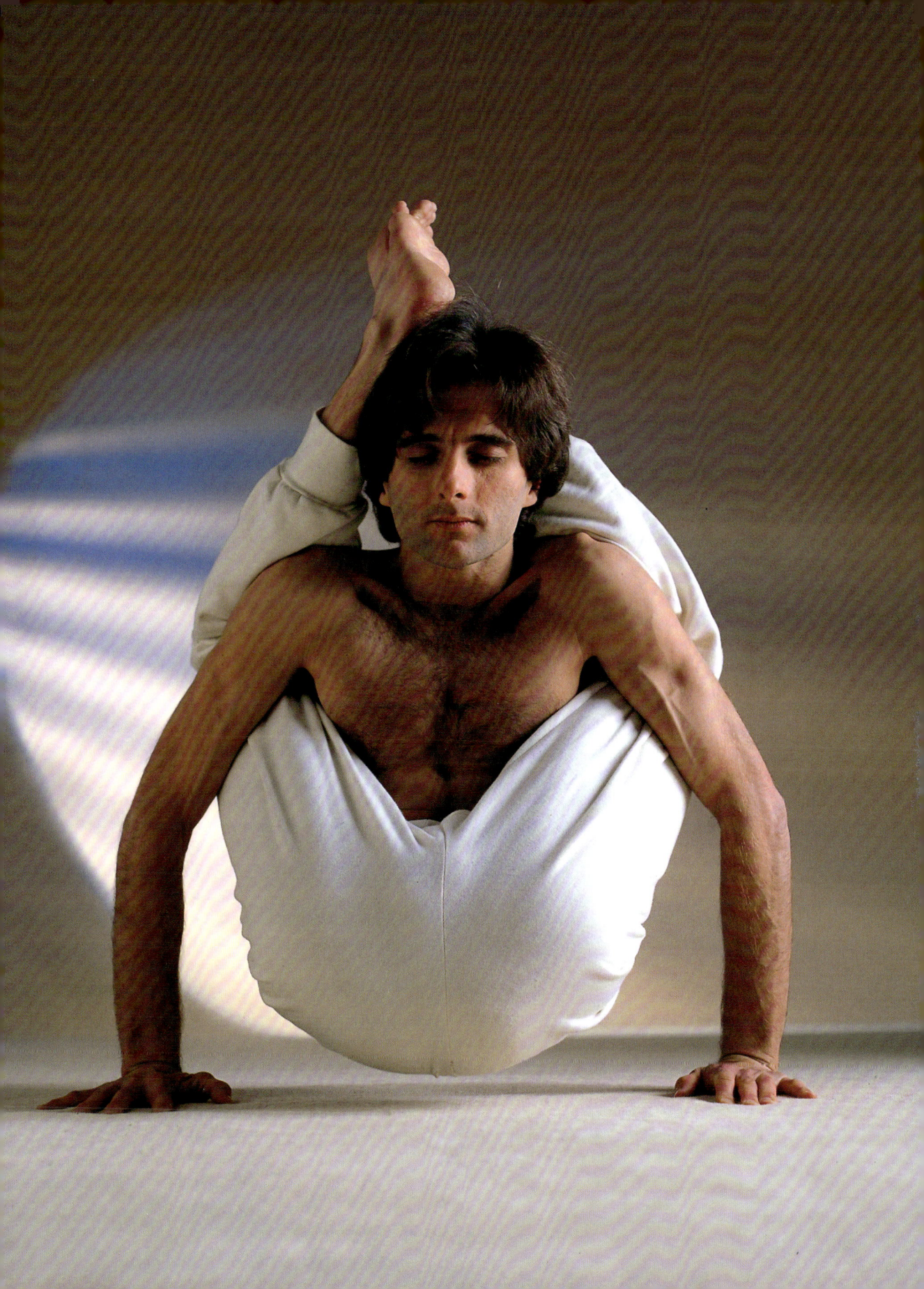

기울이기 자세

'물고기 자세' '어깨서기 자세'의 짝이듯이 기울이기 자세는 '앞으로 굽히기 자세'와 짝을 이룬다. 그동안 머리와 척추를 앞으로 구부렸으므로 이제는 몸을 뒤로 젖혀 균형을 잡는다. 이 동작은 머리 꼭대기에서 발끝까지 몸을 완전히 앞으로 뻗어 이완시키는 자세이다. 엉덩이를 높이 들어올릴수록 몸은 더 많이 늘어나고 다리, 어깨 그리고 팔이 더욱더 강화된다. 엉덩이를 높이 들어 올릴 때, 척추와 등의 근육이 몸을 지탱해 줄 것이다. 이 변형동작들을 수행함으로써 신체의 모든 부분을 늘려주는 것은 물론 좌우 불균형도 잡아준다. 처음에는 자세와 균형유지가 쉽지 않지만 규칙적으로 수련을 하다보면 완벽한 자세를 할 수 있는 힘과 유연성을 기를 수 있을 것이다.

1 다리를 모아 앞으로 뻗고 앉는다. 손바닥은 펴서 몸의 뒤쪽 바닥을 멀리 짚는다. 손가락은 몸의 반대쪽을 향하며, 상체를 약간 뒤로 젖힌다.

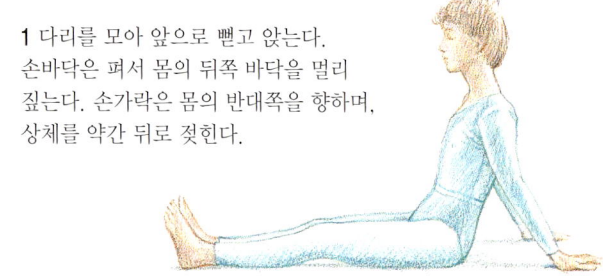

2 팔과 다리에 몸을 의지한 채, 엉덩이를 가능한 높이 올린다. 다리는 곧게 뻗고 머리는 뒤로 떨어뜨린다. 두 세번 심호흡을 하는 동안 자세를 유지한다.

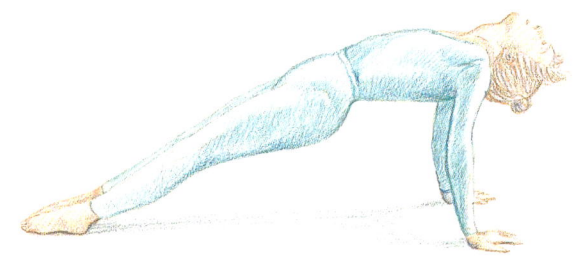

변형동작 1

기울이기 자세에서 숨을 들이쉬며 왼쪽 다리는 바닥 위에 그대로 두고 오른쪽 다리를 곧게 뻗어 올린다. 깊게 호흡을 하면서 자세를 유지한다. 얼마 후 자세를 풀고 왼쪽 다리도 반복한다.

변형동작 2

기울이기 자세에서, 숨을 들이쉬며 오른팔을 위로 뻗는다. 이때, 왼팔에 체중을 가볍게 싣는다. 얼마간 자세를 유지하고 나서 왼쪽팔도 반복한다.

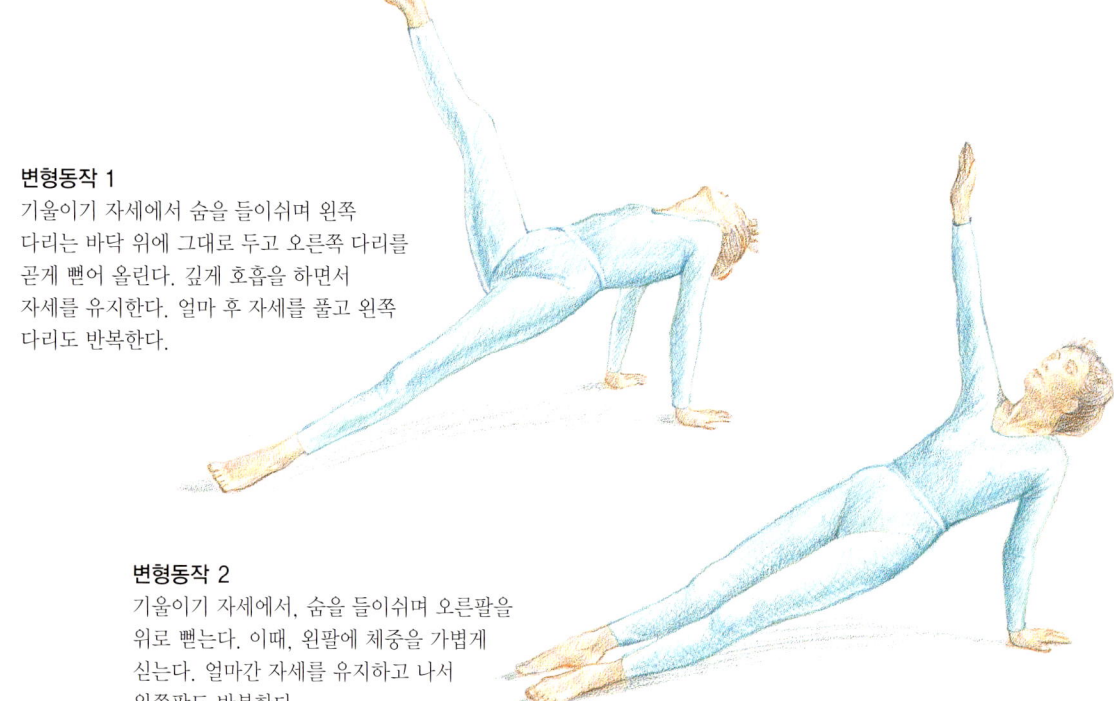

제6장 아사나와 변형동작 **121**

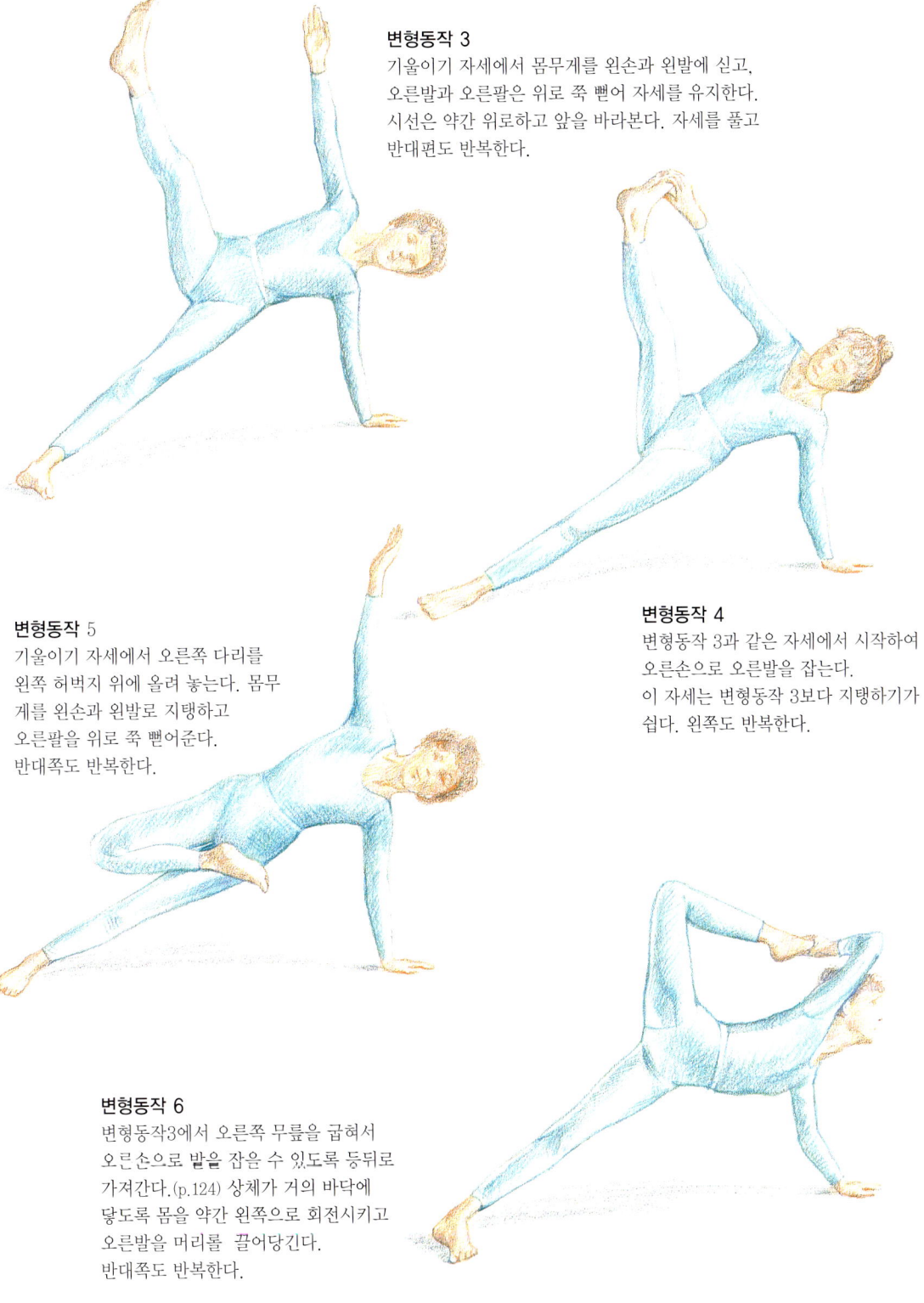

변형동작 3
기울이기 자세에서 몸무게를 왼손과 왼발에 싣고, 오른발과 오른팔은 위로 쭉 뻗어 자세를 유지한다. 시선은 약간 위로하고 앞을 바라본다. 자세를 풀고 반대편도 반복한다.

변형동작 4
변형동작 3과 같은 자세에서 시작하여 오른손으로 오른발을 잡는다.
이 자세는 변형동작 3보다 지탱하기가 쉽다. 왼쪽도 반복한다.

변형동작 5
기울이기 자세에서 오른쪽 다리를 왼쪽 허벅지 위에 올려 놓는다. 몸무게를 왼손과 왼발로 지탱하고 오른팔을 위로 쭉 뻗어준다. 반대쪽도 반복한다.

변형동작 6
변형동작3에서 오른쪽 무릎을 굽혀서 오른 손으로 발을 잡을 수 있도록 등뒤로 가져간다.(p.124) 상체가 거의 바닥에 닿도록 몸을 약간 왼쪽으로 회전시키고 오른발을 머리로 끌어당긴다. 반대쪽도 반복한다.

뒤로 젖히기와 변형동작 *The Backward Bend Cycle*

앞으로 굽히기 자세에서는 척추를 늘려주었으므로 이제 뒤로 젖히기 자세에서는 깊은 호흡을 하면서 복부와 가슴을 활짝 열고 척추를 압축하고 몸의 앞부분을 늘려준다. 요가를 수련하다보면, 뒤로 젖히기 자세에 너무 열중하여 이것만을 연습할 때가 있다. 그러나 척추를 건강하게 유지하기 위해서는 '앞으로 굽히기'와 '뒤로 젖히기'를 균형있게 해야만 한다. 사실상 척추가 뒤로 자연스럽게 젖혀지기 위해서는 반드시 뒤로 젖히기의 격렬한 동작 후에 짧은 시간이나마 앞으로 굽히기 자세를 해주는 것이 바람직하다. 또한, 오직 척추의 한 부분(보통은 등 아랫쪽)만 굽히는 것이 아니라 목에서부터 척추의 아래까지 모두 펴지는 것을 느낄 수 있도록 한다. 아사나를 하고 자세를 풀 때는 천천히 통제하면서 수행하는 것에 유의한다. 그렇게해야 목부터 척추끝까지 그 영향이 골고루 미치게 된다.

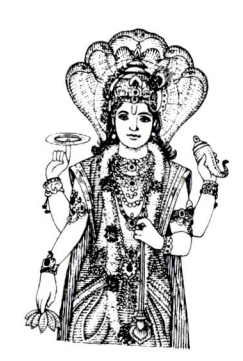

코부라 자세 변형
등근육이 발달되면 팔의 도움을 많이 받지 않아도 코부라 자세를 유지할 수 있다. 그러면 팔을 자유롭게 사용하여 무릎이나 발을 잡을 수도 있으며 몸을 훨씬 뒤로 끌어당길 수도 있다. 이러한 변형동작을 통하여 몸을 둥글게 만들어 등근육을 강하게 늘릴 수 있으며 프라나의 통로를 넓혀줄 수 있다.

메뚜기 자세 변형
이 자세는 메뚜기 자세처럼 다리를 위로 올리기 보다는 척추와 다리를 늘려 몸을 앞으로 내미는 것이다. 몸무게를 두 팔로 지탱할 필요없이 메뚜기 자세를 시도할 수 있으면 이 변형동작을 할 수 있다. 두팔로 두 다리를 밀어내고 척추 상부와 목에서 몸을 구부린다. 이 변형자세를 하기전에 양 어깨를 머리에서 멀리 밀어내고 턱은 마루를 따라 앞으로 내민다. 이렇게 하면 척추가 늘어나 압박이 약해진다. 체중을 다리 뒤로부터 팔로 옮기면서 천천히 자세를 푼다.

변형동작 1 (왼쪽)
완전한 코부라 자세에서 한 손을 앞쪽 중앙에 놓는다. 다른 손은 등뒤로 하여 무릎을 잡는다. 이제 몸을 지탱할 수 있으면, 앞에 있던 손을 뒤로 뻗어 다른 쪽 무릎을 마져 잡는다. 척추의 굴곡을 강화시키기 위해서 무릎을 잡아당기며 숨을 내쉰다. 자세를 풀 때는 동작을 거꾸로 한다.

변형동작 2 (사진, 오른쪽 위)
자신의 몸무게를 한 손으로 지탱하면서 다른 손은 뒤로 하여 두 발을 잡는다. (p.124) 이제 몸을 지탱하고 있던 손을 등으로 가져가서 각각의 발을 잡는다. 발을 위로 잡아당긴다.

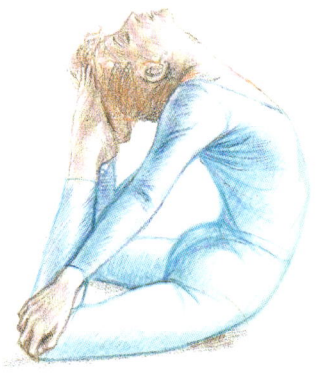

변형동작 1 (아래)
두 다리를 모아 머리 뒤로 넘긴다. 발이 바닥에 닿았을 때 몸무게를 다리쪽에 실는다.

변형동작 2 (사진, 오른쪽 아래)
다리를 벌려 앞으로 뻗고 발꿈치를 앞으로 내민다. 다리가 수직이 되면 서로 모으고 균형을 유지하기 위해서는 엉덩이를 뒤로 내민다.

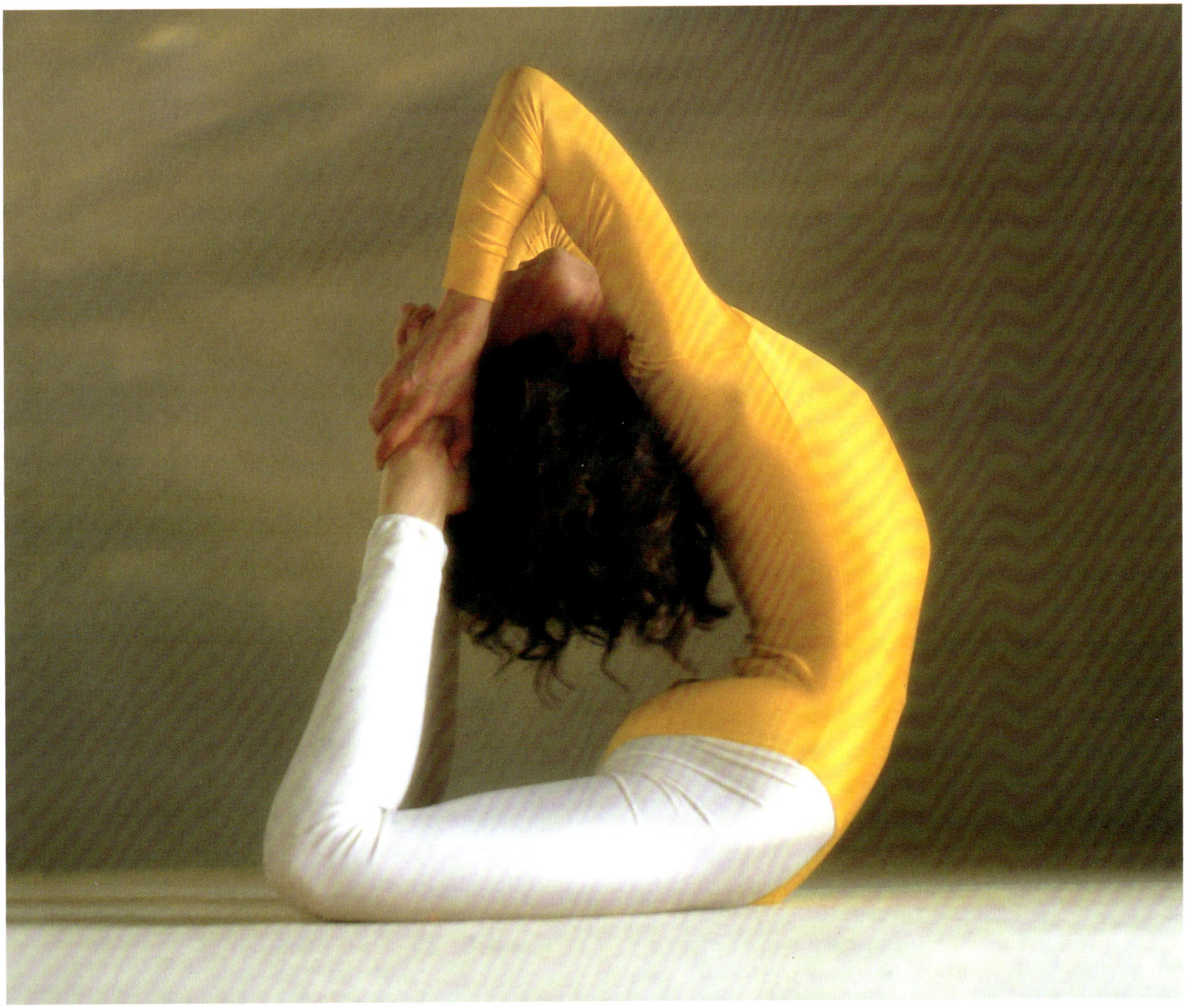

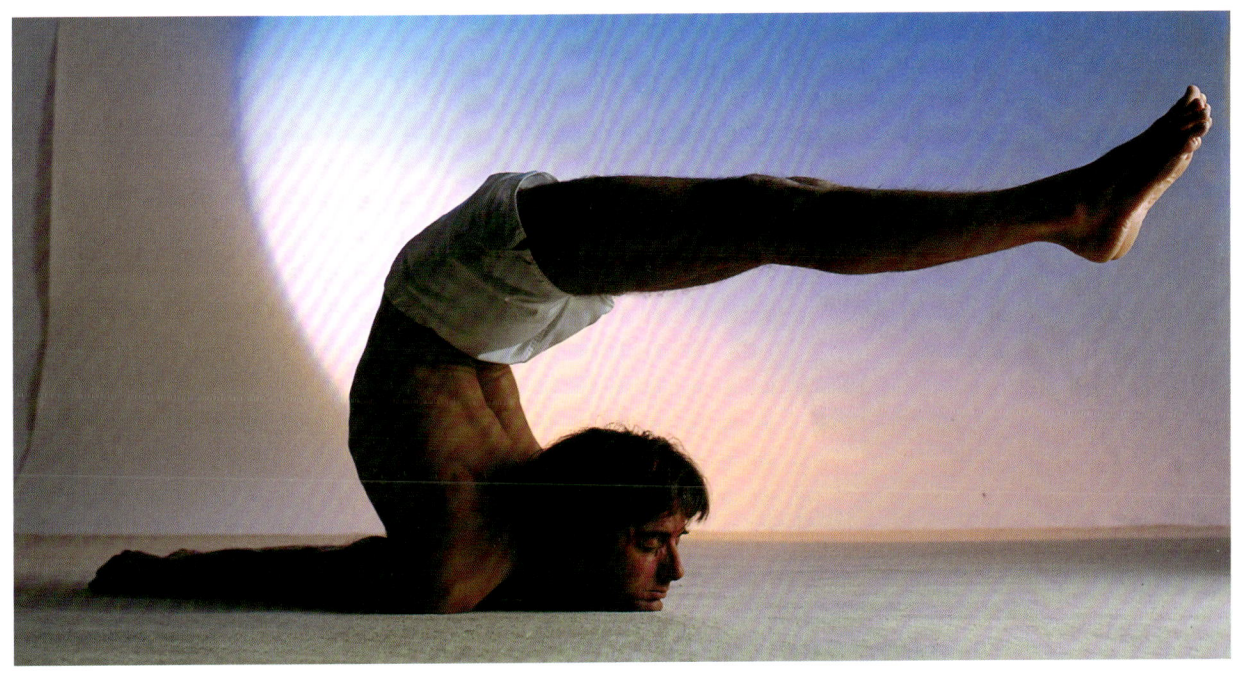

뒤로 젖혀 발목 잡기

'활' '비둘기' 자세에서 뒤로 젖혀 손으로 발목잡기를 한다. 오른쪽 손바닥을 아래로 하여 옆으로 뻗는다. 그 손을 오른쪽 뒤로 돌려 발목을 잡을 수 있도록 한다. 이제 몸을 약간 오른쪽으로 돌리면서, 팔을 뒤로 하여 오른손으로 오른발의 바깥을 잡는다. 이때 엄지손가락은 발바닥을, 그 외 손가락들은 발등을 잡는다. 팔꿈치를 구부려 위로 올리고 발을 앞으로 끌어당긴다. 왼쪽도 반복한다.

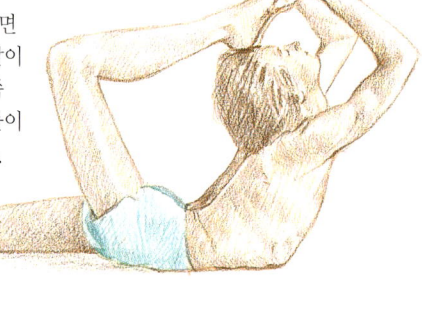

손바닥이 보이게 엄지손가락을 위로하여 팔을 뒤로 뻗는다. 그 상태에서 발의 바깥쪽을 잡는데 엄지손가락으로는 발바닥을, 나머지 손가락은 발등을 잡는다. 발을 머리쪽으로 당겨준다.

활 자세 변형

변형동작 1에서는 발뒤꿈치를 이마에 의지하는 반면에, 변형동작 3에서는 뚫어지게 바라보는 상태에서 자신의 발을 어깨쪽으로 끌어내려준다.
이 변형동작과 기본 활자세 사이의 중요 차이점은 위에서 보여주듯이 손으로 잡는 법과 팔의 자세이다. 이것은 몸을 더욱더 잘 뻗을 수 있게 해주기 위해서 팔뻗기를 쭉 뻗은 팔로 쥐는 것보다 더 짧게 쥐고 있는 것이다. 손으로 확실하게 발을 움켜잡으면서, 마치 느린 동작으로 공 하나가 구르는 것처럼 상당한 통제로 자신의 다리를 앞쪽으로 혹은 뒤쪽으로 조종할 수 있다. 좀더 부드럽게 되었을 때 손으로는 활시위를 더 팽팽하게 당겨주는 자세처럼 발목이나 정강이를 잡고 움직여 준다. 그리고 무릎도 함께 들어올린다.
이 동작은 뻗기 자세를 훨씬 용이하게 만들어 줄 것이다.

변형동작 1
오른쪽 다리를 구부린다. 숨을 들이쉬면서 오른손을 뒤로 뻗어서 위 그림과 같이 발끝을 잡는다. 균형을 잡기 위해 왼쪽 다리는 쭉 편 채로 유지하면서 숨을 들이마신다. 역시 왼손으로 왼발을 잡는다.

변형동작 2
손을 잡는 방법은 위와 같이 하면서, 활자세로 들어간다. 숨을 깊게 내쉬면서 발을 약간 더 앞쪽으로 당겨준다. 시간이 지남에 따라 머리 위로 두 발을 당길 수 있을 것이다.

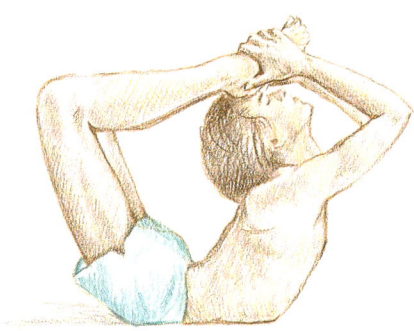

변형동작 3 (오른쪽 사진)
변형동작 1을 하고 난 후에 팔과 다리를 윗쪽으로 곧게 뻗도록 노력한다.

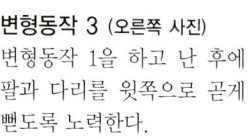

변형동작 4
활 자세를 숙련하기 위해서는, 어깨의 근육을 풀어주어야만 한다. 몸이 충분히 풀어지도록 변형동작 1을 몸이 더워질 때까지 취한다. 발은 어깨쪽으로 끌어내린다. 머리는 뒤로 약간 젖혀진 상태에서 기울인 자세를 유지한다.

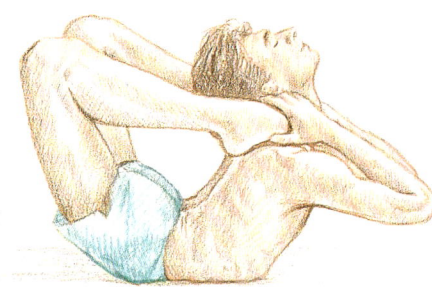

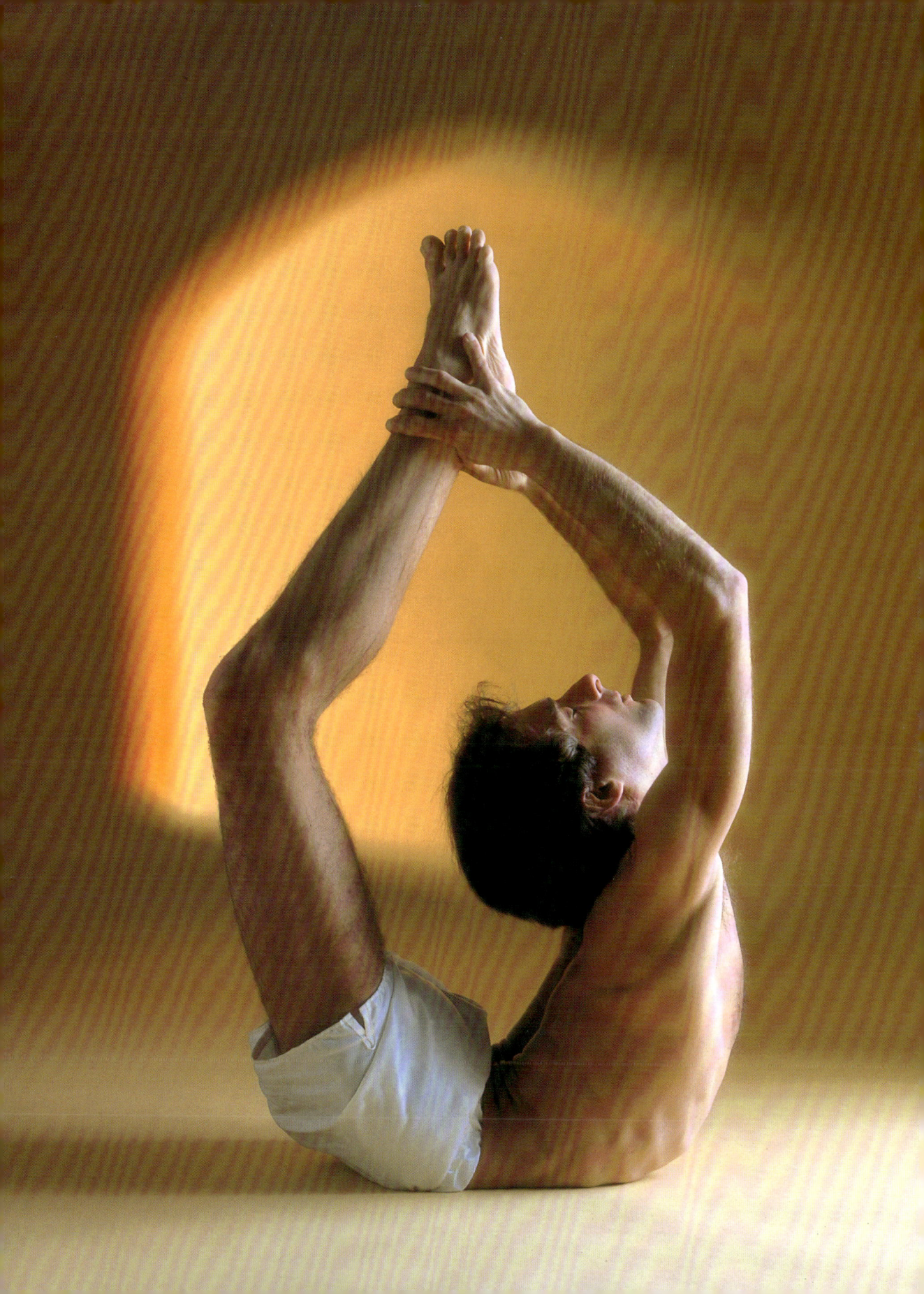

수레바퀴 자세

스와미 시바난다는 "이 아사나를 수련하는 자는 몸을 완전히 통제할 수 있을 것이다."라고 했다. 수레바퀴 자세는 가장 많이 구부리는 자세로 차크라를 자극시켜 생기를 넣어준다. 몸이 유연하지 않은 사람들은 이 자세를 많이 연습한다. 처음에 서 있는 자세에서 시작할 때 몸을 뒤로 젖혀 팔은 가능한 다리 가까이로 떨어뜨린다. 또한, 다리를 넓게 벌리므로써 가능한 몸을 낮게 하고 무릎은 굽힌다. 혹시 몸이 균형을 잃는다면 무릎을 구부려 몸을 아래로 낮춘다. 이 자세를 확실하게 수행하기 위해서는 손과 발을 똑같은 거리로 유지한다. 자신의 몸을 다리가 네개 달린 탁자로 생각하라. 시간이 지나면서 오른쪽 아래 그림과 같이 원을 완성시킬 수 있을 것이다.

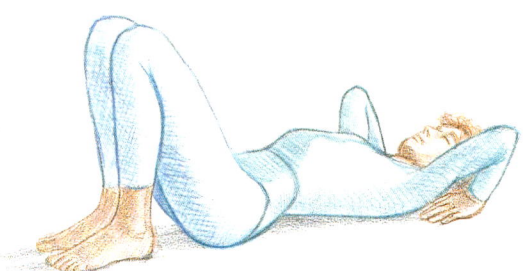

1 무릎을 굽힌 상태로 바닥에 눕는다. 발을 엉덩이 쪽으로 가져온다. 팔을 올려서 뒤로 굽히고 손은 귀밑에 놓는다. 이때, 손가락은 발쪽을 가리키며 발과 손 모두 충분한 거리를 유지한다.

2 숨을 들이마신다. 손바닥으로 바닥을 눌러주면서 엉덩이를 들어 올린다. 정수리를 바닥에 닿게한 다음 잠시 멈춘다.

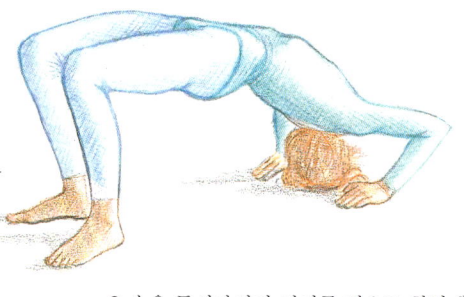

3 숨을 들이마시며 머리를 밑으로 향하게 한 후, 팔을 뻗어 몸을 들어 올린다. 엉덩이를 높이 들어올리고 호흡은 정상적으로 한다. 수련을 계속 할수록 손과 발 사이의 거리를 점점 좁혀나갈 수 있다. 만약 담요 위에서 한다면 담요를 잡고 몸을 발쪽으로 끌어당긴다. 풀어주는 자세는 반대로 한다.

수레바퀴 자세의 대체자세

두 발을 넓게 벌리고 두 손은 엉덩이 위에 놓고 천천히 몸을 뒤로 젖혀 아치형 자세를 만든다. 몸무게를 무릎에 싣고 양팔을 잡으며 몸을 계속해서 뒤로 구부린다. 다시 일어서려면 몸무게를 무릎으로 옮기고 팔을 한번에 혹은 나누어서 들어올려 원래의 자세로 돌아온다.

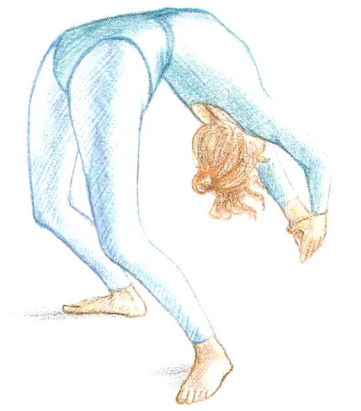

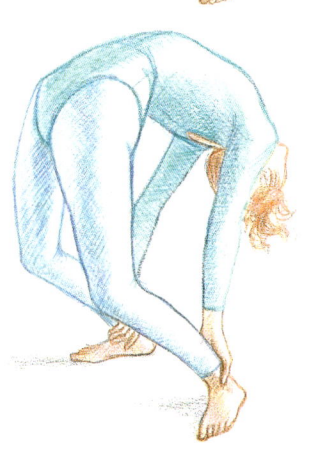

변형동작 1

몸을 뒤로 젖혀 다리의 뒤를 잡고 천천히 몸을 내린다. 더 이상 몸을 젖히기 어려울 때 엉덩이를 앞으로 내밀며 몸의 균형을 잡는다. 또한 이 변형동작을 이용하여 기본 '수레바퀴 자세'를 수행할 수 있다. 한 다리를 단단히 잡고 다른 팔을 머리 위로 올리고 손을 아래로 내린다. 균형을 잡은 후 다른 팔도 반복한다.

변형동작 2 (오른쪽 사진)

'수레바퀴 자세'를 수행하려면 한 다리를 중심으로 하여 안정된 삼각형을 이루어야 한다. 숨을 들이 마시며 한쪽 발뒤꿈치를 바닥에 대고 밀면서 나머지 다리를 들어올린다. 다리를 들어올림으로써 전신을 늘려준다. 다리를 바꾸어 동작을 반복한다.

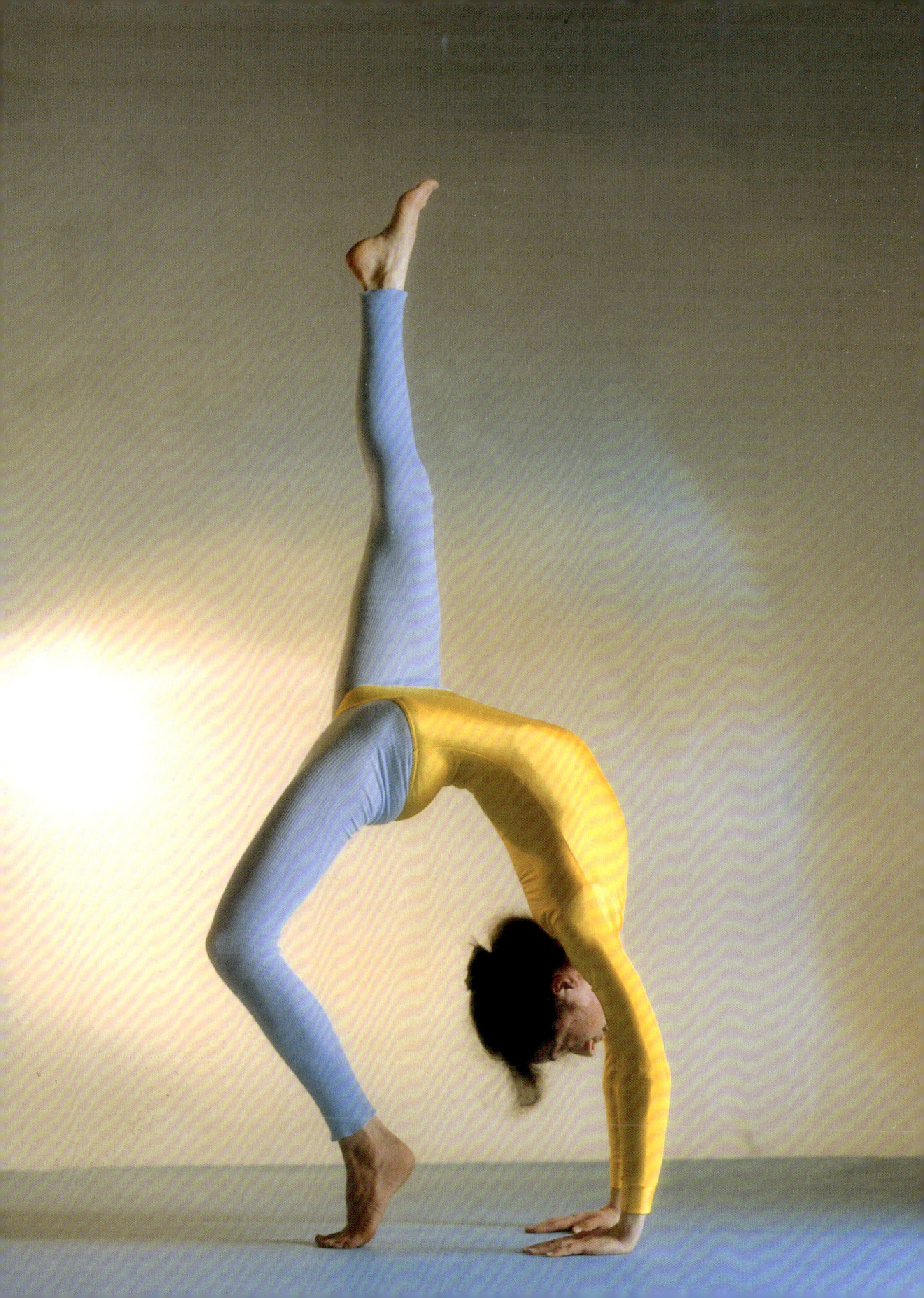

무릎 굽히기 (수프타 바즈라사나 Supta Vajrasana)

이 자세는 무릎과 허벅지를 늘리고 등 아래를 강하게 자극시키며 '다이아몬드 자세'를 취하기 위한 준비동작이기도 하다. 이 자세를 수행하는 동안에는 어깨, 등, 허리를 반드시 바닥에 대도록 한다. 가능한 무릎을 서로 모으도록 하고 몸의 긴장을 풀어준다.

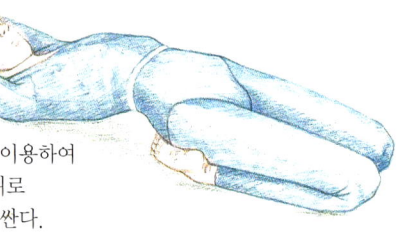

무릎 굽히기
무릎을 꿇고 한쪽 팔꿈치를 이용하여 바닥에 눕는다. 다른 팔을 뒤로 넘기고 두 팔을 머리뒤를 감싼다.

병사자세

대부분의 사람들은 옳지못한 자세로 몸이 굳어있으며 등과 어깨는 늘 긴장되어 있다. 이러한 것은 프라나의 원활한 흐름을 방해한다. 이 자세는 등과 어깨의 근육을 풀어주고 프라나가 자유롭게 흐르도록 한다. 또한 다리를 쭉 뻗어 발목을 유연하게 해준다. 처음에 양손을 맞잡는 것이 어렵다면 스카프등을 이용하여 양팔을 더욱 가까이 맞닿게 한다.

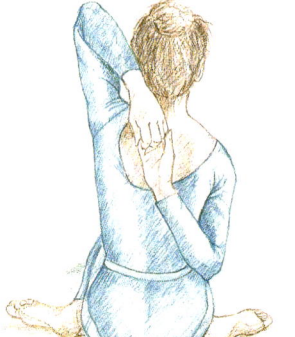

병사자세
오른쪽 다리로 무릎을 꿇고 왼쪽 다리는 그 위에 엇갈려 놓는다. 발끝은 바깥쪽을 향하게 하면서 등을 곧게 편다.
오른팔은 등위로 가져가고 왼팔은 어깨 넘어로 하여 두 손을 마주잡는다.
어깨를 늘려주기 위하여 왼손을 끌어올린다. 팔과 다리를 바꾸어 반복한다.

무릎 구부린 수레바퀴 자세

'수레바퀴' '다이아몬드' 자세는 모두 몸의 앞부분과 복근을 강하게 한다. 우선 무릎을 벌리고 수행하며 한손을 떼고도 한다. 손을 안잡을 경우에는 몸을 약간 기울여서 균형을 유지한다. 균형이 잡히면 무릎을 가까이 하고 팔을 발목에서 떼고 앞으로 기울이면서 몸을 일으킨다.

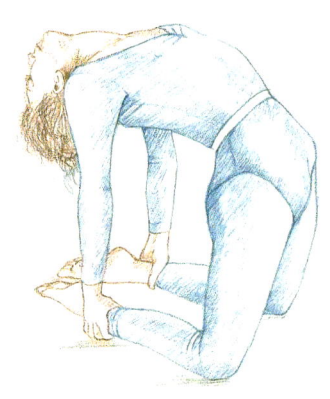

무릎 구부린 수레바퀴 자세
다리를 붙인 상태에서 무릎을 꿇는다. 엉덩이를 앞으로 밀어주면서 약간 오른쪽으로 몸을 기울여 아치형을 만든 후 오른쪽 발목을 잡는다. 손을 뻗어서 왼쪽 발목도 잡는다. 그 자세에서 머리를 뒤로 떨구고 호흡은 정상적으로 한다. 몸무게를 앞쪽으로 실으며 자세를 풀어준다. 이때 숨을 들이쉬면서 손을 풀어준다. (한 번에 한손씩 하거나 한꺼번에 두손을 동시에 할 수도 있다.)

다이아몬드 자세

우측의 다이아몬드 자세(Poorna-Supta Vajrasana 푸르나 수프타 바즈라사나)와 그 변형자세는 몸을 완전한 다이아몬드 모양으로 만드는 것이다. 이 자세에서 발을 잡기가 어렵다면 머리를 발쪽으로 가까이 당기도록 하고 만약 담요를 깔고 한다면 담요를 잡아당긴다. 발을 잡은 후, 두손을 천천히 당겨주고 머리가 발에 좀더 가까이 움직이게 하기 위해서 팔꿈치를 밀어낸다. 자세를 푸는 동작은 가능한 천천히 한다.

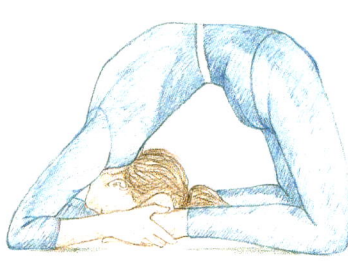

다이아몬드 자세와 변형동작
무릎을 구부린 수레바퀴 자세로부터 천천히 머리가 바닥에 닿을 때까지 등을 젖혀 아치형으로 만든다. 이때 '다리자세'가 나온다면 발이나 발목을 잡는다. 잡는 요령은 p.124의 '뒤로 젖혀 발목잡기'를 참고한다. 자세를 유지하며 숨을 깊게 쉰다.

변형동작 (오른쪽 사진)
위의 자세에서 두 손을 앞으로 뻗어서 양 무릎을 잡는다. 숨을 내쉴때마다 무릎을 끌어당기면서 몸을 늘려 준다.

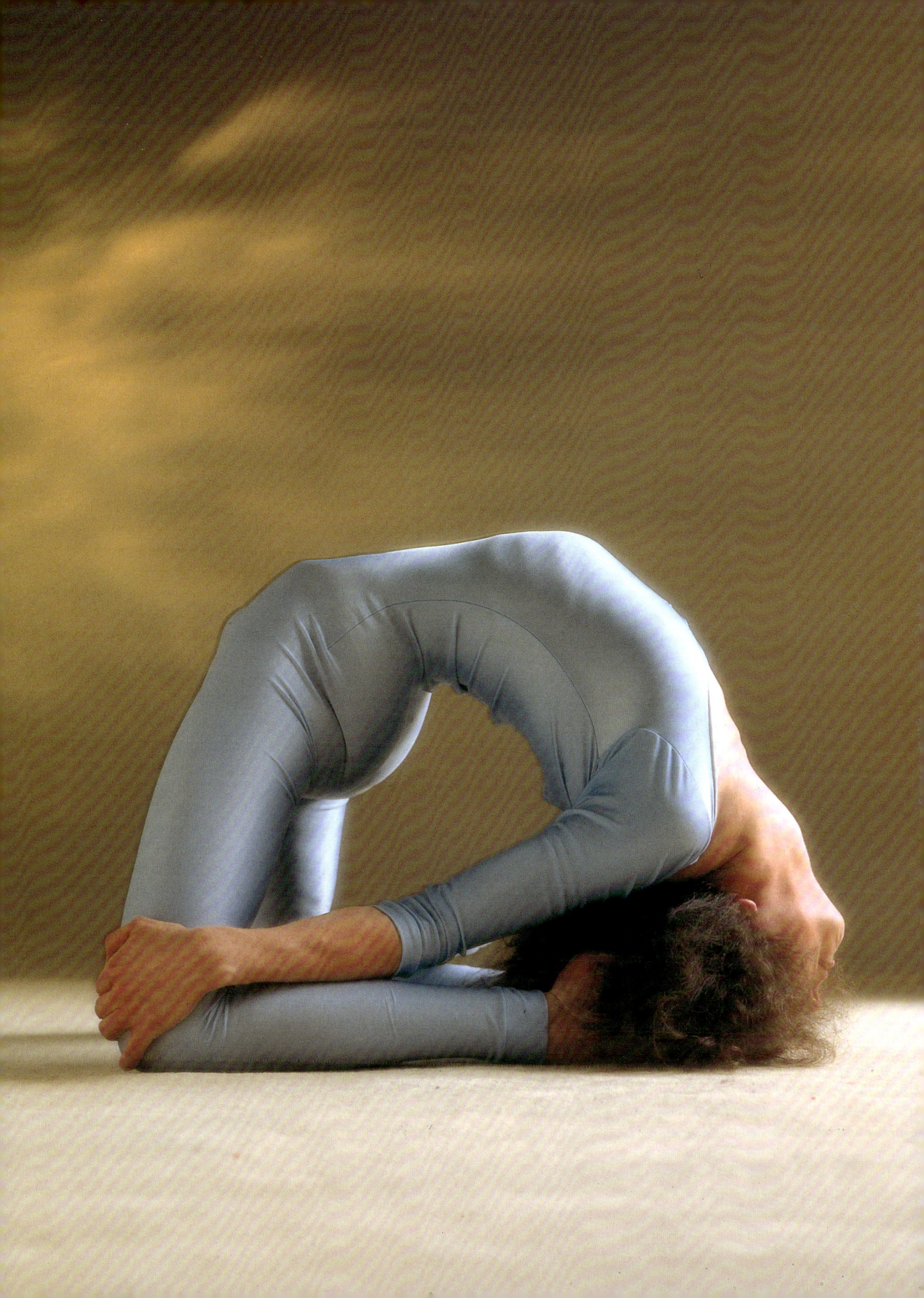

초승달 자세

이 자세는 몸을 초승달 모양으로 구부리는 자세로서 '초승달'은 요가의 상징이다. 이 자세는 몸의 유연성과 고도의 균형감각이 필요하다. 아래의 '비둘기 자세'와는 달리 요가의 효과가 어떻게 전달되는지 직접 경험할 수 있는 자세이다. 몸의 세 지점에 의해 균형이 이루어지는데 뒷 무릎과 발끝과 발의 앞부분이다. 특히 뒷다리는 몸의 중요한 받침대 역할을 하여 뒤로 구부릴 수 있는 자신감을 준다. 두 다리를 충분히 늘려주기 위해서는 앞발을 편편하게 유지하고 무릎은 그 발을 너머 더 앞쪽으로 내어 밀어준다. 이 자세는 '다리 벌리기 자세'(p.140)에 대한 준비를 하게 한다. 초승달 자세와 그 변형동작은 가슴을 넓혀주어서 깊게 숨을 쉬게 해준다. 숨을 내쉴 때마다 좀더 뒤로 당겨준다. 다리를 바꾸어 가면서 수행한다.

초승달 자세 (왼쪽)

왼쪽 무릎을 굽히고 허벅지를 아래로 밀어주면서 오른쪽 다리를 뒤로 뻗는다. 팔과 머리를 뒤로 뻗으면서 숨을 들이쉬고 손을 합장하여 뒤로 하여 아치형을 만든다.

변형동작 1 (오른쪽)

다리를 초승달 자세와 같이 취한다. 숨을 들이쉬고 두 손은 몸 뒤로 넘긴다. 최대한 굽힐 수 있는만큼 다리 위로 두 손을 뻗어준다. 이제 다리를 잡고 좀더 멀리 당긴다.

변형동작 2 (오른쪽 사진)

두 다리를 초승달 자세로 하고 왼쪽 다리를 올린다. 뒷쪽 발을 깍지껴서 잡고 비둘기 자세를 취한다.

비둘기 자세

비둘기가 가슴을 앞으로 내미는 듯한 자세이다. 다리를 드는 쪽으로 몸을 약간 젖히면 쉽게 할 수 있다. 몸이 유연한 사람은 이 동작을 하지 않더라도 쉽게 할 수 있다. 오른쪽에서 보여지는 자세는 가장 안정적인 자세이며 '다리 벌리기 자세'와 같이 한쪽 다리를 세우고 수행할 수도 있다. 계속해서 수행하다보면 옆 페이지의 사진처럼 유연하고 멋진 자세를 표현할 수 있게 된다. 눈을 감고 마음을 집중하여 모 것을 잠시 잊자. 마치 몸이 깃털처럼 가볍고 힘이 넘친다고 상상해본다.

1 왼쪽 발을 회음부에 대고 앉는다. 오른쪽 다리는 뒤로 곧게 뻗는다. 오른쪽 다리를 굽혀서 발을 잡는다.(p.124)

2 왼손으로 균형을 유지하면서 오른손으로는 오른 발을 뒤로 당겨준다. 머리를 뒤로 하여 발바닥에 댄다.

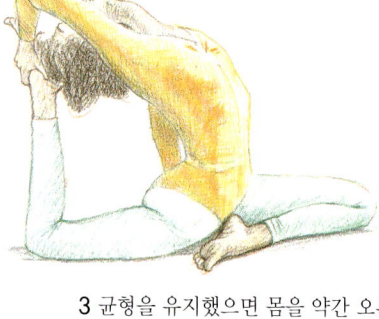

3 균형을 유지했으면 몸을 약간 오른쪽으로 기울인다. 왼손을 뒤로 넘겨 발을 잡고 천천히 가슴을 앞으로 향한다. 다리를 바꾸어 반복한다.

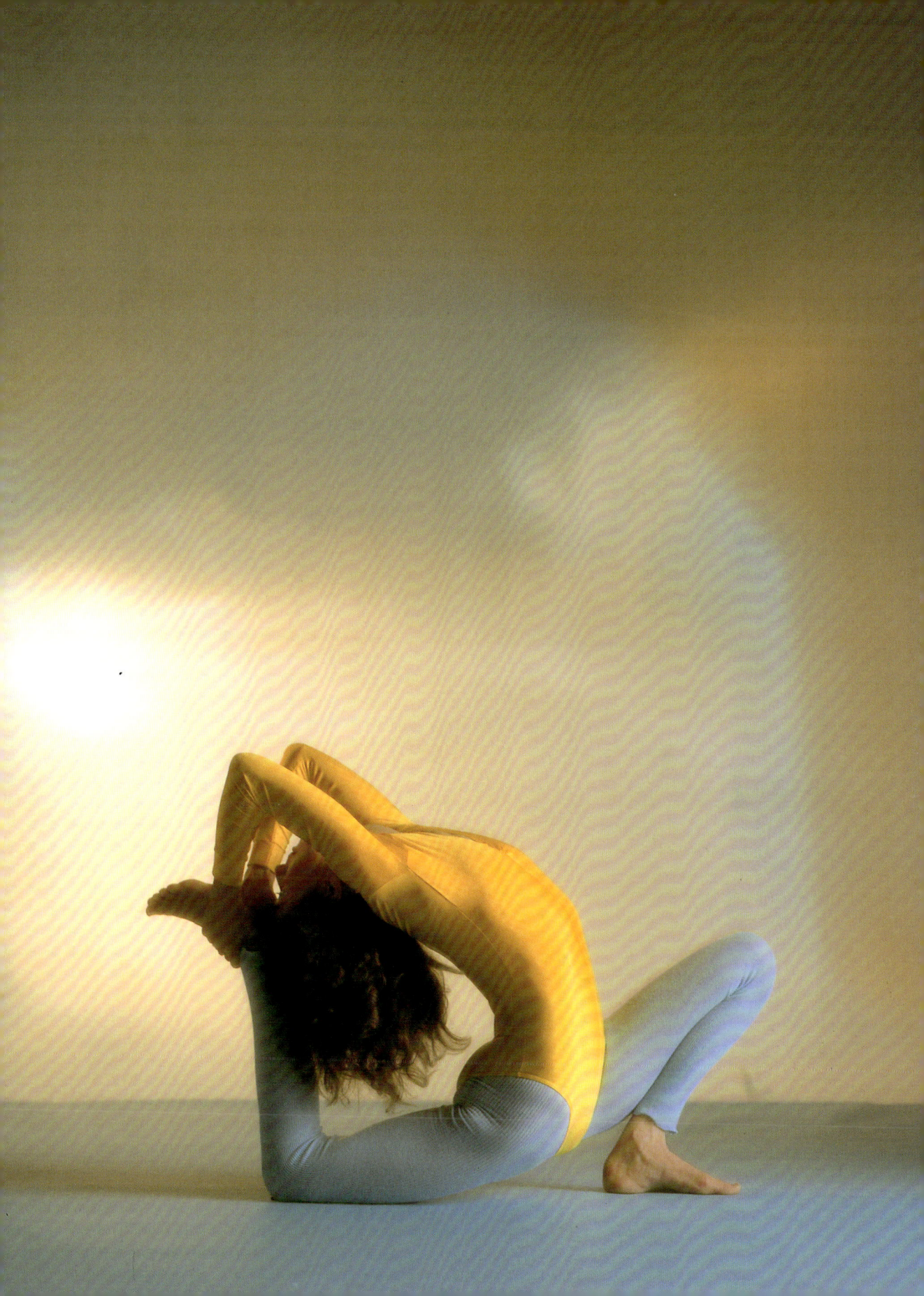

앉는 자세와 변형동작 *The Sitting Cycle*

이 변형동작에서는 '척추 비틀기'와 '연꽃좌 변형' 동작에서부터 '활쏘기 자세'와 '다리 벌리기 자세'에 이르기까지 다양한 아사나들을 포함한다. 이런 아사나들을 수행할 때에는 다리와 발과 엉덩이에 특별한 주의를 기울인다. 그리고 모두 앉는자세로 수행한다. 기초가 튼튼하면 균형이나 몸을 지탱하기 등을 쉽게 행할 수가 있으며 이러한 동작의 기초는 몸을 늘리거나 구부리거나 비트는 동작에 적용할 수 있다. 그러나 의자에 오랫동안 앉아 있거나 굽이 높은 신발을 신는 생활습관 때문에 이 아사나들을 수행하기 이전에 몇 가지 기본적인 동작을 행해야 한다. 숙련된 요가 수행자라할지라도 적합하지 않은 음식섭취와 생활습관 등은 몸의 경직성을 불러일으킨다. 열심히 연습하고 식이요법(p.76~81)에 주의를 기울인다면 몸을 얼마든지 건강하고 유연하게 만들 것이다.

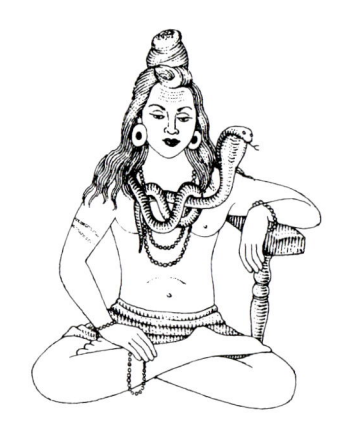

척추 비틀기

척추 비틀기(Matsyendrasana 마첸드라사나)는 '앞으로 굽히기' '뒤로 젖히기'를 행하면 몸을 매우 상쾌하게 해주며 척추에 상당한 유연성을 촉진시킨다. 앉아서 하는 여러 아사나들을 행할 때 뻗는 동작을 더 크게 하기 위하여 무릎을 당겨주고 팔을 뒤로 밀어주면서 바닥과 신체의 일부분들을 지렛대로 사용한다. 상체를 비틀때는 마치 젖은 옷을 짠다는 상상을 하라. 이 조이는 동작은 척추의 순환을 촉진시켜 주고 독소를 제거하고 지방조직을 분해하고 내부기관의 순환을 원활하게 한다. 척추 부근에 있는 프라나는 온몸을 돌아 활력과 집중력을 더해준다. '척추 반 비틀기' 자세(p.56)에서 척추를 똑바로 세우는 것이 중요하다는 것을 배웠을 것이다. 이것은 진보된 자세로 나아갈 때 중요하다. 그 이유는 단계가 올라갈수록 비트는 동작이 많기 때문이다. 자세를 바꿀때 반드시 척추를 곧게 유지하며 숨을 내쉴 때마다 몸을 좀더 비튼다. 몸의 균형을 위하여 반대편도 똑같이 반복한다.

변형동작 1 (아래/사진, 오른쪽 위)

두 발을 왼쪽으로 하고 앉는다. 왼쪽 다리를 들어서 오른쪽으로 넘겨 내려놓는다. 몸을 앞으로 기울이며 왼손을 뒤로 뻗어 왼쪽 발목을 잡는다. 오른팔은 왼쪽 무릎 바깥쪽으로 가져가 오른쪽 무릎을 잡는다.

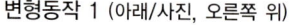
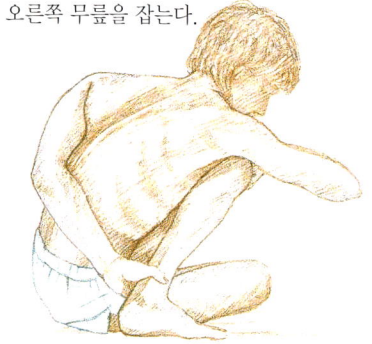

척추 비틀기 (왼쪽/사진, 아래 왼쪽)

'반연꽃' 자세로 앉아 왼손으로 오른쪽 다리를 굽혀 발을 왼쪽 무릎을 넘어 바닥에 내려놓는다. 왼쪽팔은 오른쪽 무릎위로 가져와 왼쪽발을 잡고 몸을 오른쪽으로 비튼다.

변형동작 2 (사진, 아래 오른쪽)

척추 비틀기를 하고 변형동작1에서 처럼 오른손으로 오른쪽 무릎을 약간 뒤로 잡는다. 처음에는 들어올려진 다리의 엉덩이 밑에 담요를 받쳐준다.

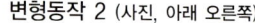

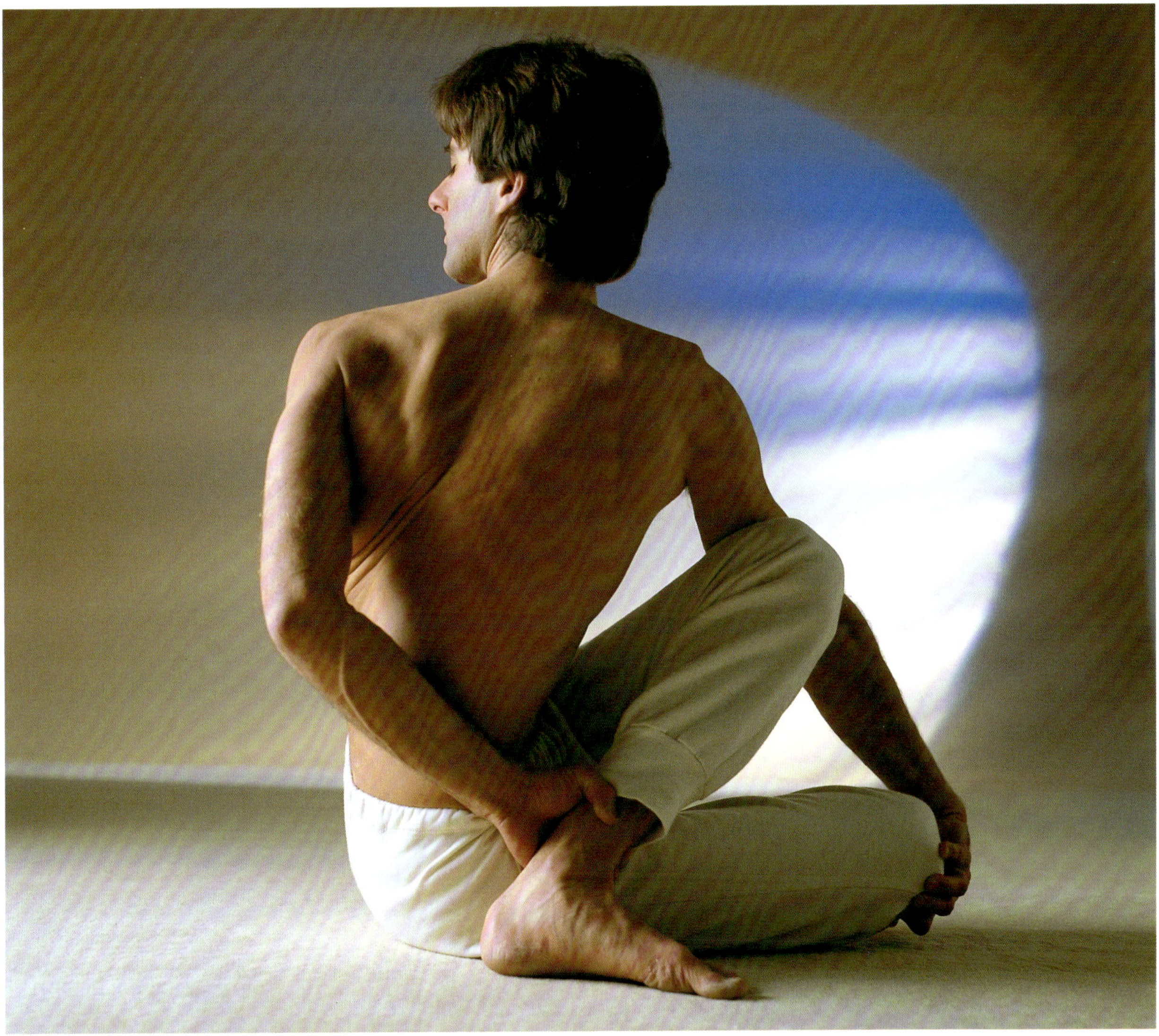

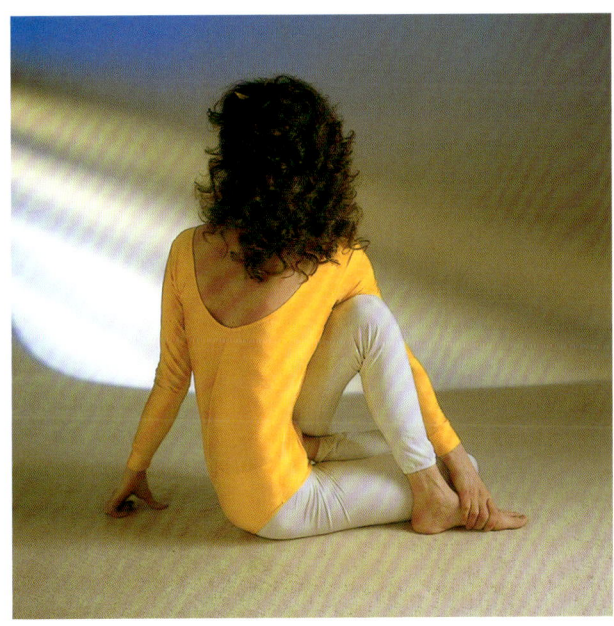
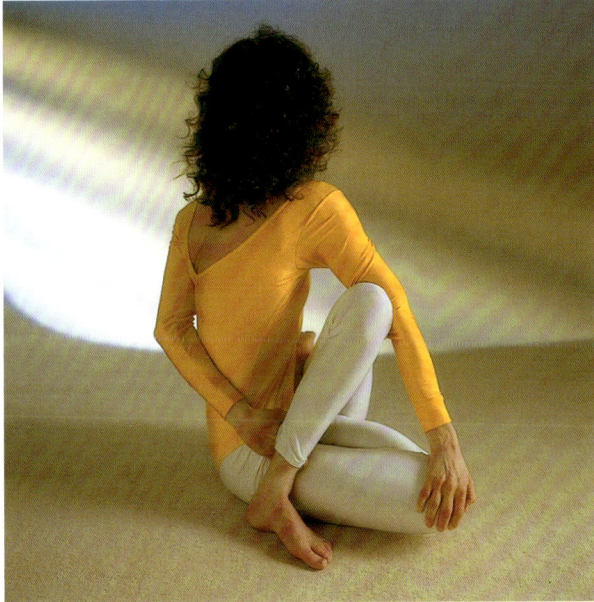

연꽃자세

연꽃은 인간의 영혼 진화의 상징이다. 진흙속의 뿌리는 낮은 본성이고 줄기는 직관적인 탐구이며, 꽃은 깨달음을 표현한다.
요가에서 연꽃자세 즉 파드마사나(Padmasana)는 호흡이나 명상을 하기 위한 기본적인 자세이다. 척추를 바로 세우고 다리를 포개어 가부좌로 앉아 편안히 명상과 호흡을 할 수 있다. 힘이 들지 않게 휴식을 취한다. 오래 자세를 취할수록 신진대사가 느려지며 마음은 맑아지고 평정을 찾는다. 척추를 바로 세우는 것은 프라나의 흐름을 쉽게 흐르게 하며 집중력을 강화시킨다. 또한, 발목과 무릎과 엉덩이가 유연해지며 다리의 신경계통에 효과를 준다. 연꽃자세를 처음 시작할 때는 부드럽게 반연꽃좌로 하는 것이 좋다.

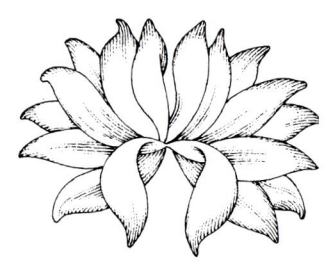

"요기가 연꽃자세로 앉아 호흡을
가다듬는 것은
깨달음에 이르는 것이다.
이것은 의심할 여지가 없다."

하타요가 프라디피카

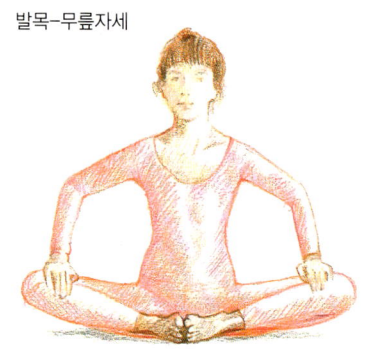

발목-무릎자세

연꽃좌를 위한 준비 자세

이 자세(바드라사나 Bhadrasana)는 연꽃좌를 수행하는데 많은 도움을 준다. 척추를 바로 세우고 두 발바닥을 마주대고 발뒤꿈치를 몸쪽으로 바짝 당긴다. 왼쪽의 '발목-무릎자세'는 허리를 바로 세우고 양쪽 무릎을 손으로 누른다. 오른쪽 '나비자세'는 손으로 발을 잡고 무릎을 위아래로 흔들어 준다.

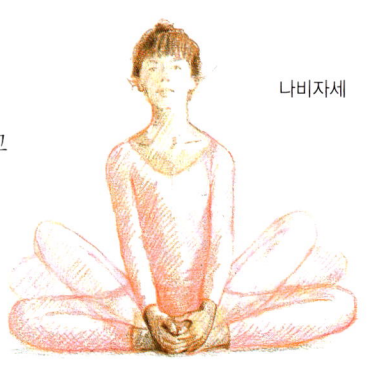

나비자세

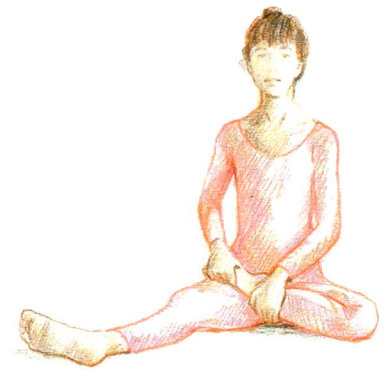

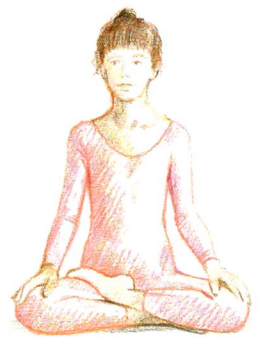

반연꽃좌

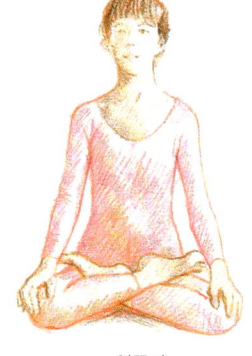

연꽃좌

연꽃좌

이 자세는 척추를 바로 세우고 두 다리를 'V자형'으로 벌리고 앉는다. 한쪽 무릎을 굽혀 반대편 허벅지 위에 얹는다. 이때 나머지 다리를 허벅지 밑에 발을 놓으면 반연꽃좌(Ardha Padmasana) 자세가 되고 허벅지 위로 올리면 연꽃자세가 된다. 만약 연꽃좌가 힘들면, 반연꽃좌 자세로 명상과 호흡을 한다. 완전한 연꽃좌는 먼저 동작을 취한 다리 위에 다른쪽 다리를 올려놓는다. 표준적인 연꽃좌 자세에서는 왼발을 오른발 위에 올리고 무릎을 바닥에 댄다.

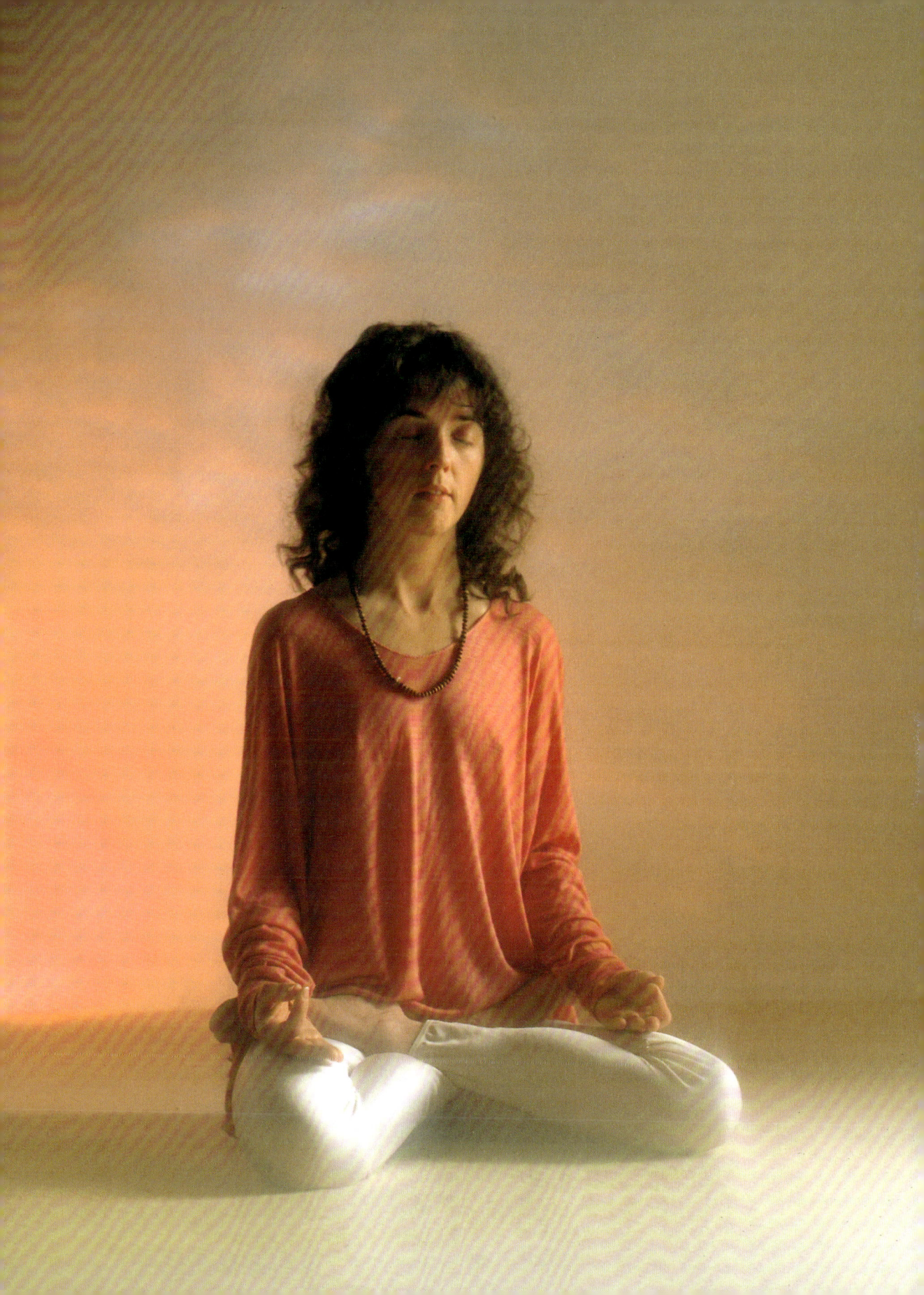

연꽃좌 변형

연꽃좌는 마음을 안정시키고 신체를 통제하는 힘을 기르며 다른 아사나들과 함께 어우러지는 조화로운 자세이다. 연꽃좌에서 다리의 모양은 견고하게 모아 탄탄한 중심을 이루기때문에 몸을 쉽게 들어올릴 수 있다. 또한 바닥과 팔다리를 지렛대로 이용하여 요가의 진기한 자세들을 표현해 본다. '요가 무드라'는 척추근육을 강화시키고, 소화기계통에 자극을 주어 좋은 효과를 준다. 요가 무드라와 조이는 연꽃자세는 쿤달리니 에너지를 깨우는데 도움이 된다.
변형동작 1은 엄밀히 따지면 계열의 분류상 앉는 자세와는 약간 거리가 있으나 분류가 엄격하지않음을 일러둔다. 각 아사나(변형자세도 포함)들은 한 가지 계열에만 속하는 것이 아니다. '연꽃' '전갈' 자세는 '머리서기 변형' '균형유지 하기' '앉아서 하는 자세' 계열에 속하기도 한다. 기본적인 연꽃자세는 왼발을 위로 올린다. 그러나 균형을 잡기위해서는 오른발을 올릴 수도 있다는 것이다. 이처럼 다리의 위치를 바꾸게 되면 척추의 아래부분이 약간 변화됨을 알수가 있다.

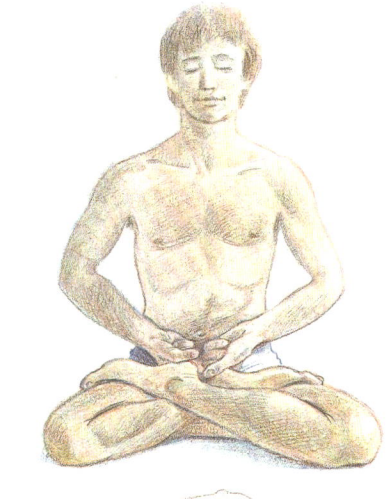

연꽃좌 변형동작 1 (오른쪽 위)
연꽃좌 자세에서 '머리서기' 자세를 한다. 이 자세에서 '전갈자세'를 수행한다. 넘어지는 것에 대해서 두려워하지 말아야 한다. 반사작용으로 다리가 먼저 풀리므로 걱정할 필요가 없다.

요가 무드라 (왼쪽)
1 척추를 바로 세우고 엄지손가락을 바깥으로 하여 발뒤꿈치를 잡는다. 그리고 강하게 아랫배를 눌러주며 숨을 들이쉰다.

2 숨을 내쉬면서 앞으로 몸을 굽힌다. 머리를 바닥에 대고 그 자세를 유지한다. 깊은 복식호흡을 하면서 발뒤꿈치로 주먹을 눌러서 내장기관을 마사지한다.

조이는 연꽃자세
이 자세(반다 파드마사나 Bandha Padmasana)는 숨을 내쉬면서 오른쪽으로 약간 비틀고, 오른손으로 오른쪽 엄지발가락을 잡고, 숨을 들이쉰다. 숨을 내쉬면서 왼쪽으로 약간 비틀어 왼손으로 왼쪽엄지발가락을 잡는다. 자세를 곧게 하고 깊게 호흡을 한다.

연꽃좌 변형동작 2
두 다리를 연꽃자세를 한 상태에서 손을 앞으로 뻗어 바닥에 대고 상체를 무릎 위로 하여 엎드린다. 두 팔을 포개어 그 위에 머리를 대고 잠깐 있어도 좋다.(p.104) 잠시 후, 코브라 자세를 취한다.(p.50) 이때 엉덩이를 반드시 바닥에 대고 있는다.

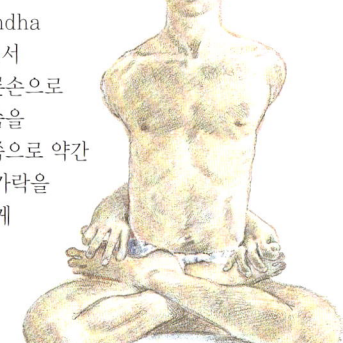

태아자세 (사진, 아래 왼쪽)
이 자세(가르바사나 Garbhasana)는 수닭자세에서와 같이 두 다리 사이로 양손을 끼워 아래로 나오게 한 후, 다리를 들어올린다. 양 팔꿈치를 구부려 두 다리를 가슴쪽으로 끌어당기고 두 손으로 귀를 잡는다.

수닭자세 (사진, 아래 오른쪽)
이 자세(쿠쿠타사나 ; Kukutasana)는 연꽃좌에서 양손을 장딴지와 허벅다리 사이에 끼워 넣는다. 숨을 들이마시며 다리를 들어 당겨준다. 이때 몸무게는 두손에 실는다. 상체는 가능한 곧게 펴준다.

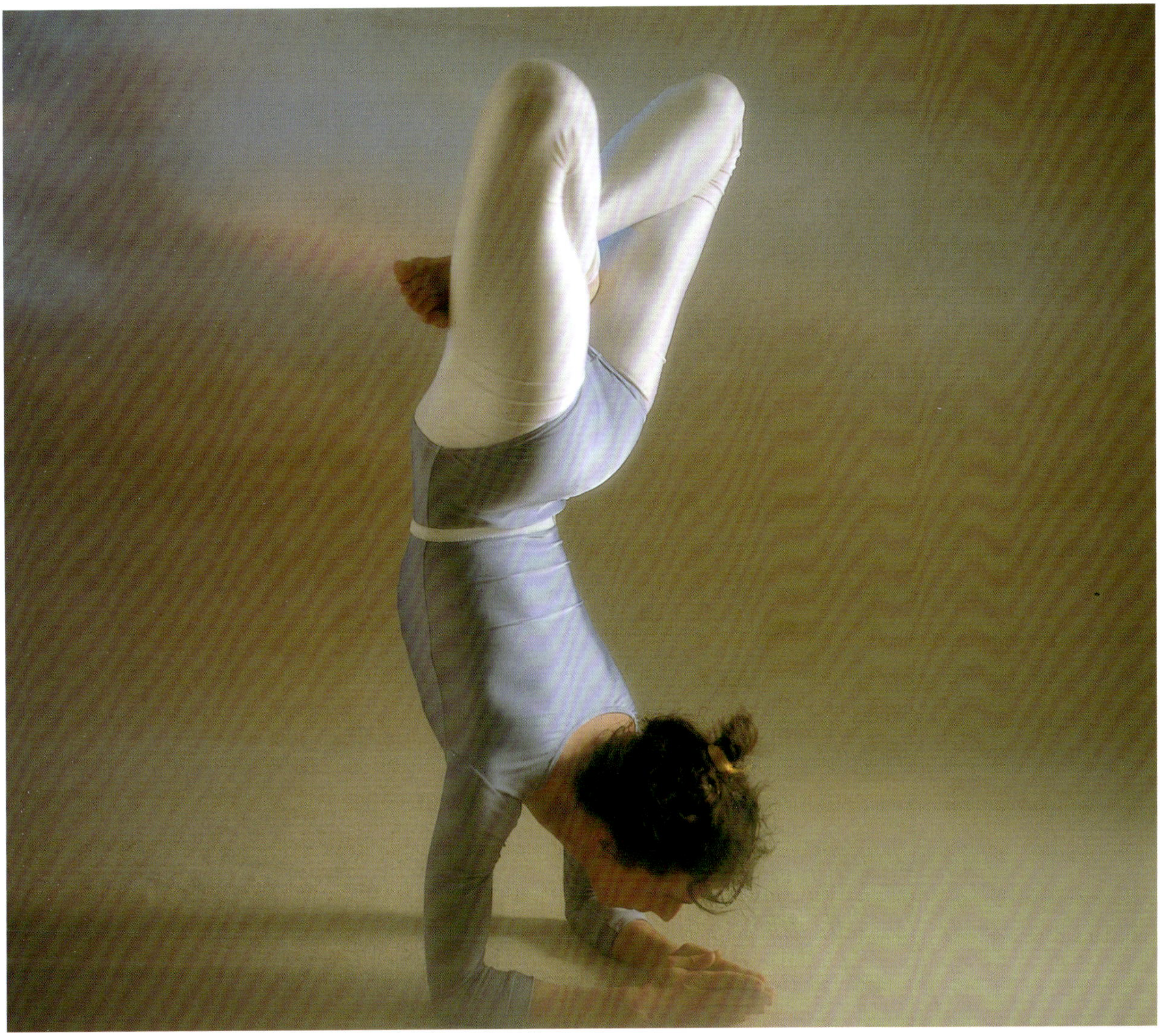

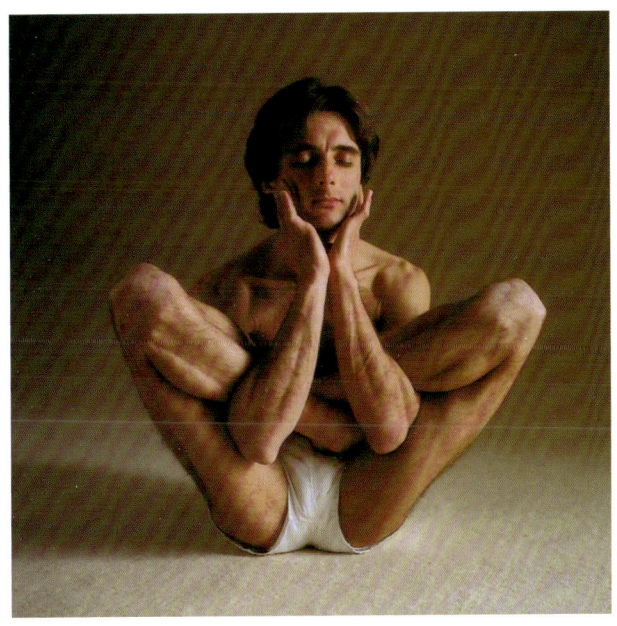
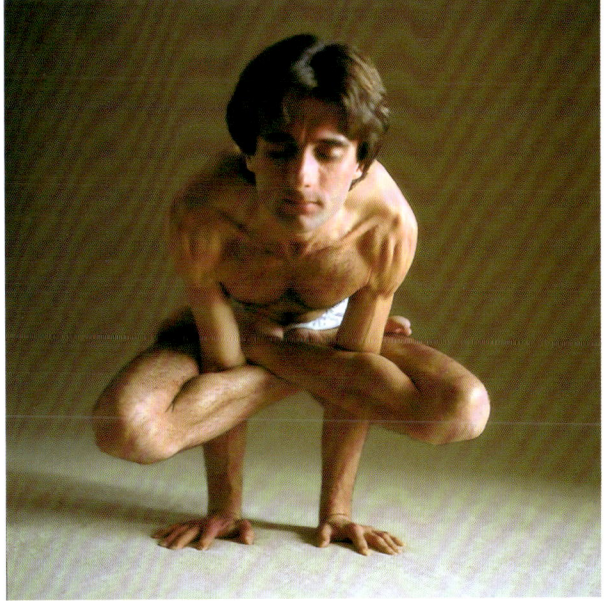

활쏘기 자세

이 자세(아카르나 다누라사나 Akarna Dhanurasana)는 마치 활을 당기듯 오른쪽 다리를 뒤로 잡아 당긴다. 오른쪽 그림과 같이 숨을 내쉬며 발뒤꿈치가 앞을 향하게 하고 다리를 활처럼 튕겨준다. 이 자세는 한쪽을 앞으로 굽힌 상태에서 다른쪽의 엉덩이와 다리를 늘려주는 것이 이 동작의 특징이다. 다리의 근육이 늘어나고 두 팔과 다리가 강해지며 '머리 뒤로 다리 넘기기' 동작의 준비자세가 된다. 몸을 위로 곧게 펴고 앞을 바라본다. 호흡은 천천히 깊게한다. 이로써 뒤로 다리를 더 끌어당길 수 있을뿐만 아니라, 보다 쉽게 균형을 유지할 수가 있다.

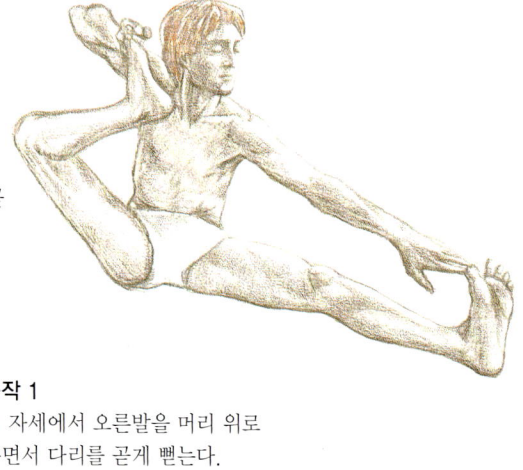

활쏘기 자세
두 다리를 앞으로 뻗고 앉는다. 두 손을 앞으로 뻗어 각 엄지발가락을 잡는다. 왼쪽 다리는 곧게 뻗고 오른손으로 오른발을 잡고 뒤로 끌어당긴다.

변형동작 1
활쏘기 자세에서 오른발을 머리 위로 당겨주면서 다리를 곧게 뻗는다.

변형동작 2 (오른쪽)
오른손으로 왼쪽 엄지발가락을 잡고 왼쪽팔은 오른쪽으로 엇갈리게하여 오른쪽 엄지발가락을 잡는다. 왼쪽 무릎을 구부려 가슴쪽으로 끌어당긴다. 오른쪽 팔꿈치는 위를 향한다.

머리 뒤로 다리 넘기기

이 아사나를 수행하기 위해서는 우선 준비운동을 해야 한다. 오른쪽 다리를 굽혀 가슴과 평행이 되도록 한다. 그 다리의 아래부분을 양손으로 들어올려 좌우로 흔든다. 발목을 잡고 가슴쪽으로 끌어당긴 후, 발끝을 이마에서 귀로 댄다. 왼발도 똑같이 수행한다. 수련을 계속하므로써 다리는 점차 머리 뒤로 쉽게 넘어간다. 더욱 숙련이 되면 다리가 반대편 어깨로 넘어갈 수 있다. 그러면 손으로 다리를 잡을 필요가 없다. 이 자세는 누워서도 할 수 있다. 복근과 내장기관에 큰 압력을 가한다. 먼저 오른쪽 다리를 들어올려서 상행결장을 마사지하고 그 다음 왼쪽 다리를 들어올려서 하행결장을 마사지한다. 이러한 순서는 중요하므로 반드시 지킨다.

머리 뒤로 다리 넘기기 (오른쪽)
1 왼쪽 발뒤꿈치를 회음부에 대고 앉는다. 천천히 오른발을 들어올려 오른팔과 어깨로 발을 받치고 왼손으로 오른발을 좀더 끌어올리며 뒤로 보낸다.

2 (아래) 머리를 숙이고 발을 머리 뒤로 넘긴다. 이때 두 손은 합장한다. 이것이 에카 파다 시라사나(Eka Pada Sirasana)이다.

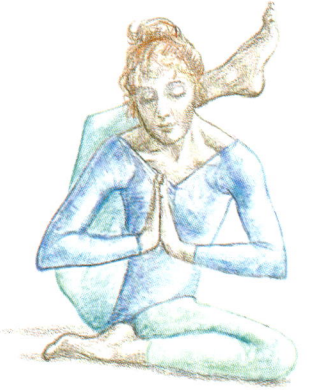

변형동작 1 (사진, 아래 왼쪽)
옴카라사나(Omkarasana)는 왼쪽 다리를 반연꽃좌로 놓는다. 몸을 앞쪽으로 숙이면서 오른쪽 다리를 머리 뒤로 넘긴다. 왼손을 사용하여 위로 쭉 뻗어준다.

변형동작 2 (사진, 아래 오른쪽)
드비파다 시라사나(Dwipada Sirasana)는 등을 바닥에 대고 누워서 먼저 한 다리를 올린 뒤 다른 한 다리 마져 올려서 머리 뒤에서 발목을 교차시킨다.

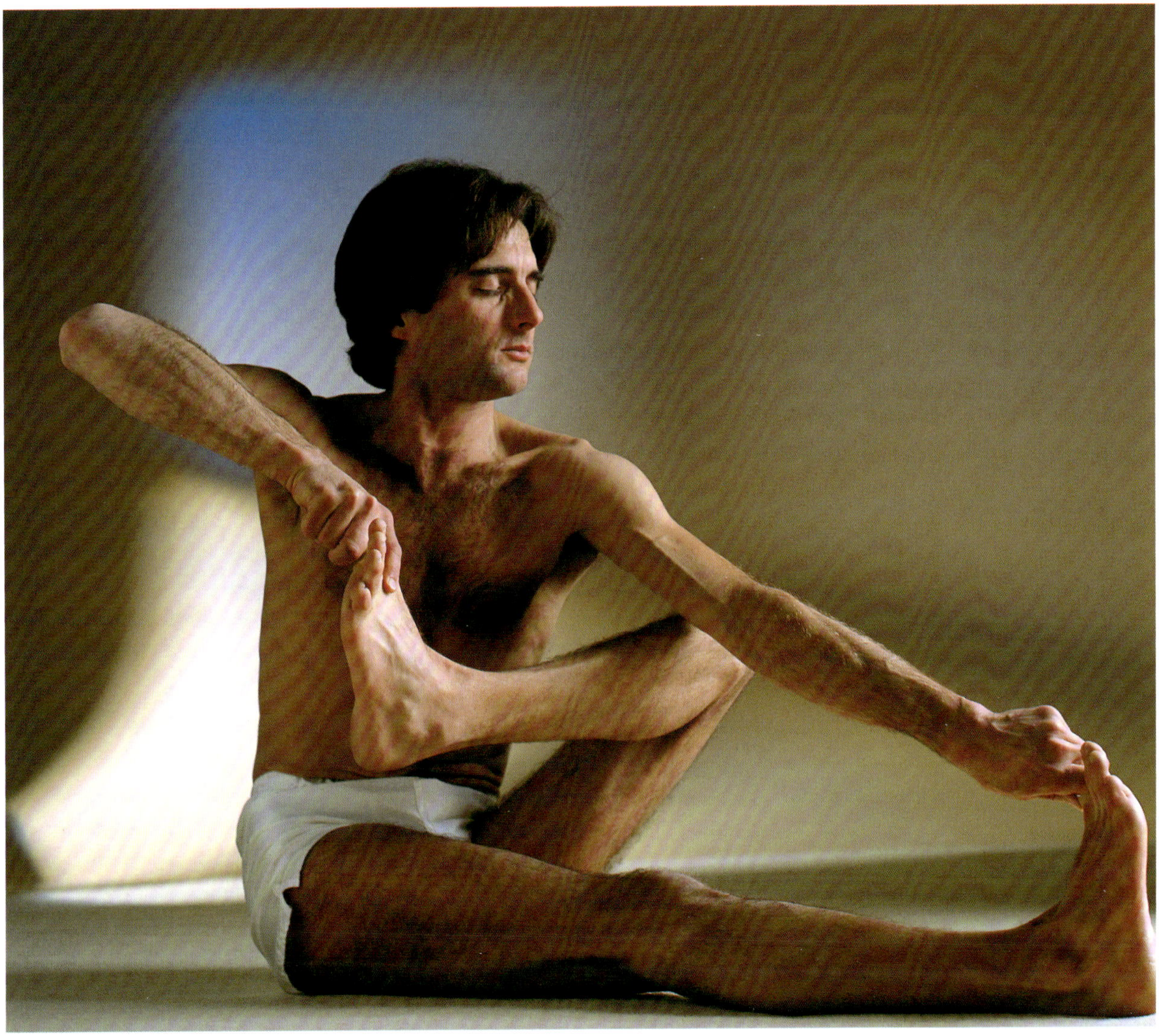

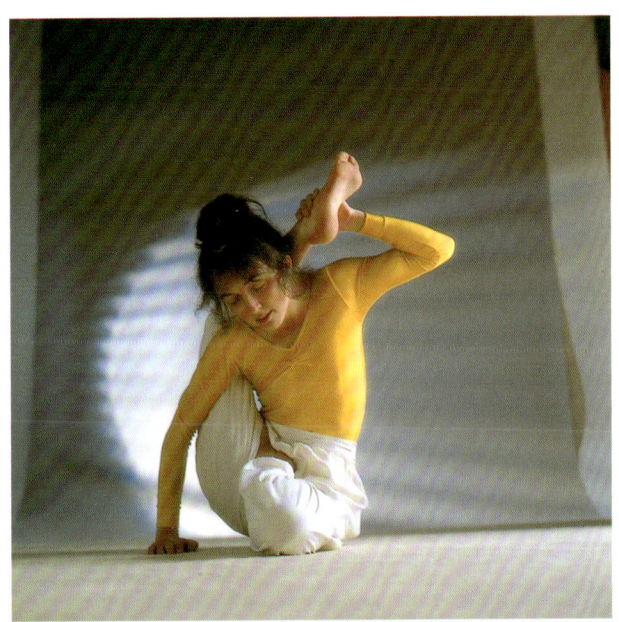
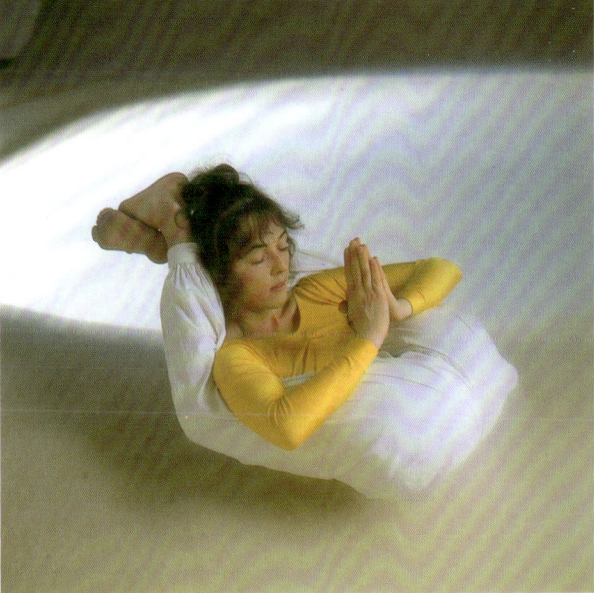

다리 벌리기

이 자세(안자네야사나 Anjaneyasana)를 완전하게 하기 위해서는 끊임없는 연습이다. 만약에 일년에 한번씩만 한다면 결코 단 한번도 성공하지 못할 것이다. 꾸준히 매일 실천한다면 다리가 쉽게 벌어질 수 있을 것이다. 이 자세가 결코 불가능한 자세로 보일지라도 다리를 완전히 벌린 자세에서도 무릎을 굽히지 않고도 양다리를 들어올릴 수 있다는 사실을 안다면 굉장히 놀랄 것이다. 이 '다리 벌리기' 자세를 완전히 하게되면 균형감과 좌우대칭 감각이 키워진다. 이 자세는 몸을 가장 길게 놓을 수 있는 매우 안정된 자세이다. 또한, 다른 모든 아사나의 기본이 되는 자세이다. 이 자세를 완전히 수행하게 되면 다른 여러 가지 어려운 자세들도 한결 쉽게 해낼 수가 있다. 다리를 강화하고 유연하게함으로써 서서하는 자세들을 손쉽게 할 수가 있는 것이다. '비둘기' '다리 벌리기' 자세를 숙달하게 되면 두 가지를 결합한 변형동작 3을 수행할 수가 있다. 이 동작을 수행함으로써 이 두 자세의 결함을 보정하고 교정할 수가 있다. 오른쪽 발이 더 유연할 경우에는 왼발을 들어올릴 때 좀더 강하게 올리도록 한다. 일단 이 변형자세를 할 수 있다면 다른 '다리' '비둘기' 자세 등은 수련하지 않아도 된다. 그 이유는 가장 완전한 뒤로 구부리기 자세를 할 수 있기 때문이다.

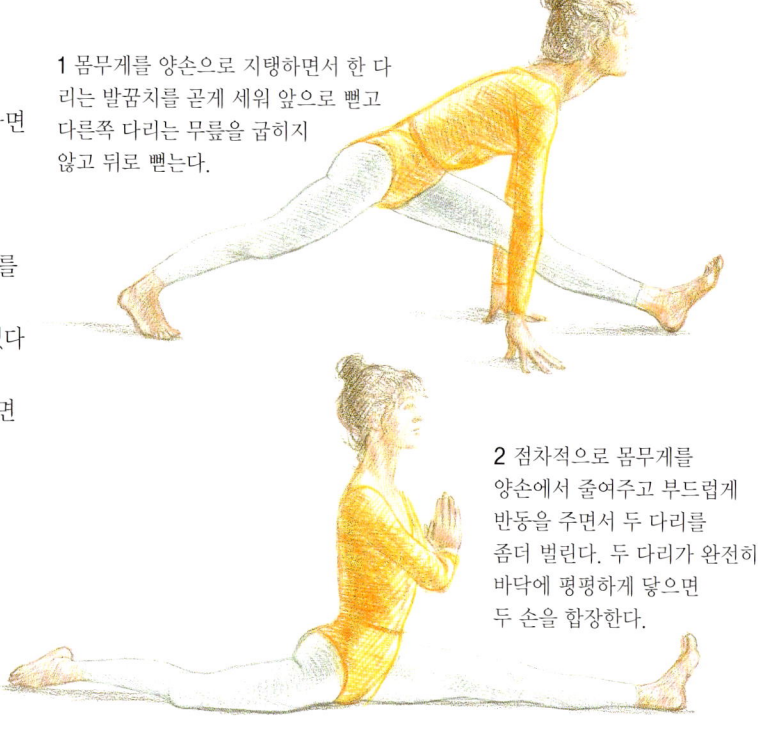

1 몸무게를 양손으로 지탱하면서 한 다리는 발꿈치를 곧게 세워 앞으로 뻗고 다른쪽 다리는 무릎을 굽히지 않고 뒤로 뻗는다.

2 점차적으로 몸무게를 양손에서 줄여주고 부드럽게 반동을 주면서 두 다리를 좀더 벌린다. 두 다리가 완전히 바닥에 평평하게 닿으면 두 손을 합장한다.

변형동작 1
'다리 벌리기' 자세에서 손을 합장한 후 숨을 들이쉰다. 숨을 내쉬면서 합장한 손을 앞으로 뻗는다. 허리를 앞으로 구부려 머리를 다리 위에 댄다.

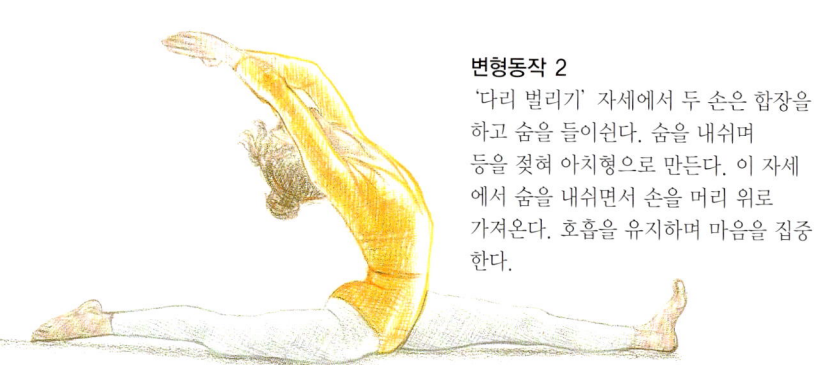

변형동작 2
'다리 벌리기' 자세에서 두 손은 합장을 하고 숨을 들이쉰다. 숨을 내쉬며 등을 젖혀 아치형으로 만든다. 이 자세에서 숨을 내쉬면서 손을 머리 위로 가져온다. 호흡을 유지하며 마음을 집중한다.

변형동작 3 (사진, 위)
오른손으로 오른발 끝을 잡고 왼쪽 무릎뒤로 구부려 왼손으로 잡는다. 쉽게 잡을 수 있도록 몸을 기울여준다.

변형동작 4 (사진, 아래)
왼쪽 무릎을 뒤로 구부려 오른손으로 잡는다. 다리를 머리쪽으로 끌어당긴 후, 왼손도 다리를 잡는다.

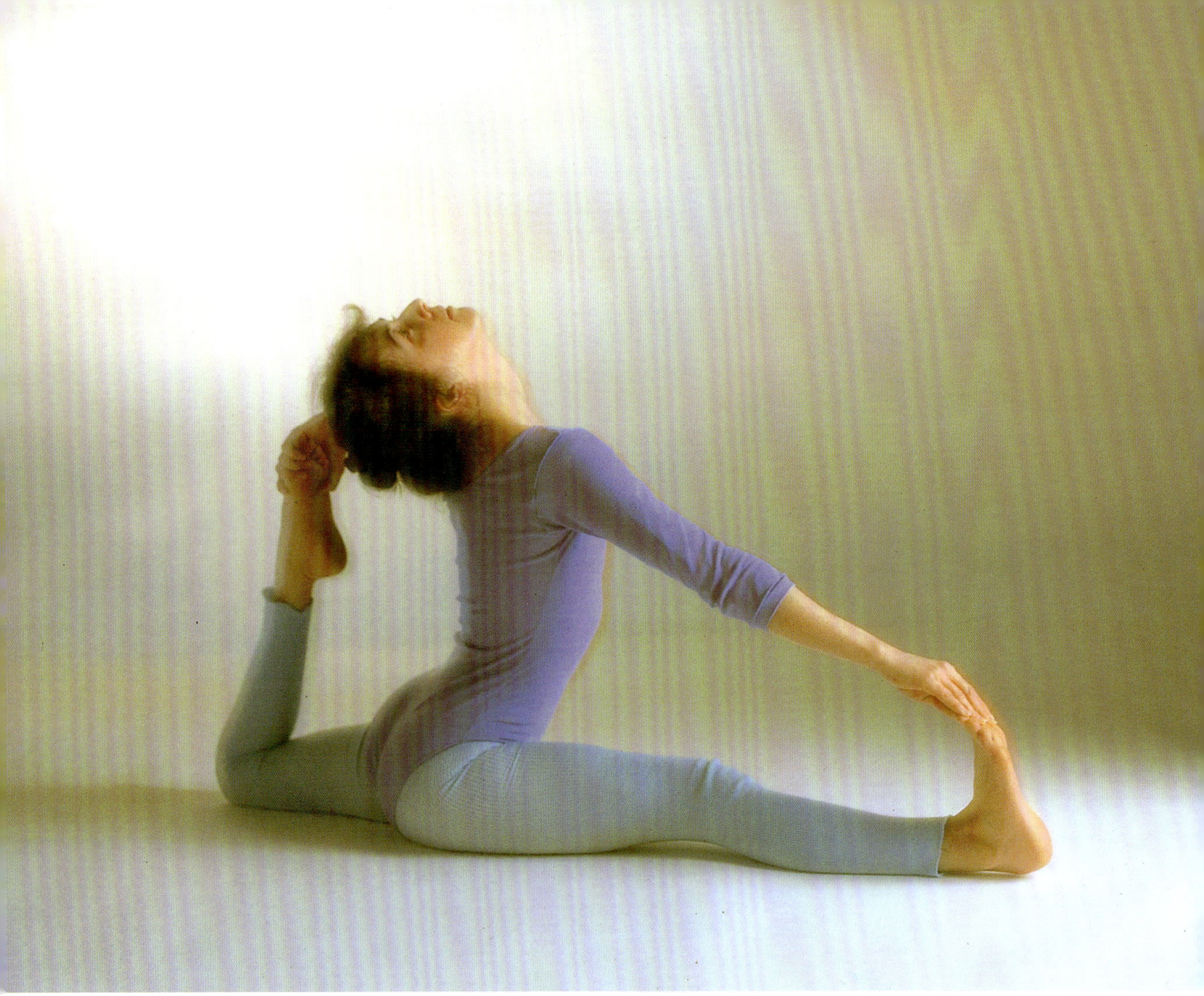

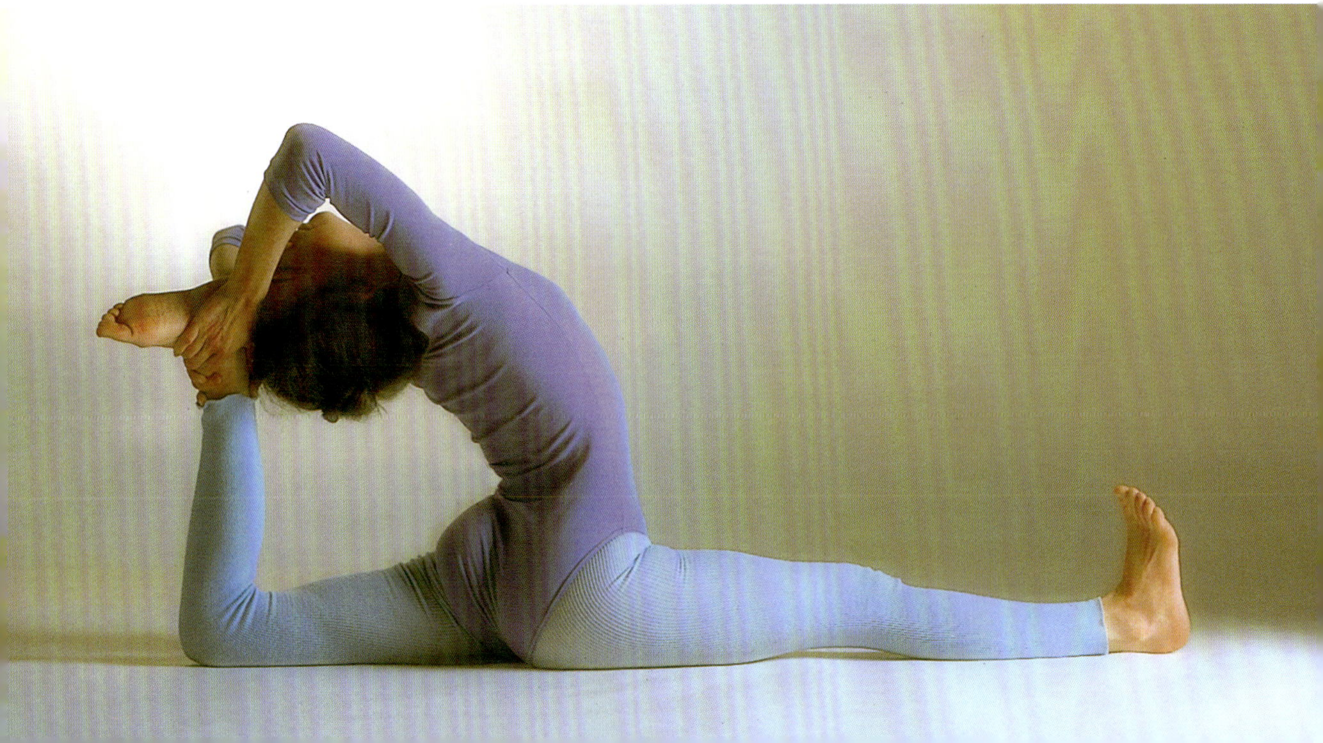

균형유지 하기와 변형동작 *The Balancing Cycle*

'머리서기' 자세에서 삼각대처럼 자신의 몸무게를 여러 부분으로 분산시키면 균형 유지는 훨씬 쉽다. 만약 한 다리나 혹은 손으로 몸의 중심을 잡아야 할때, 몸의 지탱점을 분산시키면 수월하게 균형을 잡을 수가 있다. 예를 들어 '나무 자세'를 할 때 균형유지점이 한 군데가 아니라 두 군데라고 생각해보자. 중심을 잡기 전까지는 몸무게를 발뒤꿈치와 발끝 사이의 중간점에 싣는다. 모든 아사나들을 행할 때, 균형을 잡기위해서는 발끝을 펴서 바닥에 밀착시켜야 한다. 그렇기때문에 맨발로 하는것이 필수적이다. 균형유지 자세를 수련하는 동안 시선은 한 곳에 집중한다. 마치 낚시줄을 던지는 낚시꾼처럼 임의의 한 지점에 시선을 집중시켜야 한다.

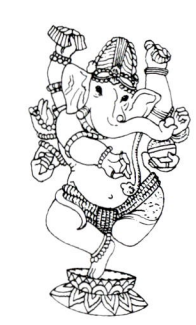

공작 자세

이 자세(마유라사나 Mayoorasana)는 체력과 정신집중이 필요하다. 이 아사나가 정확하게 수행되었을 때는 머리, 몸통, 다리가 일직선이 되어 바닥과 수평을 이룬다. 이 자세는 소화기계통을 좋게 한다. 이것은 양손으로 균형을 잡기 전이라도 팔꿈치와 맞닿은 배 아래쪽을 눌러주어, 췌장과 비장을 마사지해 주기 때문이다. 이 아사나를 능숙하게 수행하게 되면 주먹을 이용하거나 손 끝이 머리를 향하게 하는 보다 숙련된 자세히 수행할 수 있다.

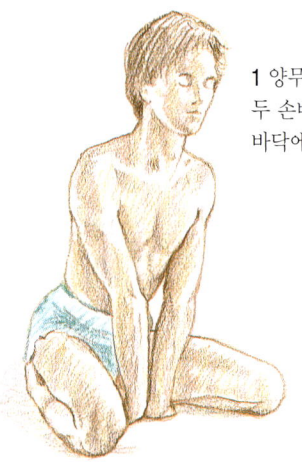

1 양무릎을 벌리고 발뒤꿈치 위에 앉는다. 두 손바닥의 손끝이 안쪽을 향하게 하여 바닥에 댄다.

2 두 팔을 제동장치로 이용하면서 몸을 앞으로 구부린다. 정수리를 바닥에 대고 팔꿈치를 모아서 윗배를 눌러준다.

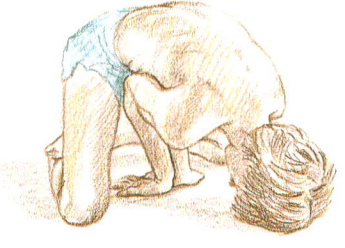

3 한번에 두 다리를 뒤로 뻗는다. 이때 무릎은 바닥에 닿지 않게 하고 발은 함께 모은다. 몸무게는 발끝과 손과 머리로 지탱하며 머리를 든다.

4 숨을 들이쉬며 천천히 두 팔에 몸을 의지하면서 두 발끝을 들어올리고 균형을 유지한다. 두 다리는 쭉 뻗는다. 호흡을 정상적으로 하면서 가능한 오랫동안 이 자세를 유지한다. 숨을 내쉬며 자세를 풀어준다.

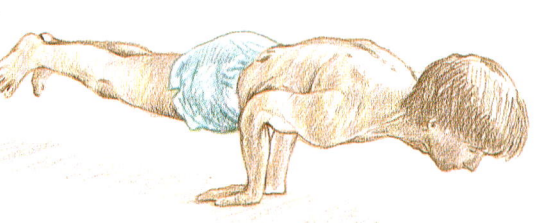

변형동작 1 (오른쪽 사진)

위에서 설명한 공작자세로 돌아온다. 그러나 3의 자세에서 머리를 들지 않고 턱을 바닥에 대어 '메뚜기 자세' 처럼 양다리를 수직으로 들어 올린다. 공작의 꼬리와 비슷하다고 하여 '공작 자세' 라고 한다.

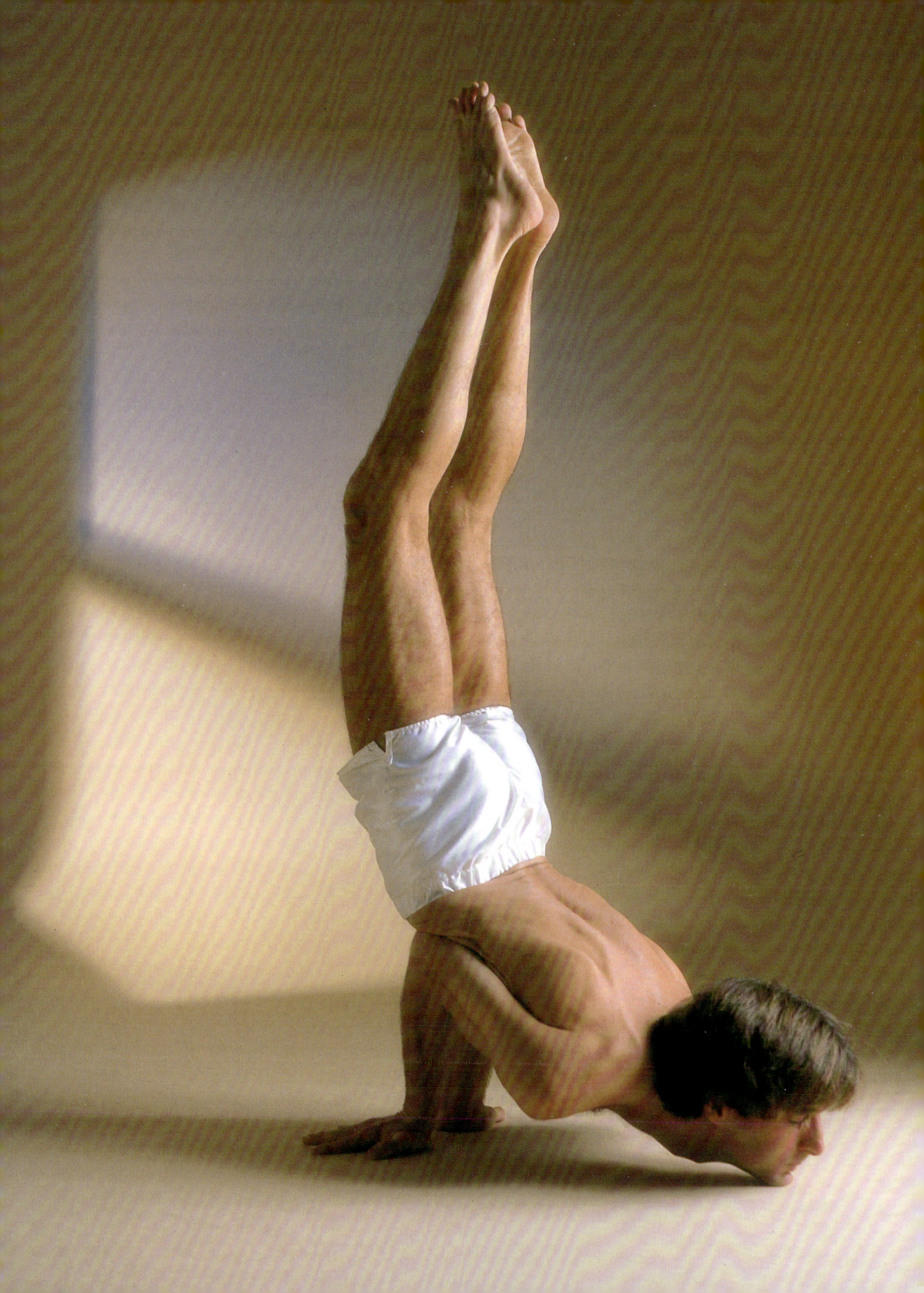

손으로 서기 자세

'전갈자세'처럼 손으로 서기 자세(브릭샤사나 Vrikshasana)도 충분한 훈련이 필요하다. 팔을 다리처럼 생각하고, 자신의 몸무게를 안전하게 받쳐주기 위해, 손바닥을 넓게 펴준다. 넘어지는 것이 두려우면 처음에는 벽에 대고 연습한다. 이 자세를 취하려면 두 팔꿈치는 쭉 펴주고 손은 적어도 벽으로부터 대략 60cm정도 떨어뜨린다. 그러고 나서 발을 든다. 이 자세로 몇 분 동안 균형을 유지한다. 숙련되면 벽에 기댈 필요가 없다. 시간이 지남에 따라 손으로 몇 걸음 걷는 것도 가능할 것이다.

까마귀 자세 변형

이 자세들은 보기와는 달리 행하기가 훨씬 간단하다. 일단 기본 까마귀 자세에 숙달되었다면 다리를 쭉 뻗음과 동시에 몸의 한쪽을 움직임으로써 발끝의 힘을 발달시킬 수 있다. 또한 다리를 붙여 한쪽으로 약간 기울이는 법을 기억한다면 변형동작 1과 2를 수행할 때 균형을 유지하기가 쉽다는 것을 알 것이다. 항상 이 변형동작들은 왼손과 오른손 양쪽으로 반복하라. 이 자세들의 수행은 손목과 팔의 힘을 단련하는데 도움을 준다. 또한 이런 동작을 연습함으로써 기본 까마귀자세에서 다리를 펼 수도 있고 또 손으로 서기 자세에서도 몸을 위로 올릴 수 있다.

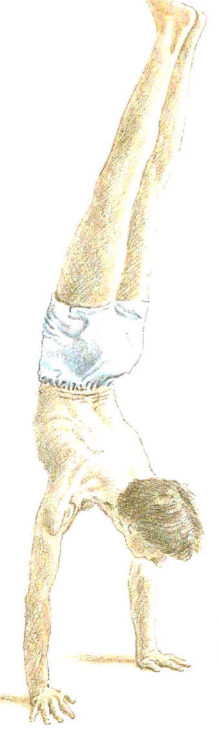

손으로 서기 자세

똑바로 선 자세에서 몸을 구부려, 손바닥을 어깨 넓이만큼 벌려 바닥을 짚는다. 양팔꿈치를 곧게 펴서 어깨가 손 위로 향할 수 있도록 몸을 앞으로 기울인다. 숨을 들이마시며 한 다리를 머리 위로 차올린다. 그 반동력으로 나머지 한 다리도 위로 올릴 수 있다. 그 순간 몸의 균형이 잡히는 지점에서 다리를 멈추도록 한다. 일단 균형이 잡히면 넘어지지 않고 다리를 움직일 수도 있다.

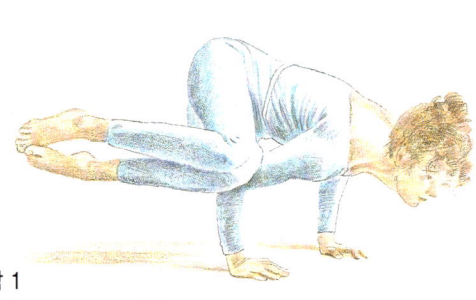

까마귀 자세 변형동작 1
기본 '까마귀 자세'에서 오른쪽으로 걸어 들어가 무릎을 굽혀서 오른쪽 팔 위에 의지한다. 다리를 들면서 몸을 약간 왼쪽으로 기울여 균형을 잡는다.

변형동작 2
두 다리를 넓게 벌린 상태에서 두 손을 그 사이에 놓는다. 다리 안쪽은 팔에 의해 지탱되며 몸은 앞으로 기울인다. 다리를 들어올리고 무릎을 곧게 편다.

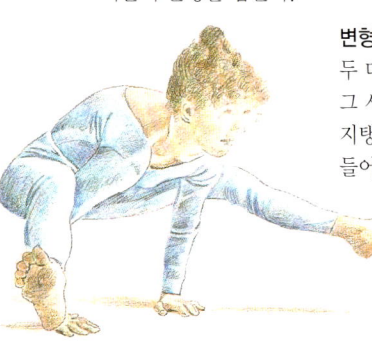

변형동작 3
두 다리를 왼쪽으로 보내고 왼손은 다리 사이에 놓는다. 양다리를 쉽게 올릴 수 있도록 발목을 맞물려 잡는다. 몸을 앞으로 약간 굽히면서 살짝 오른쪽으로 기울여 다리를 올린다. 이 자세가 바크라사나(Vakrasana)이다.

손으로 서기 변형동작 (오른쪽 사진)
'손으로 서기' 자세를 취한다. 무릎을 구부려서 천천히 발을 머리 위로 가져온다. 발뒤꿈치와 손가락을 이용하여 균형을 잡는다.

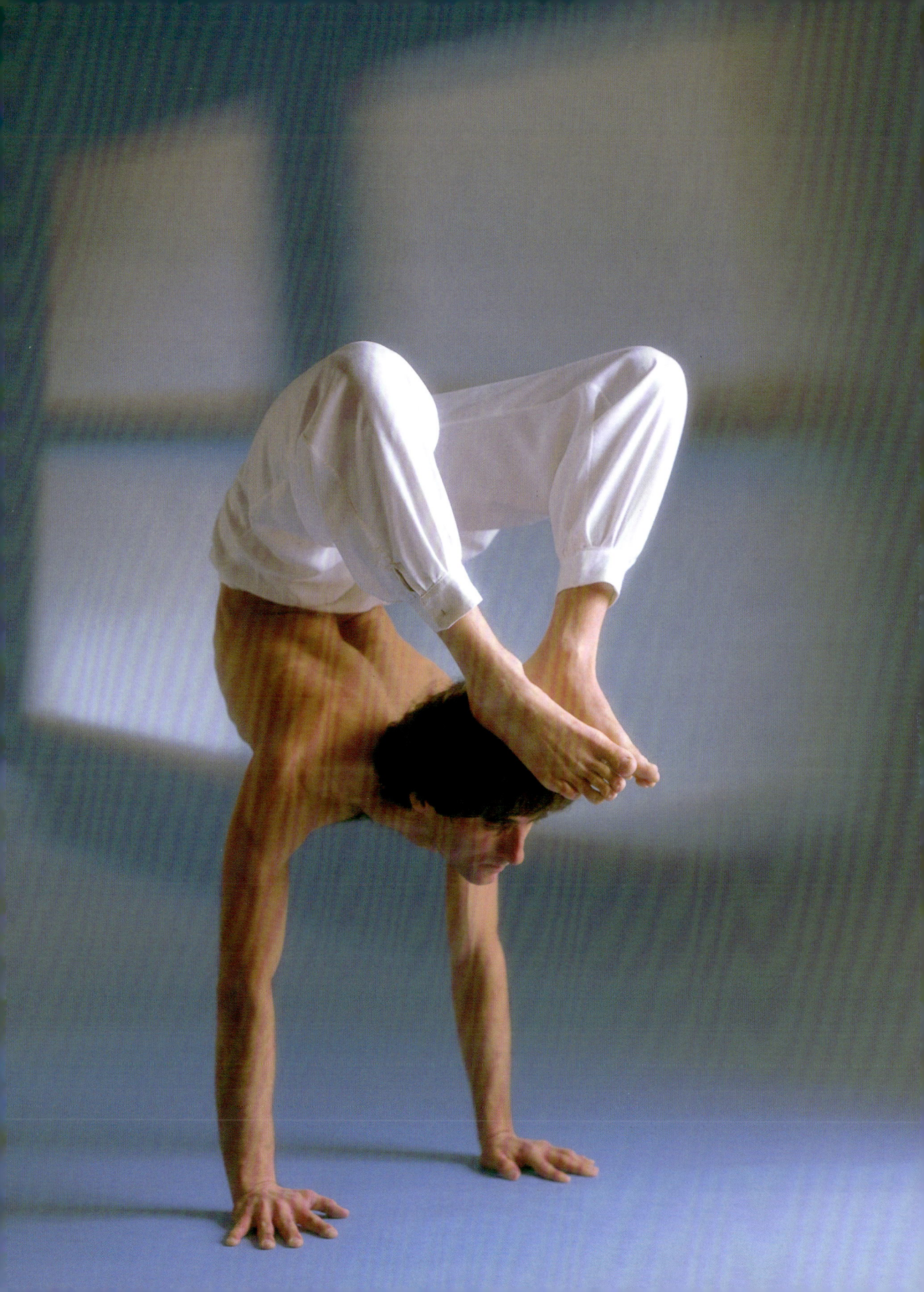

독수리 자세

이 자세는 마치 부리와 날개는 새의 모습이나 몸은 인간의 형상을 지닌, 전설상의 독수리 가루다(Garuda)를 본딴 것이다. '척추 비틀기'가 척추를 위한 운동이라면 독수리 자세는 팔과 다리를 위한 동작으로 혈액순환을 증진시킨다. 먼저 한쪽으로 비튼다음 다른 쪽을 비틀어 조여 준다. 이러한 자세는 몸을 지탱하고 다리를 비틀어 주므로 다리의 근육을 강화시킨다. 또한 손과 발등의 끝마디까지 순환을 촉진시켜 감각능력을 길러준다. 깊게 호흡하며 팔과 다리를 바꾸어 반복한다.

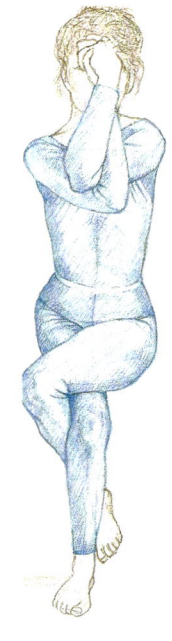

독수리 자세

오른쪽 다리로 서서 무릎을 약간 굽힌다. 왼쪽 다리로 오른쪽 다리를 감싼다. 왼발 끝이 오른쪽 발목의 안쪽에 닿도록 한다. 오른팔을 얼굴 앞에 오게 하고 오른팔 주위를 왼팔로 감싼다. 양손을 조여주면서 팔과 다리를 함께 조여준다. 가능한 낮은 자세를 유지한다.

나무 자세

이 자세를 수행하면 마음이 편안해진다. 한쪽 다리 위에 다른쪽 다리로 연꽃자세를 취하고 두 손은 합장하면서 몸의 균형을 유지한다.(이때, 다리 모양은 한쪽 다리만을 취한 반연꽃 자세이다.) 고대의 요기들은 고행의 의미로 낮에 한차례씩 나무자세를 취하곤 하였다. 오늘날도 많은 사람들이 갠지스강 언덕이나 성전에서 이 자세로 명상을 한다. 나무자세는 단계적으로 실행한다. 연꽃자세로 다리의 모양을 만들기 전에 먼저, 올리려는 다리로 몸의 균형을 잡는다. 그리고 그 발로 반대쪽 다리의 허벅지 안쪽을 눌러준다. 서 있는 다리를 약간 뒤로 물리면 균형잡는데 훨씬 수월하다. 자세를 유지하는 동안 호흡은 깊게한다. 반대쪽 다리도 반복한다. 무릎을 구부린 '웅크린 나무자세'를 취하는 것은 대단한 집중력이 요구된다. 균형을 잡아주는 모든 자세와 마찬가지로 어느 한 점에 마음을 집중한다. 자세가 익숙해지면 눈을 감고 수행해도 좋다.

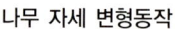

나무 자세 변형동작

왼쪽의 표준적인 나무자세는 한쪽 다리가 반연꽃 자세이다. 두 손바닥은 합장하여 머리 위로 올린다.

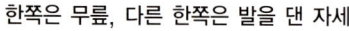

한쪽은 무릎, 다른 한쪽은 발을 댄 자세

이 자세(바탸나사나 Vatyanasana)는 서 있는 다리를 굽혀 약간 앞으로 구부린다. 나머지 무릎은 바닥으로 내린다.

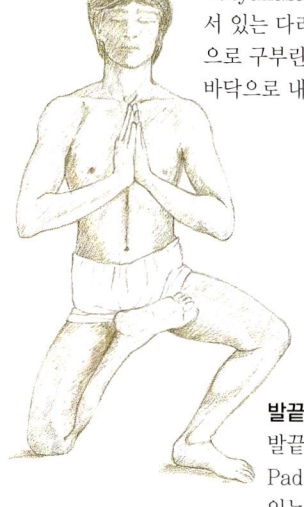

발끝자세 (오른쪽 사진)

발끝자세(파단드구스타사나 Padandgushtasana)서 있는 다리를 굽혀 부드럽게 발뒤꿈치 위에 앉는다.

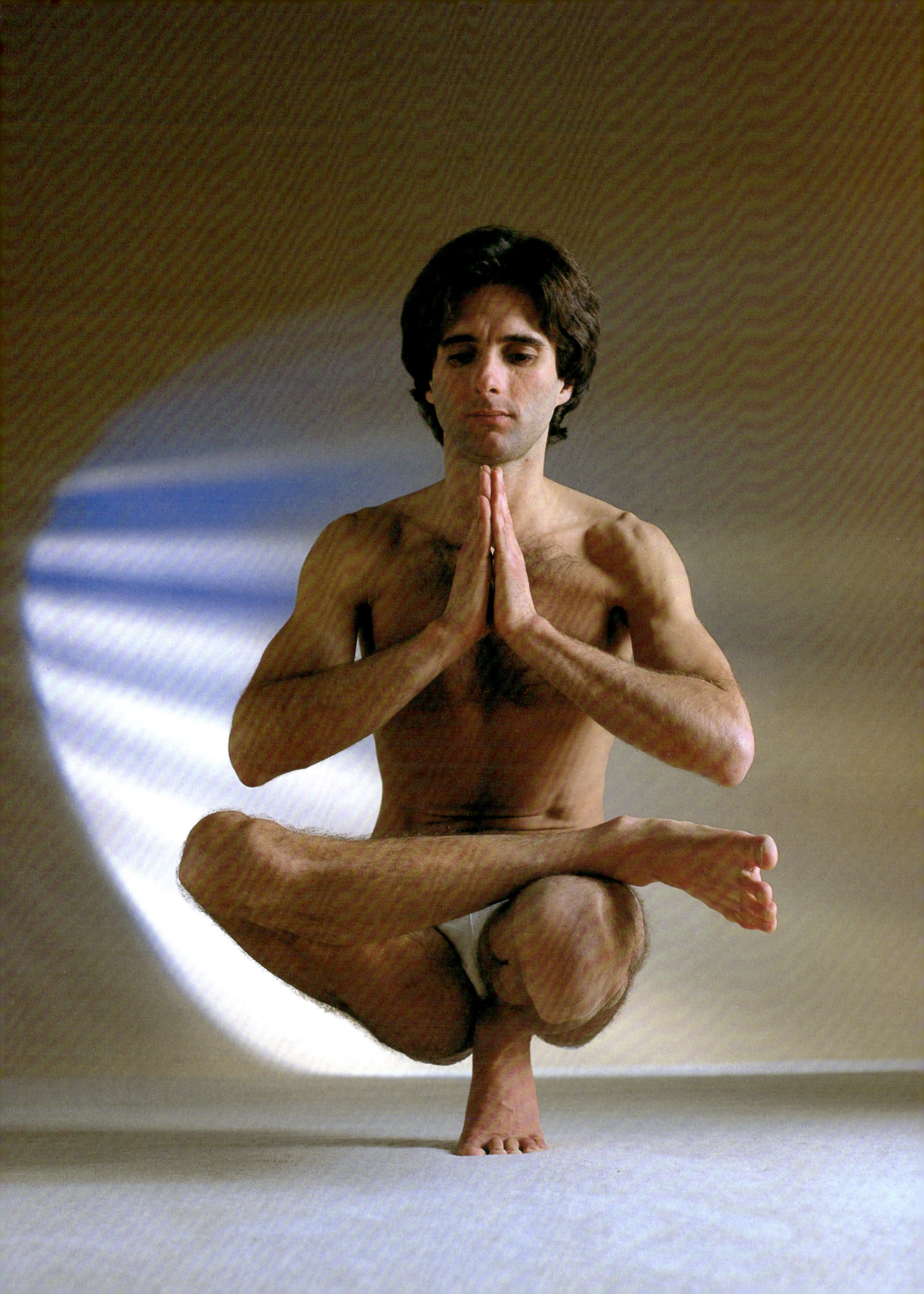

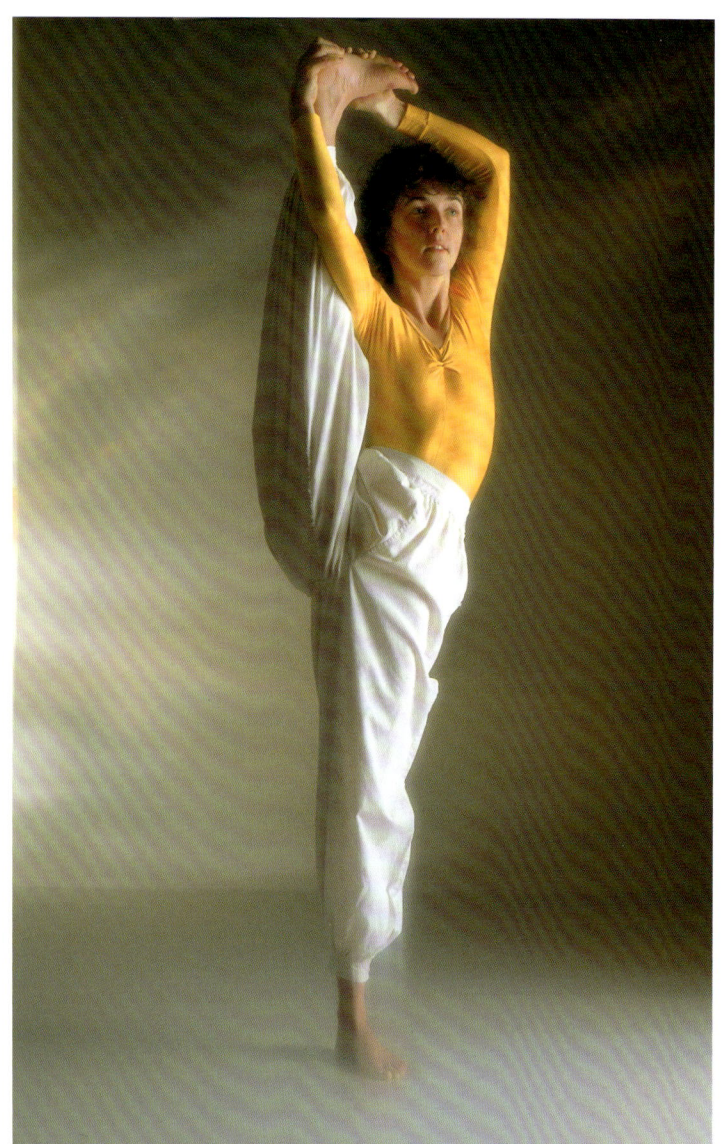

서서 다리 벌리기 자세

이 자세는 '균형 유지하기' 자세와 '앞으로 굽히기' 자세로 이루어졌으며 두 가지 계열의 잇점을 포함하고 있다. 중력을 이용하는 앉아서 '다리 벌리기' 자세와는 달리 팔로 다리를 들어올린다. 이 아사나는 몸의 유연성과 균형감각을 발달시킨다.

바닥에 놓은 발가락은 쫙 펴서 바닥에 밀착시켜 탄탄한 기반을 만든다. 오른쪽 무릎을 약간 굽히고 두손으로 오른발을 잡는다. 굽힌 무릎을 곧게 펴고 다리를 안으로 당긴 후 다리 안쪽으로 오른손을 넣어 발뒤꿈치를 잡는다. 그 다리를 곧게 펴서 위로 천천히 끌어당긴다. 왼손은 머리 뒤로 넘겨 발을 머리 가까이 당긴다. 자세를 편안하게 유지하며 마음을 집중시킨다. 올린 다리를 천천히 내린 후 반대쪽도 반복한다.

사자 자세

사자 자세(심하사나 Shimhasana)는 목과 혀의 혈액순환이 원활해지고, 목소리가 맑아지고, 눈과 얼굴의 근육이 발달된다. 눈을 자극시킨다. 무릎을 꿇고 앉아 손가락을 쭉 펴서 무릎 위에 놓고 숨을 들이마신다. 몸을 약간 앞으로 기울여 강하게 하~소리를 내며 숨을 토해낸다. 이때 혀를 길게 빼어 늘어뜨리고 손가락을 쫙 펴서 끝이 하늘을 향하도록 한다. 눈을 위로 치켜뜨고 온몸을 긴장시켜 마치 막 덤벼드는 사자의 모습을 만든다. 그 상태를 유지하다가 입을 다물고 코로 숨을 들이쉰다. 3~4회 반복한다.

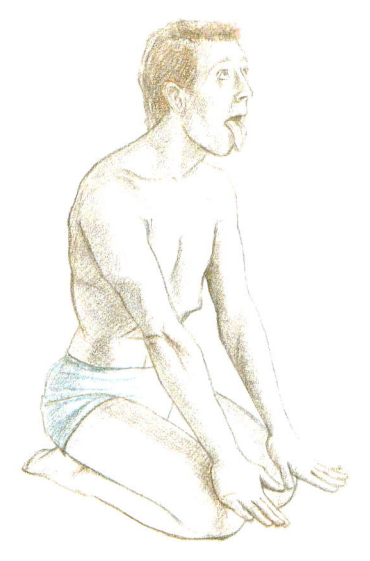

나타라자 자세

나타라자(Nataraja)는 춤추는 시바신의 이름이다. 시바가 발을 내리면 우주는 멸망되고 새로운 세계가 창조될 것이라고 한다.
나타라자 자세나 변형동작은 다리를 올릴 때, 몸을 숙였다가 다리를 올린 뒤에 몸을 곧게 펴도록 한다. 서 있는 다리는 곧게 뻗어 단단하게 유지해야 한다. 머리가 수직이 되었을 때 중점을 두어야 할 부분은 머리의 윗쪽 즉, 상향(上向)동작이다. 머리를 뒤로 젖힐 때는 자세가 뒤로 굽어져서 보다 많은 균형과 통제가 요구된다. 나타라자의 전형적인 자세는 한 손으로 다리를 잡는다. 그러나 두 손으로 잡으면 좀더 완전하게 늘릴 수 있다.

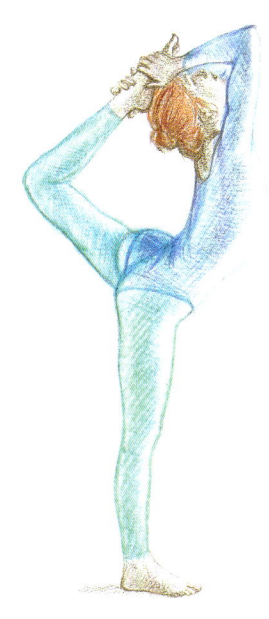

나타라자사나(Natarajasana)
왼쪽 다리를 뒤로 구부린다. 왼손으로 발목을 잡고 위로 당겨준다. 오른손을 역시 뒤로 가져가서 발을 잡는다.(p.124) 머리를 뒤로 젖혀 발 위에 떨군다.

변형동작 (오른쪽 사진)
위와 같은 동작이지만, 이번에는 머리를 발에 가져가기보다는 발을 머리 위로 당겨준다. 몸은 곧게 세우도록 한다.

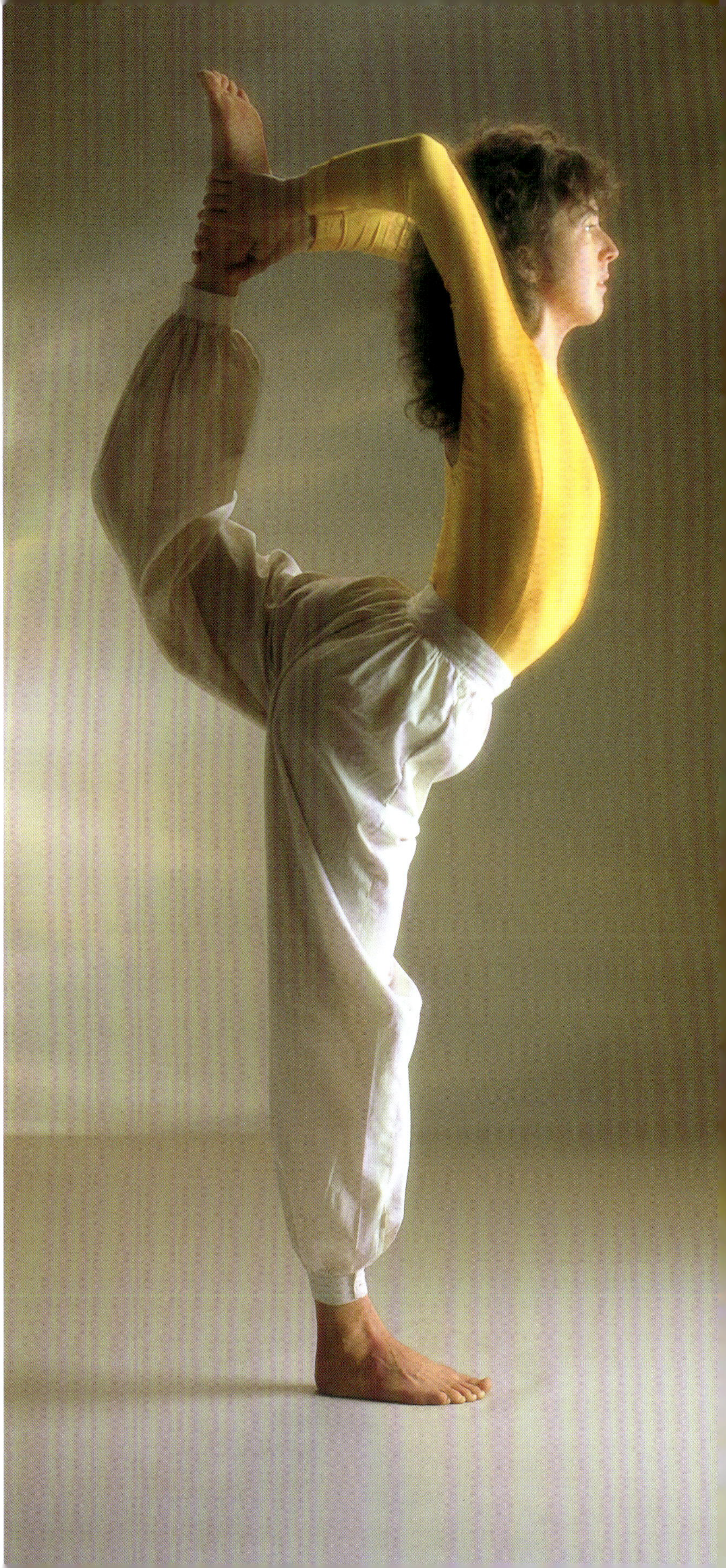

서서 하는 자세

서서하는 아사나는 체력과 유연성을 요구한다. 일단 '다리 벌리기' 자세를 할 수 있으면 쉽게 이 계통의 자세들을 수련할 수 있다. 서 있는 자세에서 손끝에서부터 뒷발에 이르기까지 일직선으로 하여 완전한 'T' 자가 되도록 한다. 변형동작 2에서는 손을 각각 반대방향으로 멀리 뻗고 뒷발은 반드시 바닥에 대고 있다. 이 자세에서 변형동작1로 들어갈 수 있는데, 몸을 기울여 가슴이 허벅지로 오게 한다. 두 팔은 앞으로 뻗어주면서 앞다리는 곧게 쭉 펴고, 뒷다리는 일직선으로하여 들어올린다. 반드시 양쪽으로 번갈아 가면서 반복한다.

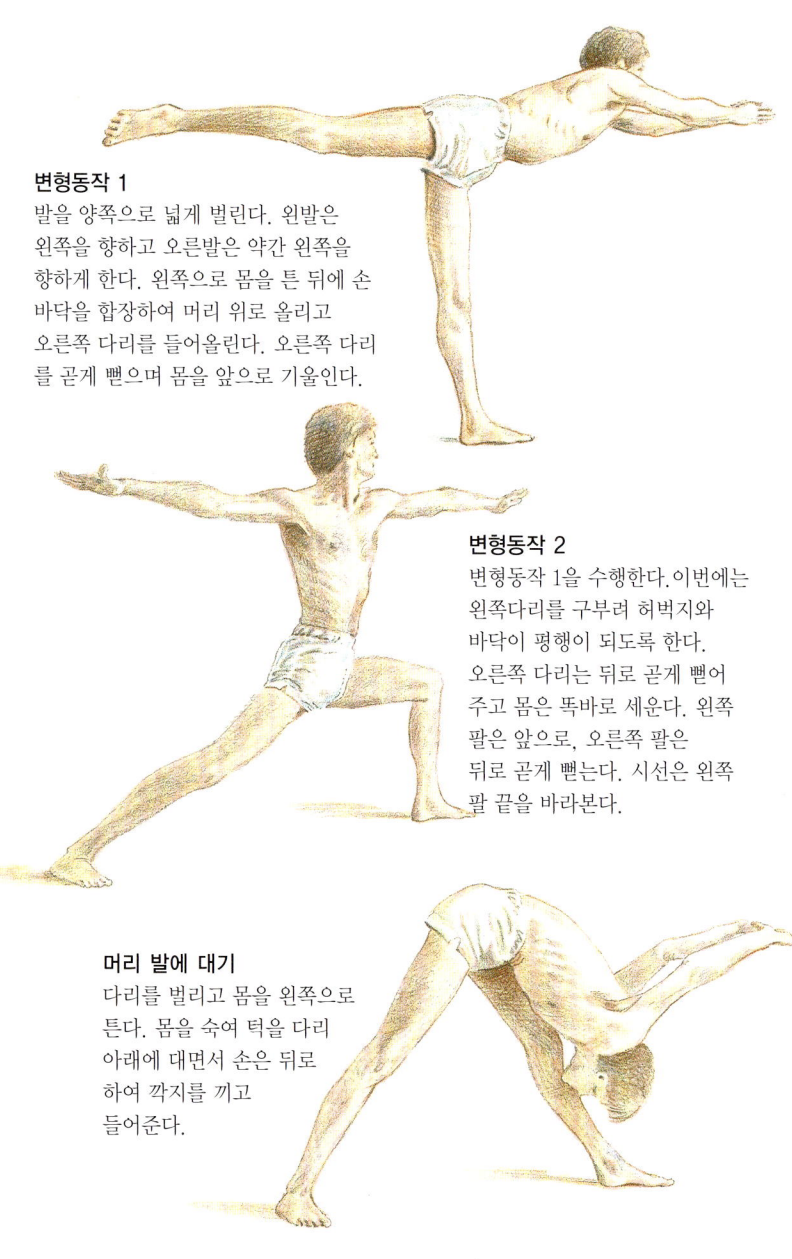

변형동작 1
발을 양쪽으로 넓게 벌린다. 왼발은 왼쪽을 향하고 오른발은 약간 왼쪽을 향하게 한다. 왼쪽으로 몸을 튼 뒤에 손바닥을 합장하여 머리 위로 올리고 오른쪽 다리를 들어올린다. 오른쪽 다리를 곧게 뻗으며 몸을 앞으로 기울인다.

변형동작 2
변형동작 1을 수행한다. 이번에는 왼쪽다리를 구부려 허벅지와 바닥이 평행이 되도록 한다. 오른쪽 다리는 뒤로 곧게 뻗어주고 몸은 똑바로 세운다. 왼쪽 팔은 앞으로, 오른쪽 팔은 뒤로 곧게 뻗는다. 시선은 왼쪽 팔 끝을 바라본다.

머리 발에 대기

균형감각이 민감해지면서 발이 중대한 역할을 한다는 것에 수긍할 것이다. 만약 발바닥이 딱딱하고 굳어있다면 발바닥이 바닥에 잘 밀착되지 못하고 똑바로 설 수도 없을 것이다. 머리를 발에 대는 것은 소홀했던 부분을 운동시키는 것으로 발의 역할에 대해 더욱 새롭게 인식하게 한다. 팔을 뒤로 뻗음으로써 균형을 유지하고 등을 뻗어 앞으로 굽히는 것을 도와주는 것이다.

머리 발에 대기
다리를 벌리고 몸을 왼쪽으로 튼다. 몸을 숙여 턱을 다리 아래에 대면서 손은 뒤로 하여 깍지를 끼고 들어준다.

변형동작
두 다리를 좀더 벌린 다음 위의 그림과 같은 자세를 취한다. 그러나 몸을 앞으로 굽힐 때 무릎을 굽혀 코를 발가락에 닿도록 한다. 두 팔은 곧게 뻗는다.

삼각형 자세 변형

몸을 자유자재로 움직이기 위해서는 좀 더 고도의 아사나들이 요청된다. 몸의 옆구리를 늘려서 부드럽게 하는 것이 매우 중요하다. 변형 삼각형 자세에서 옆구리를 늘리고 비틀면서 척추에 강한 자극을 주어 늘린다. 이 자세는 세 지점으로 이루어진다. 뻗친 손, 인접한 손과 발, 그리고 뒷발인데 그 지점들을 실로 연결하면 삼각형을 만들 수 있다. 그래서 이 자세의 이름이 삼각형 자세이다. 이 동작에서는 다시 한번 균형감각을 단련시키는데 특히 변형동작 1과 3에서 몸이 다리와 반대 방향을 취할 때 균형잡기가 매우 좋은 자세이다. 변형동작 2와 3에서는 앞으로 내민 허벅지가 바닥과 평행이 되도록 자세를 취한다. 양쪽 모두 똑같은 시간을 분배하여 균형있게 수련한다.

변형동작 1

다리를 90cm 정도 벌린다. 왼발은 왼쪽으로 향하고 오른발도 약간 왼쪽을 향한다. 숨을 들이쉬고 내쉬면서 몸을 왼쪽으로 틀어주고 아래로 굽힌다. 오른쪽 손바닥을 왼발의 바깥쪽에 두고 왼손은 위로 뻗는다. 시선은 왼손끝을 본다.

변형동작 2

다리의 위치는 위와 같으나 발을 좀더 벌린다. 이제 왼쪽 무릎을 굽혀주면서 왼쪽 겨드랑이를 왼쪽 무릎 위로 내려준다. 왼손바닥은 왼발의 안쪽 바닥에 댄다. 오른쪽 팔은 오른쪽 귀를 따라 밖으로 뻗어준다. 시선은 위를 향한다.

변형동작 3

변형동작 2에서 몸을 오른쪽 겨드랑이를 왼쪽 무릎 위에 가져오고 오른쪽 손바닥은 왼발 바깥쪽 바닥 위에 놓는다. 왼손은 곧게 뻗어 귀에 대고 시선은 위로 한다.

아사나 사이클 *The Cycles of Asana*

이 도표는 여러분들이 수행하고 있는 아사나를 어떻게 계획하고 수정할 것인지를 한 눈에 볼 수 있도록 일목요연하게 정리하였다. 아사나를 수련함에 있어 지도의 역할을 해줄 것이다. 기본 자세는 검정색으로 표시하였고, 오렌지색으로 표시한 부분은 변형자세로서 새로운 자세들을 뜻한다.

각 자세를 뜻하는 그림 옆에는 간단한 설명과 개요를 덧붙였다. 물론 이러한 자세들을 수행하기 전에 기본 자세들을 우선 숙달해야 할 것이다.

이 도표는 지나온 자세들을 상기시키는 것이 목적이다. 모든 사람의 신체는 제각기 다르기 때문에 어떤 사람에게는 쉬운자세가 어떤 사람에게는 어려울 수 있다. 그러므로 자신에게 적합한 수준의 자세들을 수련해야 하며 고도의 숙련된 자세를 수련하는 것은 바람직하지 못하다. 늘 자신에게 알맞는 단계를 선택하여 균형있게 수련해야 한다.

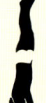

머리서기와 변형동작

다리 올리기 변형
(100-101)
1 두 다리 올리기
2 두 다리 손바닥 향해 휘두르기

머리서기 다리 변형
(100-101)
1 옆으로 다리 벌리기
2 한쪽 다리 앞으로 내리기
3 다리 벌린 후 옆으로 내리기
4 다리 앞뒤로 벌리기

전갈자세 변형
(102-103)
1 다리 곧게 올리기
2 다리를 수평으로 하기

머리서기 팔 변형
(104-105)
1 팔꿈치 위로, 손바닥은 아래로
2 팔 뻗기
3 팔 굽혀 머리에 대기

연꽃 머리서기
(106)

연꽃 머리서기 변형
연꽃자세로 머리서기

한쪽 다리 거꾸로 서기
(107)

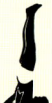

어깨서기와 변형동작

팔 다리 변형
(108-109)
1 다리 바닥에 내리기
2 다리 굽히고 팔 뻗기
3 팔로 엉덩이 받치기
(완전한 어깨서기 자세)
4 독수리 어깨서기(두 다리 꼬기)
5 다리 내려 반연꽃 자세
(반연꽃좌 쟁기자세)

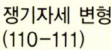

쟁기자세 변형
(110-111)
1 무릎 귀에 대기
2 다리 벌리기
3 다리 옆으로하여 무릎 머리대기
4 무릎 머리뒤로 가져가기
5 연꽃 쟁기자세

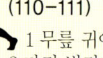

다리자세 변형
(112-113)
1 다리를 위로 올리기
2 엉덩이 위로 올려 발목 잡기
3 연꽃 다리자세

물고기자세 변형
(112-113)
1 연꽃 물고기자세
2 묶인 물고기자세

앞으로 굽히기 변형동작

앞으로 굽히기 변형
(114-115)
1 손바닥으로 발바닥 주위를 감싸고 손가락은 발뒤꿈치를 감싸기
2 팔꿈치는 바닥에, 손가락은 깍지껴서 발바닥 감싸기
3 발뒤로 손으로 팔목 잡기
4 손을 등에 대고 합장하는 자세
5 엉덩이로 균형 유지하기
6 앞으로 굽혀 비틀어주기

머리 무릎에 대기
(116-117)

머리 무릎에 대기 변형
1 손 등뒤로 하여 발잡기
2 옆으로 굽혀 팔 뒤쪽으로 하기
3 옆으로 굽혀 머리 바닥에 대기

옆으로 벌려 비틀기 변형
(118)
1 손 뒤로 하여 허벅지 잡기
2 양손 발에 대고, 등 다리에 대기

다리와 팔 뻗기 변형
(118)
1 다리 바깥으로 뻗고, 몸 앞으로 굽히기(다리 벌려 앞으로 굽히기)
2 다리 바깥으로 뻗고, 몸 앞으로 굽혀 손으로 발 잡기

거북이 자세
(118-119)
거북이자세 균형 유지하기
머리 뒤로 발목 가져가기

기울이기 자세 변형
(120-121)
1 다리 올리기
2 팔 올리기
3 다리와 팔 올리기
4 손으로 발 잡고 다리와 팔 올리기
5 반연꽃좌에서 다리와 팔 올리기
6 올린 다리를 손으로 잡아 머리 위에 놓기

제6장 아사나와 변형동작 153

뒤로 젖히기 변형동작

코브라자세 변형
(122-123)
1 손으로 무릎 잡기
2 손으로 발 잡기

메뚜기자세 변형
(122-123)
1 발을 바닥에 대기
2 다리를 수평으로 하기

활자세 변형
(124-125)
1 뒤로 한쪽 다리 잡고 한쪽 다리 뻗기(반활자세)
2 발을 머리 뒤에 대기
3 발을 머리 뒤로 하고 팔과 다리 위로 올리기
4 어깨에 발 대기

수레바퀴 자세
(126-127)
수레바퀴 자세 변형
1 손을 다리 뒤에 놓기
2 한쪽 다리를 올리기

무릎 굽히기 자세
(128)

병사자세
(128)

무릎 굽힌 수레바퀴 자세
(128)
무릎을 바닥에 대고 발목 잡기

다이아몬드 자세와 변형
(128-129)
손으로 무릎잡기

초승달 자세
(130-131)
초승달 자세 변형
1 뒤로 젖혀 발잡기
2 팔 뒤로 뻗기

비둘기 자세
(130)

앉는 자세와 변형동작

척추 비틀기 자세
(132-133)

척추 비틀기 변형
1 발목 잡기
2 반연꽃좌로 팔 뒤로하여 발목잡기

연꽃자세
(134-137)

연꽃자세 준비동작
(134)
1 발목-무릎자세
2 나비자세

반연꽃좌
(134)

연꽃자세 변형
(136-137)
연꽃 전갈자세
연꽃 코브라자세

요가 무드라
앞으로 굽히면서 주먹으로 누르기

조이는 연꽃좌

태아자세
수닭 자세

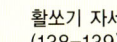
활쏘기 자세
(138-139)
1 다리 머리 위로 뻗기
2 손으로 반대쪽 발잡기

머리 뒤로 다리 넘기기
(138-139)
1 반연꽃 자세로 앉는다
2 머리 뒤로 두다리를 넘겨 뒤로눕기

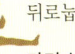
다리 벌리기 자세와 변형
(140-141)
1 앞으로 굽히기 자세
2 뒤로 젖혀 합장하는 자세
3 발은 머리 뒤로 팔은 발끝으로
4 3의 자세에서 뒤쪽 다리를 구부려 잡기

균형유지 하기와 변형동작

공작자세와 변형
(142-143)
메뚜기자세에서 다리를 올리고 턱은 바닥에 댄다

손으로 서기 자세와 변형
(144-145)
발은 머리쪽으로 향한다.
(손으로 서기 전갈자세)

까마귀 자세 변형
(145)
1 까마귀자세로 다리 옆으로 하기
2 다리 벌리기
3 옆으로 비튼 까마귀자세로 팔을 다리 사이에 넣기

독수리 자세
(146)

나무자세와 변형
(146-147)
한쪽무릎과 발자세 : 반연꽃좌 상태에서 무릎을 바닥에 대기
발끝으로 지탱하기 : 발끝으로 지탱하면서 반연꽃좌 취하기

서서 다리 벌리기
(148)

사자자세
(148)

나타라자 신 자세
(149)
나타라자사나 변형
머리위로 발 당기기

서서하는 자세와 변형
(150)
1 한쪽 다리 뻗어 균형 유지하기
2 팔과 다리 뻗어주기

머리 발에 대기 자세와 변형
(151)
다리를 벌리고 무릎을 굽혀 머리는 발끝에 대기

삼각형 자세 변형
(151)
1 뒤로 틀어주기
2 다리를 넓게 벌려주고 무릎은 겨드랑이에 대기
3 2의 자세에서 몸 뒤로 틀어주기

크리야 *Kriyas*

요기들은 자신의 몸을 통하여 더 높은 의식으로 발전하기를 원한다. 지고의 경지로 나아가기 위해서는 마치 차가 부드럽게 움직이기 위해 내부, 외부를 깨끗이 해야 하는 것과 같다. 예를 들어, 우리 손을 깨끗이 씻듯이 내장기관도 깨끗이 씻어 주어야 한다. 결국, 내장기관도 피부와 같은 맥락이다. 이 책에서 소개하는 여섯가지의 크리야(kriyas)는 우리 몸 중 소홀히 하기 쉬운 부분을 정화하거나 통제하는 수련법이다. 크라야에는 콧구멍을 청소하는 카팔라바티(Kapalabhati)(p.70), 트라탁(Tratak)(pp.93~95), 네티(Neti)가 있다. 또한, 소화기계통을 위한 다우티(Dhauti), 쿤자르 크리야(Kunjar Kriya)(p.84)와 아그니 사라(Agni Sara)(p.182)가 있으며 아래 그림에서 보이는 바스트라 다우티(Vastra Dhauti), 내장기관을 정화시키는 나우리(Nauli), 결장을 정화시켜주는 바스티(Basti) 등이 대표적이다. 크리야는 규칙적으로 수행하면 내장기관으로부터 독소를 제거하며 마음을 맑게 한다. 또한 감각이 예리해지고 질병으로부터 몸의 저항력을 증진시킨다.

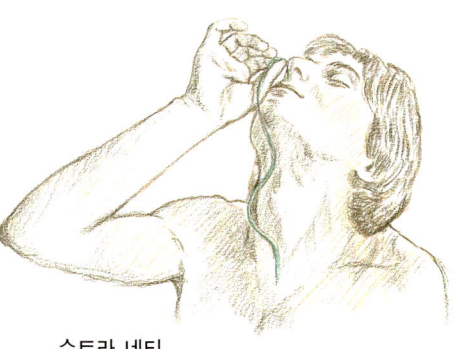

수트라 네티
미지근한 소금물에 부드러운 끈을 담근다. 끈을 콧구멍 속으로 집어넣는다. 끈의 끝이 입안에서 보이면 천천히 잡아당긴다.

네티

네티는 매일 수행을 해야 한다. 네티는 두 가지 방법이 있는데 먼저 수트라 네티(Sutra Neti)는 카데터(catheter) 또는 약 30cm 정도의 매끈하고 부드러운 끈을 콧구멍으로 집어넣어 입으로 나오게 한 후, 반대쪽 콧구멍에도 똑같이 반복한다. 콧구멍을 통과하여 입으로 끈을 빼내려면 연습이 필요하다. 잘라네티(Jala Neti)는 조그만 물병으로 소금물을 한쪽 콧구멍에 넣어 다른쪽 콧구멍이나 입으로 나오게한다. 만약 다른 콧구멍이 막혀 있으면 입으로 흘러나오게 되며 그것을 뱉어내면 된다. 양쪽 콧구멍 모두 시도한다. 한번에 물이 나오도록 한다.

잘라 네티
머리를 왼쪽으로 기울이고 오른쪽 콧구멍으로 물을 부어 왼쪽 콧구멍이나 입으로 나오게 한다.

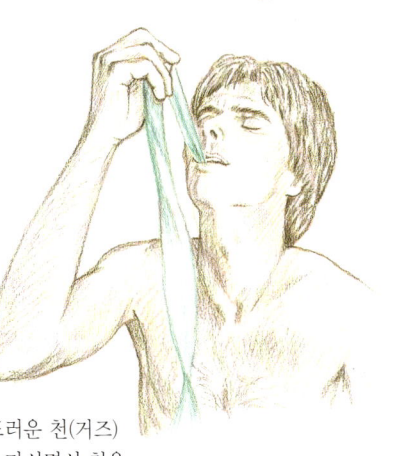

바스트라 다우티
미지근한 소금물에 부드러운 천(거즈)을 담근다. 물을 조금씩 마시면서 천을 입 속으로 조금씩 넣는다. 넣을 수 있는 데까지 넣은 다음 다시 꺼낸다.

바스트라 다우티
요기들은 이 방법을 일주일에 한번씩 아침 공복에 실시한다. 15피트 정도의 거즈를 천천히 삼켰다 끄집어 내어 위와 식도에 쌓인 점액질과 분비물을 제거시킨다. 처음에는 조금만 넣어도 구역질이 나서 조금밖에 삼키지 못하나 매일 조금씩 반복하여 수행하면 마침내 거즈는 모두 다 들어갈 것이다. 실천 후에는 반드시 우유 한 잔을 마시는 것이 좋다. 바스트라 다우티는 경험이 많은 요가 지도자에게 지도받는 것이 좋다.

나우리

복부의 중앙 근육을 반복적으로 휘저어 운동을 시킨다. 수행자의 통제력과 집중력이 요구되며 배의 근육을 통제하는 방법을 터득하게 된다. 나우리를 하는 동안 복부에 집중을 하면 많은 도움이 될 것이다. 아그니 사라(Agni Sara)(p.182)는 나우리를 수행하기 위한 준비동작과 같다.

우선 배의 근육을 분리하여 마치 배의 중심부에 수직적인 언덕이 생기도록 한다. 그런다음 손을 이용하여 왼쪽과 오른쪽으로 움직이는 연습을 하도록 한다. 파도처럼 좌우로 원활한 움직임은 내장기관에 상당한 도움을 준다. 특히 위장, 장기관, 간장을 통제하고 생리불순을 해결한다. 또한, 기(氣)의 흐름을 원활하게 한다.

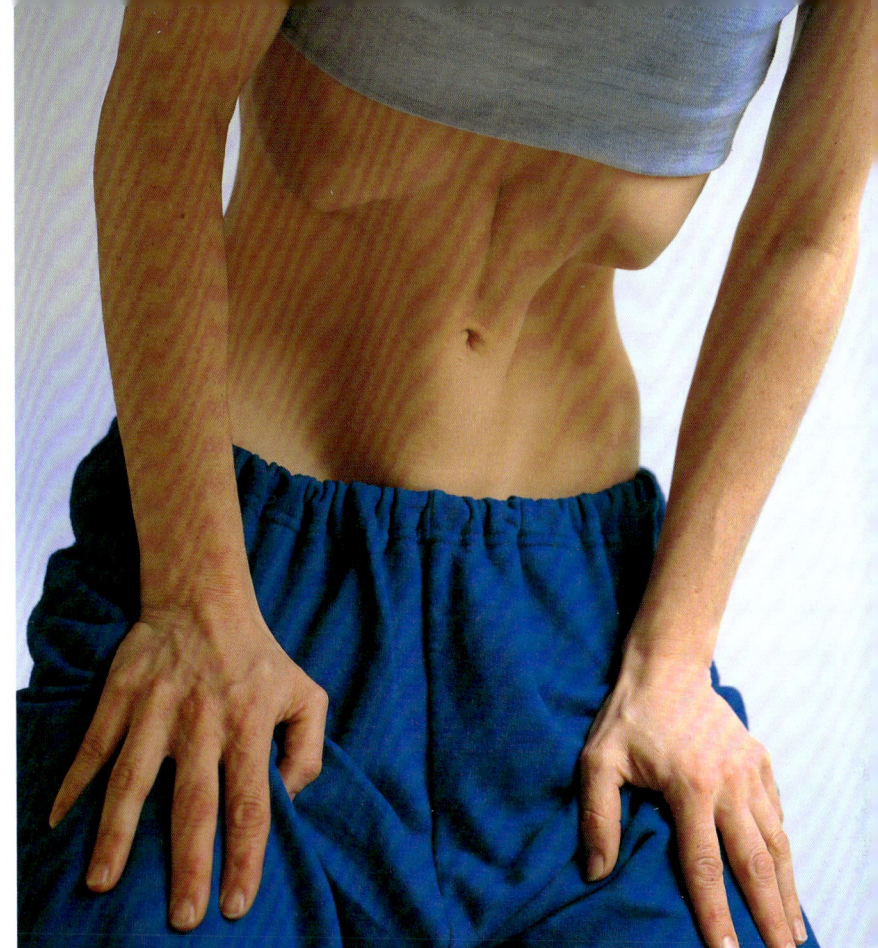

나우리 (사진)
다리를 벌리고 서서 무릎을 약간 굽히고 두 손을 허벅지에 올려 놓는다. 숨을 내쉬면서 우디야나 반다 자세(p.73)를 취한다. 배의 양쪽 부분을 수축시켜서 복부의 중앙 근육이 만들어지도록(위) 손을 교대로 바꾸어 가며 근육이 한쪽에서 다른 한쪽으로 움직이도록 눌러준다.(아래)

바스티

이 수행은 장의 맨 아래까지 청소하는 자연스러운 방법으로 관장(灌腸)과도 같은 것이다. 물통 위에 앉아서 약 직경 10cm정도 되는 관을 직장안에 집어넣고 우디야나 반다와 나우리를 하면서 물을 장 안으로 빨아들인다. 관을 꺼낸 후 나우리를 하여 물을 장속에서 휘저은 다음 물을 빼낸다. 관장은 물을 몸속으로 강제로 투입시키는 반면 바스티는 장을 진공상태로 만들어서 물을 자연스럽게 끌어들이는 방법이다.

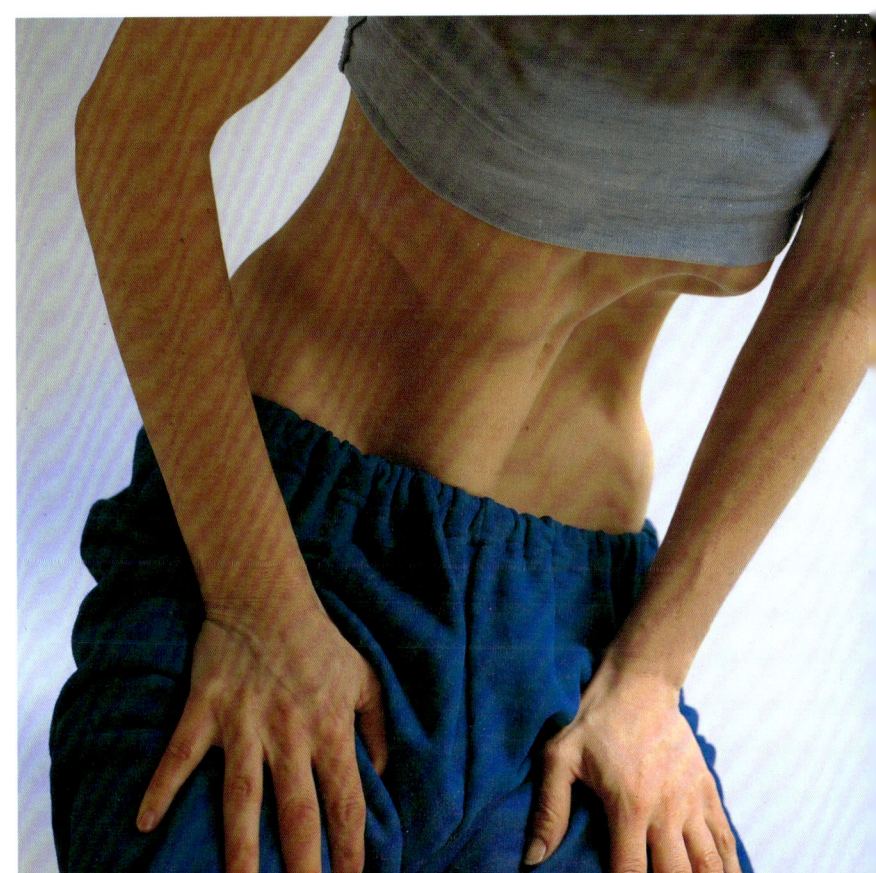

제7장
생활주기

요가의 수행은 우리 인생의 안내자 역할을 한다. 또한 요가수행은 삶의 어떤 상태나 단계에서도 적절히 적용할 수 있다. 우리는 단순히 다이어트나 건강을 유지하기 위하여 요가를 시작하기도 한다. 그러나 수행이 발전함에 따라 호흡법이나 명상의 필요성을 느끼게 된다. 이 장에서는 삶의 다양한 단계별로 자신에게 어떤 아사나가 적합한가를 자세히 알려준다. 우리의 삶에는 세 번의 특별한 시기가 있는데, 그 시기는 여성의 임신기와 유아기, 그리고 노년기로 분류하였다. 그러나 자신이 현재 이러한 범주에 들지 않는다 하더라도 자신이 처한 상황에 맞도록 요가를 변형하여 어떻게 수행하는가를 주목하면 자신에게 얼마든지 알맞게 적용시킬 수 있을 것이다.

요가가 주는 마음의 평온함과 몸의 유연성은 젊은이나 노인들에게나 공통적으로 필요하며 소중한 것이다. 특히, 유아기에 하는 요가수행은 일생 동안 건강을 유지하게 한다. 어린 아이들은 원래 몸이 유연하고 균형감각이 뛰어나기 때문에 쉽고 즐겁게 아사나를 수행할 수 있다. 청소년들에게도 요가는 매우 유익하다. 자신감 부족과 아둔함은 사라지고 자의식을 확고하게 한다. 호흡법과 몸의 이완은 성장과정에서 느끼게 되는 많은 감정적인 문제들을 효과적으로 대처해 나가도록 한다.

많은 여성들이 임신을 하면 건강을 위해 요가원을 찾는다. 새로운 생명의 탄생은 인류의 가장 위대한 기적 중의 하나이다. 한 인간의 삶을 놓고 봤을 때, 70~80년이라는 세월을 책임지는 새 출발의 근원지인 것이다. 자신을 육체적, 정신적 그리고 영적인 관심을 기울여야 하는 특정한 시기를 따로 정할 수는 없다. 만약 당신과 배우자가 아사나, 프라나야마, 명상을 규칙적으로 수행한다면 모든 상황(임신부터 출산까지)은 순조롭게 진행될 것이다. 노인들이 부드럽고 느린 아사나를 하면 몸과 마음에 젊음을 유지할 수 있으며, 생동감 있는 삶을 살아갈 수 있다. 또한 호흡법은 뇌에 산소의 공급을 늘려 항상 건전한 마음을 갖게 해준다. 노인들을 위한 아사나는 의자에 앉아서 하기도 하고 침대에 누워서 하기도 한다. 그러나 어떠한 신체장애로 아사나를 수행할 수 없을 때는 자신이 수행하는 모습을 마음 속으로 그려본다. 이는 정신집중에 매우 유익하며 단순히 마음으로만 집중하는 것도 많은 영향을 받게 된다. 평소에도 호흡에 집중하면 아무리 쉬운 동작이라도 아사나가 될 수 있다. 한 예로 몸이 굳어버리는 병으로 행동이 자유롭지 못했던 어느 요가 수련생이 있었다. 그는 마음속으로 늘 합장하는 모습을 그렸으며 이 자세를 늘 완전하게 하려는 피나는 노력으로 생의 희열을 느끼기도 하였다.

우리는 살아가면서 많은 스트레스를 받는다. 그 원인은 원만하지 못한 대인관계나 이직, 학업 등이 여러 가지 원인이 복합적으로 몸과 마음에 영향을 주기 때문이다. 이럴 때 규칙적인 요가 수행은 폭풍 속에서 육지를 만나듯 지친 몸과 마음의 휴식처가 되어 몸과 마음에 생기를 준다. 긴장이나 공포는 자신에 대한 잘못된 개념으로부터 찾아온다. 진정으로 자신이 영원한 불멸의 존재라는 사실을 깨닫게 되면 인생의 험난한 과정에서도 안정과 평온의 삶을 누릴 수 있을 것이다.

> "나이와 죽음을 초월한 영혼은 바로 우리 안에 존재하는 아트만이며 영적인 사람이다."
> – 찬도가 우파니샤드 –

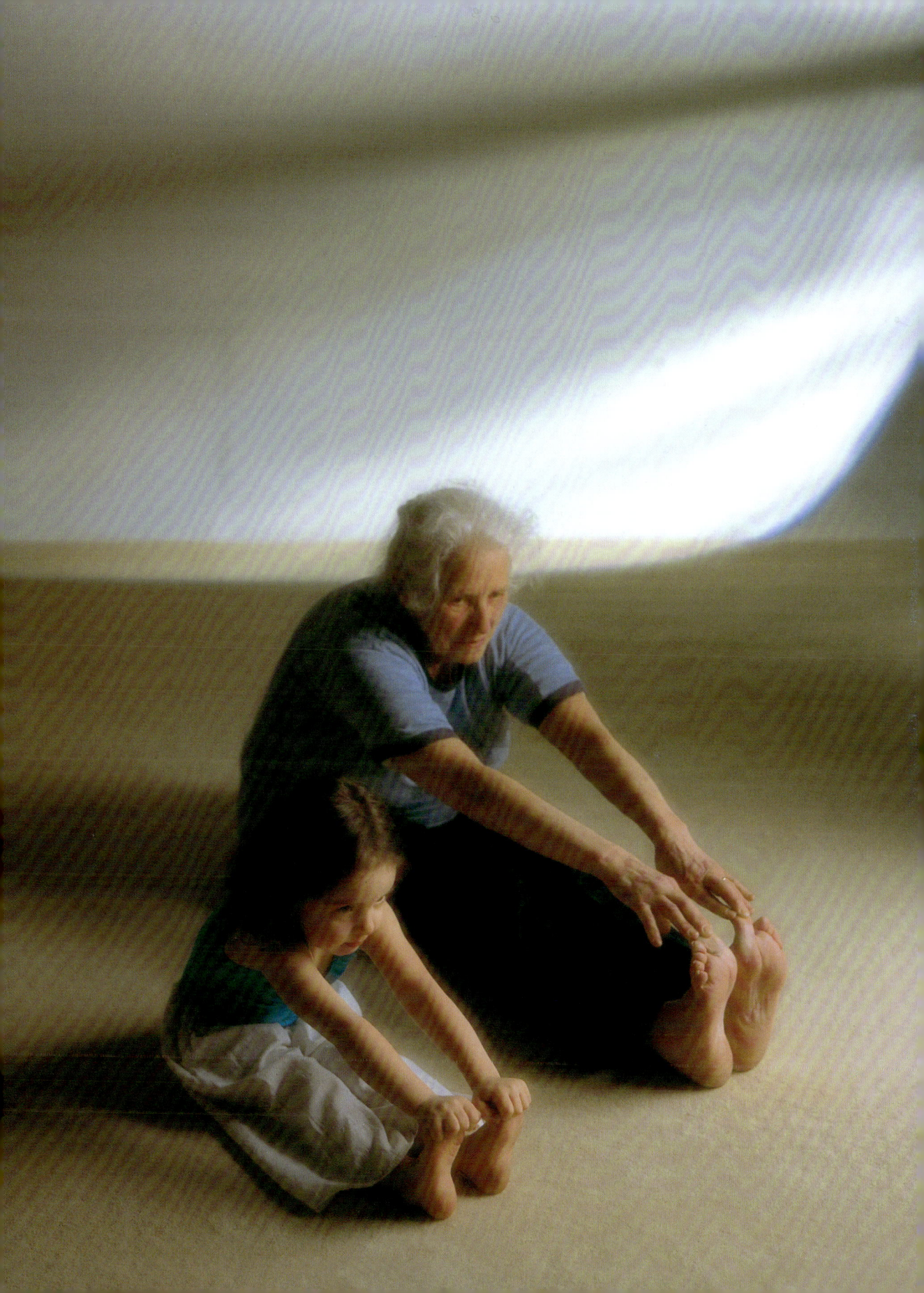

임산부 *Maternity*

임신기간은 아주 중요하며 매우 빨리 지나간다. 특히 첫임신은 몸에 아주 큰 변화를 가져온다. 임산부는 육체의 변화뿐 아니라 마음, 영혼이 모두 새 생명의 탄생에 관여한다. 임산부의 건강이나 상황이 어떠하든지 요가는 임신과 출산에 최상의 영향을 주며 아기가 뱃속에서 성장하는데 좋은 환경을 제공해 준다. 또한 요가는 과체중, 긴장감, 등의 통증을 피할 수 있다. 이 장에서는 필요에 따라서 아사나를 변형시키는 방법과 원만한 출산을 위한 임산부들의 아사나들을 소개한다.(이 장을 모두 읽으면, 현재 자신에게 유용한 수행비결까지도 얻을 수 있다.)

요가를 처음 접하는 사람들이라도 임신, 출산, 산후조리의 전 과정을 순조롭게 보낼 수 있으며, 출산에 대한 두려움을 감소해 줄 것이다. 모든 여성들은 '출산'에 대하여 많은 두려움을 가지고 있다. 요가는 그러한 두려움에 맞서게 하여 의연하고 슬기롭게 대처하도록 한다.

규칙적인 수행을 통해 안전하고 건강한 출산을 돕고 어떠한 불의의 사고에도 대처할 수 있는 힘을 길러준다. 명상은 임신의 전과정에 매우 중요하다. 마음의 움직임을 관찰하고 마음을 안으로 향하게 한다. 그러면 어떠한 두려움과 긴장도 당신을 괴롭히지 않을 것이다. 규칙적인 아사나, 호흡법, 명상은 출산뿐만 아니라 출산 이후에도 여러분의 생활에 만족함을 가져다 줄 것이다. 요가는 힘의 근원이며 당신을 더욱 사랑에 찬 엄마로 만들어준다.

명상 (오른쪽 사진)
명상은 임신을 위한 최고의 시간이다. 어머니의 생각과 느낌 그대로 태아에게 영향을 준다. 명상중에 의식적으로 자궁 속의 아기에게 프라나(氣)를 보낸다.

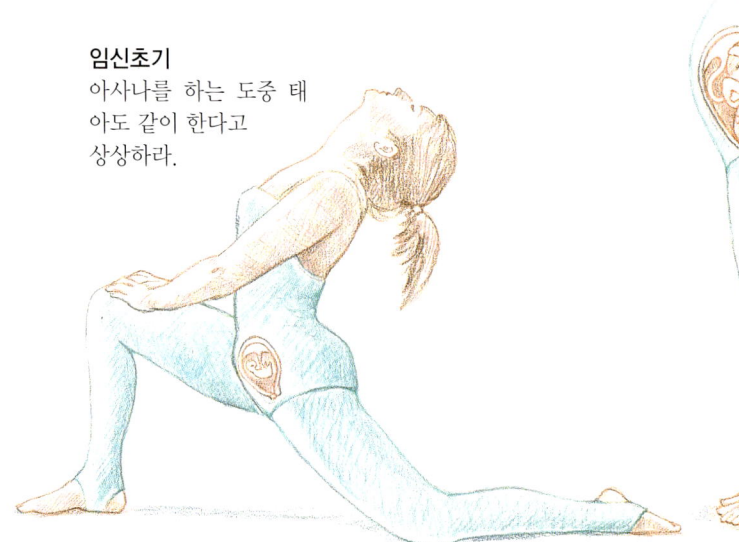

임신초기
아사나를 하는 도중 태아도 같이 한다고 상상하라.

임신말기
변형 아사나는 태아의 성장에 도움이 된다. 규칙적인 수행을 통하여 몸의 변화를 느껴본다.

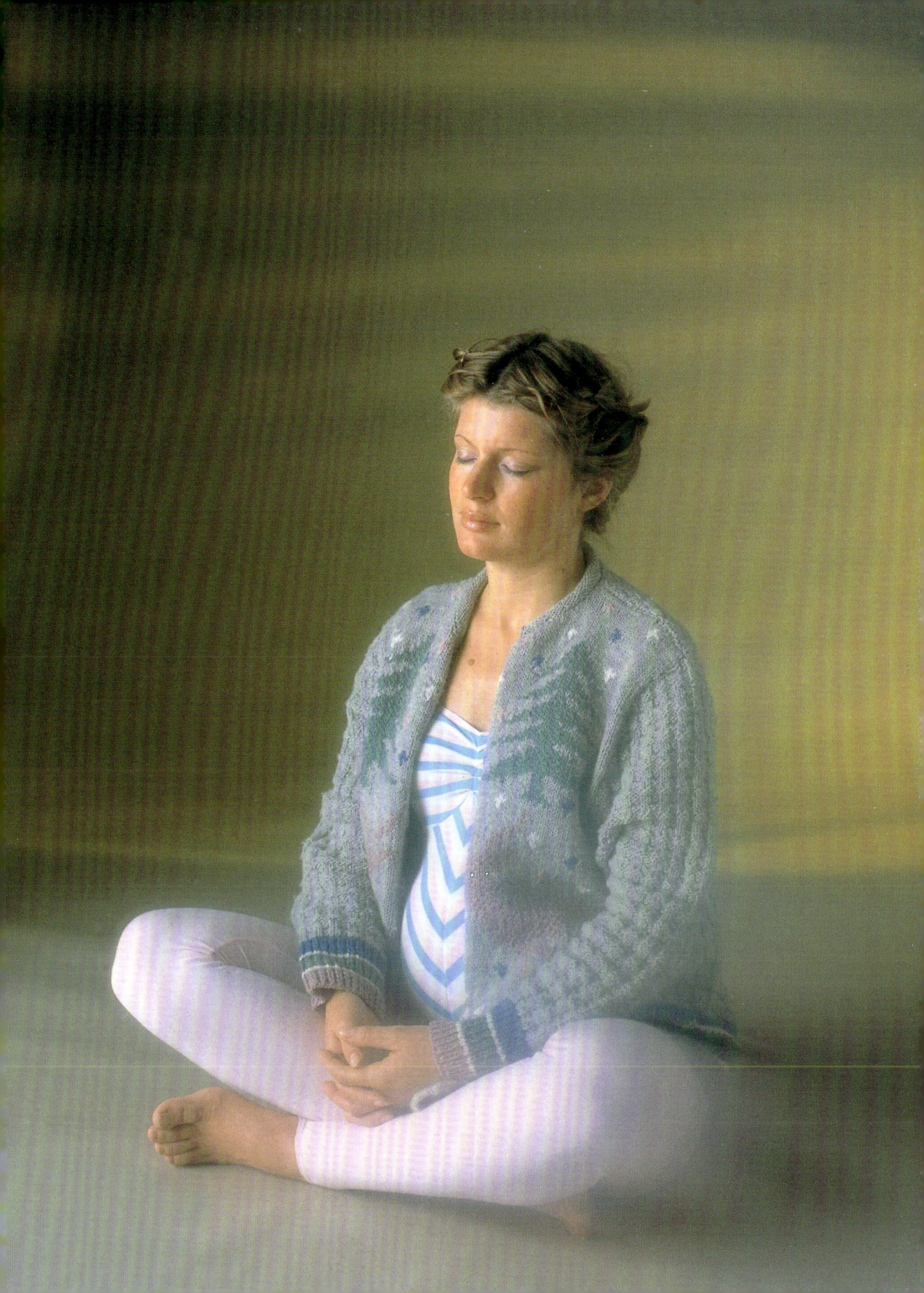

임산부 아사나 실천요강 *Practice Schedule for Pregnancy*

이 실천요강은 아사나의 기본과정(pp.30~31)을 토대로 한 임산부에게 적합한 변형자세들로 구성하였다. 기본과정을 참조하면서 수행해 나가고 좀더 간단하고 쉬운 자세를 원할 때는 pp.64~65의 〈기본 아사나 수련표〉를 참조한다.

숙련된 수행자라도 임신기간에는 반드시 부드러운 자세를 수행하도록 한다. 아사나를 하게 되면 '릴렉신(relaxin)'이라는 이완 호르몬이 분비되어 아사나를 증진시킨다. 특히, 앉아서 하는 자세(연꽃자세)와 같은 동작들은 얼마든지 할 수 있다. 이러한 앉아서 하는 아사나들은 골반을 열어주어 출산에 도움을 주는 동작이다. 또한 서있는 자세도 임산부의 다리를 강화시킨다.

그러나 뒤로 젖히는 '메뚜기' '코브라' '활' 자세등은 복부를 바닥에 대고 하는 자세이므로 대안할 만한 다른 자세들을 권한다. 그러므로 임신 중에는 어떤 아사나를 할 수 있고, 할 수 없는가를 신중히 고려한다. 만약, 몸이 불편하거나 긴장이 오면 즉시 멈추도록 한다. 그렇다고 너무 쉬운 동작만 선택해서 하지는 않는다. 그 이유는 태아는 복부의 근육과 자궁속의 양수로부터 잘 보호받고 있기 때문이다.

시작 과정에서 몇 분간 몸을 이완시킨다. 만약 '송장자세'가 불편하면 p.169의 변형자세를 취하도록 한다. 태아가 자랄수록 몸을 한쪽으로 회전하며 눕는 자세를 취하고 손으로 몸을 받쳐 약간 밀어올리도록 한다.

호흡은 아주 중요하다. 그 이유는 산모와 태아에게 프라나를 공급하여 산소를 증가시키고 마음을 안정시켜주기 때문이다. 출산시 호흡을 집중한다면 마음의 안정과 평온을 얻게 될 것이다.

태양예배 자세를 할 경우, 임신말기로 갈수록 배가 점점 불러오므로 몇 가지 자세들을 수정할 필요가 있다. pp.34~35를 펴서 다시한번 기억해보자.

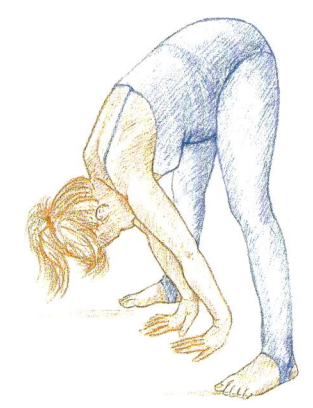

'뒤로 젖히기' 동작인 2번과 11번을 할 경우 팔을 올리는 대신 팔을 엉덩이 위에 올리고 뒤로 쉽게 젖히기 위하여 두 발을 약간 벌린다. 6번과 7번 동작은 배가 바닥에 닿아야 하는 것이 원칙이나 배에 압박을 덜어주기 위해서 팔로 몸무게를 받쳐준다. 마치 태아가 뱃속에서 요람을 타고 있다고 상상한다. '앞으로 굽히기' 동작인 3번과 10번은 다음의 그림과 같이 다리를 벌려도 태아에게 압박이 가해지지 않으므로 걱정할 필요가 없다.

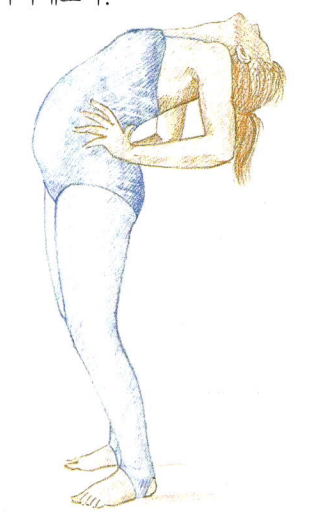

몇 달 동안은 누워서 '한쪽 다리 올리기'(p.36) 또한 노인들이 하는 변형동작(p.174)을 해보는 것도 좋은 방법이다. 다리를 바꿔가면서 수행한다. 복부에 압박과 긴장을 주면 안 되므로 '두 다리 올리기 자세'는 수행하지 않는다.

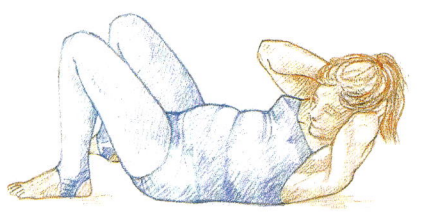

대신 긴장을 주지않고 복부 근육을 강하게 하는 **임산부 앉기 자세**를 실행하도록 한다. 이 자세를 제대로 하게 되면 뱃속의 태아가 제 위치를 잡게 되고 임산부도 편안한 마음을 갖을 수 있다. 등을 대고 누워서, 발을 엉덩이 쪽으로 가까이 끌어당기고 두 손은 목 뒤에서 깍지낀다. 숨을 들이쉬면서 머리와 어깨를 들어올리고 몸을 왼쪽으로 비튼다. 숨을 내쉬면서 머리를 내린다. 양쪽 방향 번갈아 가면서 5분간 수행한다. 근육이 당겨지는 것을 느끼며 머리와 어깨를 부드럽게 올려 잠시 멈춘다음 천천히 내리면서 휴식을 취한다. '머리서기' '어깨서기' 자세는 임산부의 등의 아랫부분, 다리의 근육과 동맥, 복부의 근육을 강화시키는데 매우 효과적인 자세이다. 또한 출산 후에 자궁의 위치를 올바르게 회복시킨다. 그러나 이러한 자세들은 하기도 어렵고 느슨하게 한다 할지라도 몸에 무리가 가기 때문에 한 단계씩 순차적으로 수행하도록 한다. 다음 단계로 진행할 때 조금이라도 불안하고 긴장되면 동작을 반드시 멈추도록 한다. 초보자들은 '머리서기' 자세(p.38)의 8단계를 익숙해질 때까지 수행하도록 한다. 1, 2, 3단계를 수행하여 수월해지면 4, 5단계를 실시한다. 그 다음 6단계를 변형시켜 수행할 수 있다. 가능한 척추를 곧게 세운 상태에서 한쪽 다리를 올려서 잠시 머물며 숨을 깊게 쉰다.

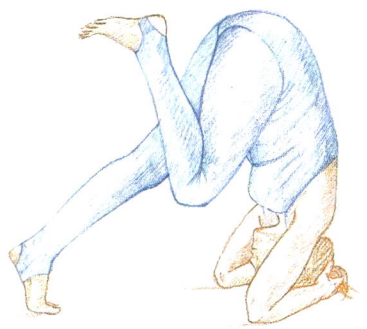

위의 그림과 같이 **반 머리서기 자세**는 '머리서기' 자세의 효과를 거의 얻을 수 있다. 이 동작이 익숙하지 않다면 더 이상 수행하지 않는다. 그러나 자신감이 생긴다면 벽에 의지하여 수행한다.(단 임신초기에만 실시한다) 무릎을 굽히고 엉덩이를 벽에 가까이 대면서 팔꿈치를 무릎에 붙여 '삼각형 자세'를 취한다.(4~5단계) 다리를 차례대로 천천히 들어올린다. (6단계) 다리를 곧게 편 상태를 유지하며 발을 벽에서 떼면서, 균형을 잡는다. 그 자세에 확신이 생길 때까지 벽에 의존하도록 한다. 벽 아랫쪽으로 걸음을 옮기면서, 자세를 푼다.

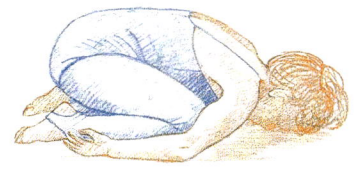

'머리서기'와 변형동작들을 수행한 다음 몸의 순환이 정상적으로 될 때까지 '어린이 자세(p.39)' 또는 '무릎을 벌린 변형자세(p.169)'를 하면서 깊은 호흡과 함께 휴식을 취한다. '어깨서기'와 '쟁기자세'의 대안으로는 p.164의 변형동작들을 이용할 수 있다. 초보자들은 누워서 벽에다 발을 대고 할 수 있으며, 쟁기자세 후에는 발을 벽에 대고뻗어 근육을 늘려줄 수 있다. '물고기 자세'는 평소와 같이 취하도록 한다. 이 자세는 체력의 감퇴를 막아준다. 이제 '다리자세'로 들어간다.

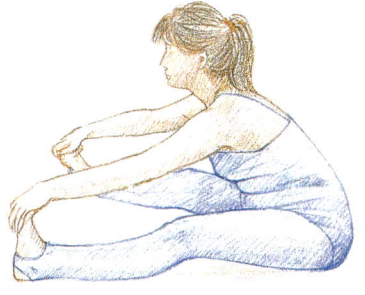

앞으로 굽히기 자세에서는 태아를 압박하지 않도록 다리를 충분히 벌리고 해야한다. 배가 불러올수록 '머리 무릎에 대기(p.116)' 자세는 좀더 편안히 수행할 수 있게 된다. 이 자세에서 주의할 점은 척추를 곧게 뻗으면서 앞으로 굽혀야 한다. 임신중에 배가 불러오는 것은 척추를 곧게 유지하는데 도움이 된다. 아사나를 함에 있어서 가장 큰 변화는 '뒤로 젖히기 자세'를 하므로써 온다. 이 계열의 기본동작인 '코부라' '메뚜기' '활' 자세(pp.50~55) 등은 배에 심한 압박을 준다는 사실을 알 것이다. 변형된 '코부라 자세'와 '고양이 자세(pp.166~167)를 대신하며 활 자세는 무릎을 꿇고 하는 '수레바퀴 자세(p.128)'로 대치한다.

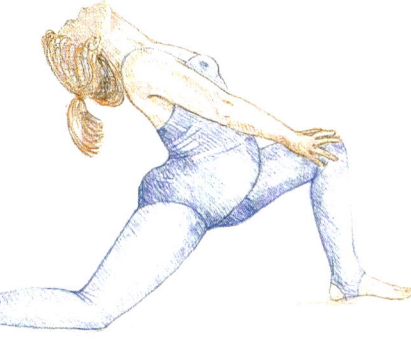

초승달 자세(p.130)도 수행할 수 있다. 위에서 말한 변형동작과 함께 손을 무릎에 놓고 무게를 지탱할 수 있다.

'앉아서 하는 자세'는 임산부들에게 효과적인 아사나로서 가장 많은 비중을 차지한다. 이는 골반을 열어주어 출산을 수월하게 하며 다리와 척추 아랫부분을 튼튼하게 한다.

'나비자세'와 '연꽃좌'는 임신중 골반대를 받쳐주어 출산을 용이하게 한다. 또한 '병사자세'나 '웅크리고 앉는 자세'와 같은 무릎 꿇고 하는 자세들은 질 근육의 탄력성을 증진시켜준다. 만일 '척추 비틀기'와 '척추 반 비틀기'(p.56) 자세가 배를 심하게 자극하는 것 같으면 천천히 여유를 두면서 한다. p.174의 자세가 가장 쉬운 '척추 비틀기' 자세이다.

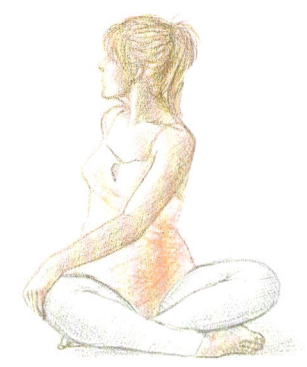

먼저 다리를 교차시켜 **편안하게 앉는 자세**를 한다. 왼손을 오른쪽 무릎에 두고, 오른손은 뒤로 하여 바닥에 놓으며 오른쪽으로 천천히 비튼다. 시선은 오른쪽에 두며 심호흡을 한다. 반대쪽도 반복한다.

서서 척추 비틀기 자세는 복부에 힘을 가하지 않는다. 다리를 교차한 상태에서, 팔을 옆으로 벌리고 앞에 놓여진 다리의 방향으로 천천히 척추를 비튼다. 시선은 뒤로 뻗친 팔을 본다. 다리를 바꿔 반대 방향으로도 몸을 비튼다. 서서하는 자세들은 다리근육을 강화시켜 주고, 출산시 아이를 힘있게 낳을 수 있게 한다.

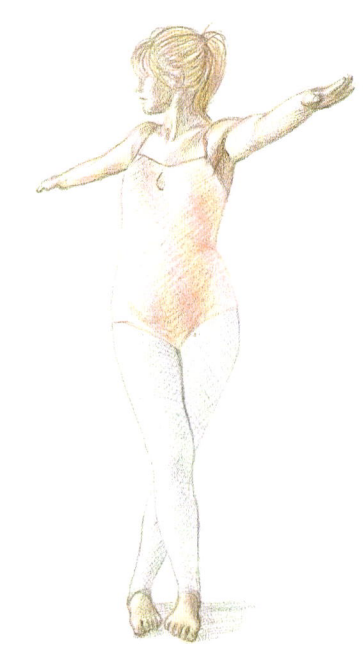

'서서하는 자세'의 동작들을 수행하고 '독수리 자세(p.146)'를 한다. 이 자세는 몸의 순환을 증진시키고 동맥경화를 예방한다.

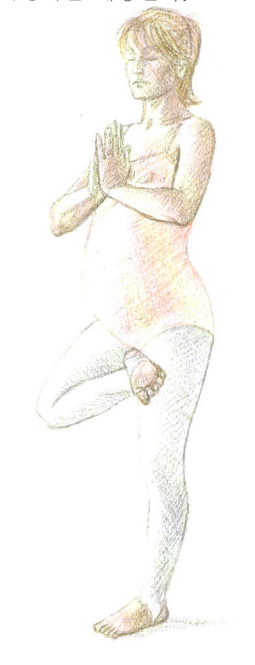

나무 자세는 균형을 유지하는 모든 아사나와 마찬가지로, 마음의 집중과 안정감을 증진시킨다. 이 아사나는 임신 후반기로 갈수록 많은 도움을 준다. p.146에 설명한 대로 한쪽 다리를 반대편 허벅지 위에 먼저 올려 놓는다. 이 자세가 익숙해지면 그림과 같이 들어올린 다리로 '반연꽃좌'를 취한다. 이제 곧 눈을 감고도 이 동작을 행할 수 있게 될 것이다.

수행상의 주의점
이 아사나들을 수행하는 동안 긴장을 느끼면 언제든지 쉬고, 이완자세를 취한다. '송장자세'나 p.169의 변형 이완자세들을 적어도 10분 정도 취하여 몸을 이완하도록 한다. 배가 불러옴에 따라, 규칙적인 아사나 수행은 임산부의 몸의 변화나 태아의 성장을 더욱 깊이 느낄 수 있게 한다. 가능하면 요가강습에 참석하는 것도 좋은 방법이다. 또한 출산일이 다가올 수록 휴식과 깊은 호흡은 점점 그 중요성이 강조되며, 처음과 마지막, 또는 중간에 이완시기를 충실히 수행하는 것도 중요한 과정이다. 마지막으로 이완을 할 때는 pp.26~27에서 설명한 대로 몸의 각 부분을 긴장시켰다가 이완시키면서 p.169의 '회음부 운동'을 함께 한다. 이러한 운동들을 통하여 근육을 의식적으로 수축시켰다가 풀어주는 방법을 익히게 된다. 출산시 수축과 이완을 쉽게 조절할 수 있으며 피로를 경감시켜 준다.

전갈자세
오랫 동안 요가를 수련하게 되면 오른쪽 사진처럼 수준 높은 전갈자세를 할 수 있게 된다. 이 사진은 단지 임산부들에게 용기를 주고, 어려운 자세도 가능하다는 것을 보여주기 위함이다.

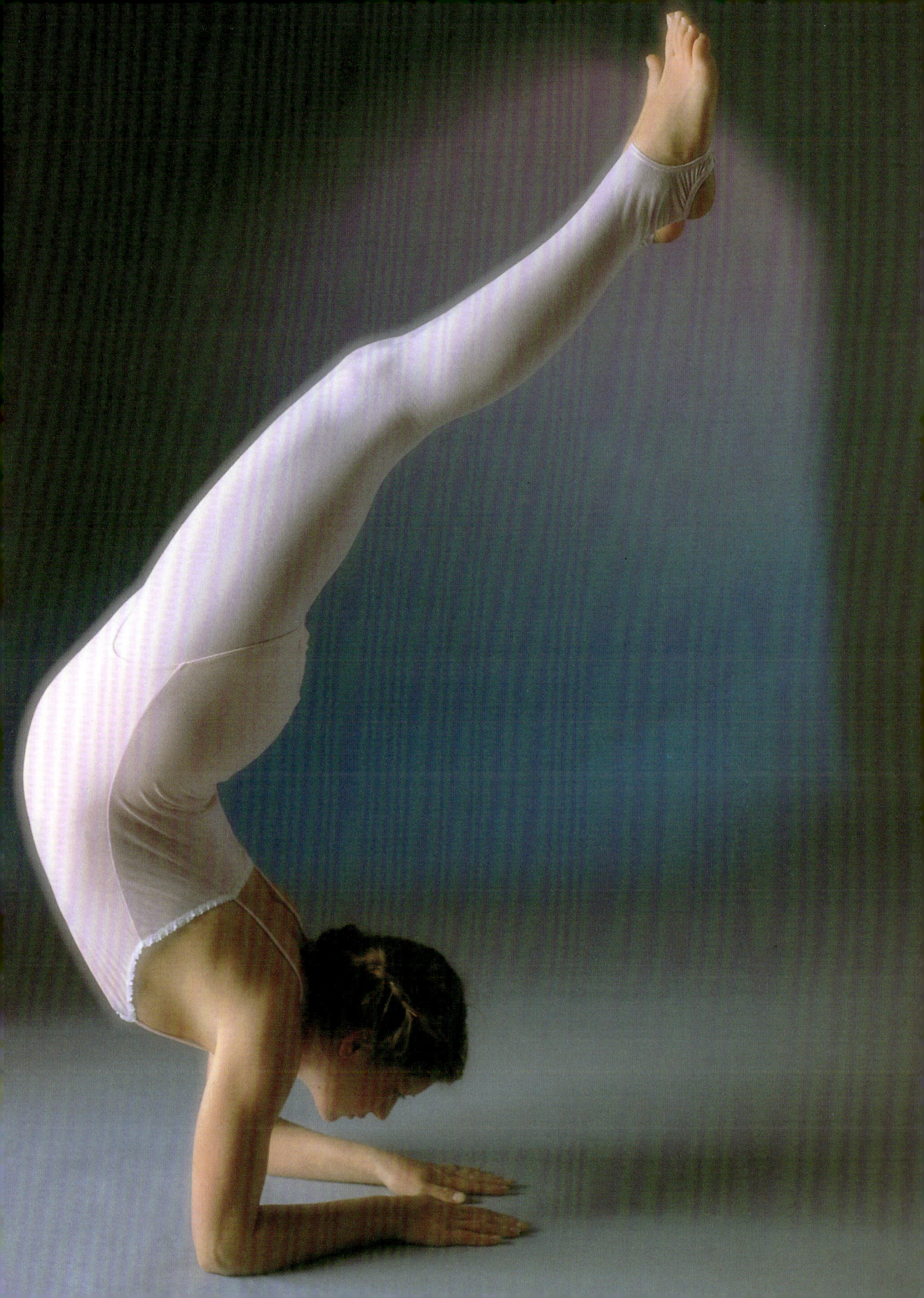

임산부를 위한 특별 아사나 *Special Asana for Pregnancy*

태아가 성장할수록 신경이 예민해지고 유용한 아사나들을 제대로 수행하기가 힘들어진다. 그러므로 '뒤로 젖히기' 자세 대신에 '고양이 자세'나 '코브라 변형' 자세를 취하도록 한다. 이 변형동작들은 다리를 강화시켜 주고, 복부가 늘어지는 것을 막아줌으로써 출산을 수월하게 해준다. 이 자세를 수련하므로써 출산에 적당한 몸을 만들어 가는 것이다. 벽에 기대어 발을 뻗치는 자세와 웅크리고 앉는 자세는 골반을 넓혀주고, 회음부 운동은 골반과 질의 근육을 운동시켜 준다. 마지막으로 변형 송장자세를 취하여, 긴장을 풀면서 편안하게 잠든다.

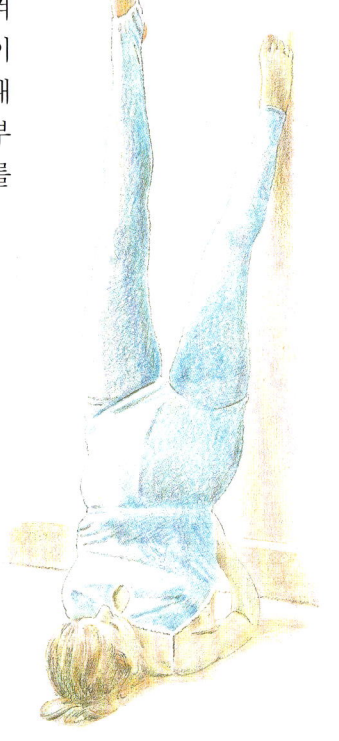

변형된 어깨서기
임산부들이 늘어난 몸무게로 인해 다리와 등에 고통을 느낄 때 효과적인 자세이다. 그러나 배가 불러 이 자세를 취하기가 어려울 때는 벽에 기대어서 몸무게의 일부를 벽에 싣는다. 전신을 지탱하지는 못해도 거꾸로 서기 자세와 같은 효과를 얻을 수 있다.

변형된 어깨서기
엉덩이를 벽에 붙이고 다리는 벽을 따라 위로 뻗는다. 발로 벽을 누르면서, 두 손을 등 뒤로 끼워 넣어 등을 받쳐준다.(p.40) 두 다리가 곧게 뻗어질 때까지 벽 가까이 나아간 뒤 한 발(혹은 두 발)을 벽에서 떼어주는 연습을 한다.

변형된 쟁기 자세
쟁기자세를 쉽게 하기 위해서는 두 다리를 벌리거나 혹은 다리가 바닥에 닿지 않을 경우, 의자를 뒤에 놓고 발을 그 위에 올려 놓는다. 이때 발을 의자쪽으로 더 많이 밀면 몸이 더 늘어나는 효과를 가져온다. 이 자세는 초보자들이 쟁기 자세를 수행하기에 전에 하면 좋다.

주의
의자가 움직이지 않도록 한다.

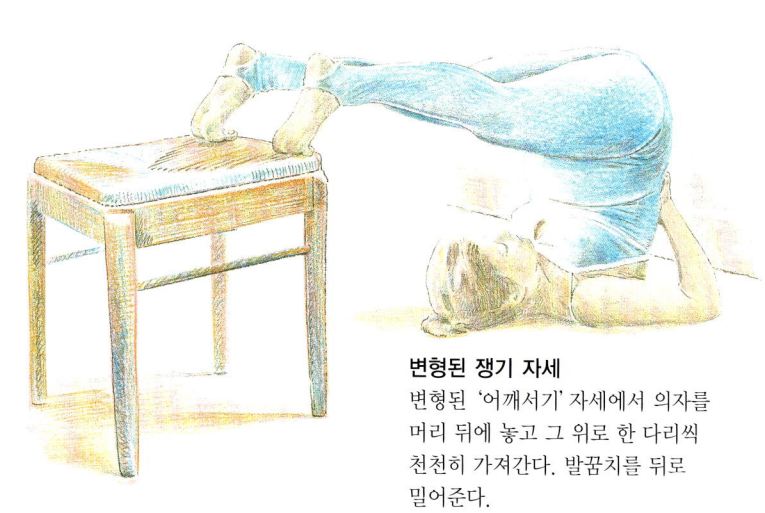

변형된 쟁기 자세
변형된 '어깨서기' 자세에서 의자를 머리 뒤에 놓고 그 위로 한 다리씩 천천히 가져간다. 발꿈치를 뒤로 밀어준다.

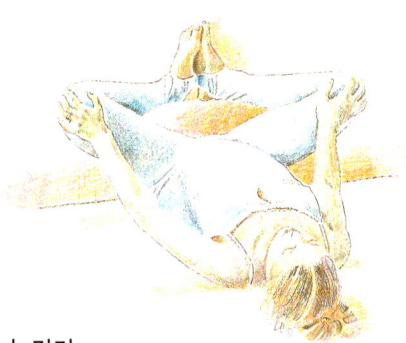

벽에 기대어 근육 늘리기
이 자세는 휴식과 활력을 주고 출산을 위해 골반을 부드럽게 열어 준다. 바닥에 등을 대고 누워서 척추를 곧게 펴준다. 마루와 벽에 몸무게를 싣고 다리를 힘껏 밀어주면서 쭉 편다. 가능한 팔은 마루 위에 편안히 놓고 휴식을 취한다.

벽에 앉은 나비자세
엉덩이와 발을 벽에 기대고 눕는다. 발바닥을 마주대고 무릎을 벌려서 늘어뜨린다. 손을 이용하여 무릎을 벽쪽으로 내리누른다. 쉬면서 즐긴다.

벽에 웅크려 앉기
두 발을 넓게 벌리고 발바닥을 벽에 붙인다. 두발로 벽을 밀면서 손으로 무릎을 잡고 밖으로 천천히 끌어 내린다. 이 자세의 변형동작인 '벽에 대고 옆으로 비틀기 자세'도 수행한다.

골반 들어올리기
이 동작은 자궁을 강화시키며 뱃속의 아기가 잘 자라도록 해준다. 이때 심호흡을 통하여 등 아랫부분의 긴장을 풀어주고 골반을 올려 근육과 척추를 풀어준다. 팔과 다리를 사용하여 마치 네 발로 걷는 것과 같은 이 자세는 임산부에게 강하고 건강한 느낌을 준다. 어떤 임산부는 이 자세를 하여 출산시 편안함을 느끼기도 한다. 이 자세는 척추를 펴주기도 하고 수축시키기도 한다.

골반 들어올리기
1 네 발 자세로 숨을 내쉬며 등모양을 아치형으로 만든다. 이때 등 아래는 평평하게 한다. 자궁이 얼마나 위로 당겨지는지 느껴본다. 편안히 호흡하면서 잠시 이 자세를 유지한다.

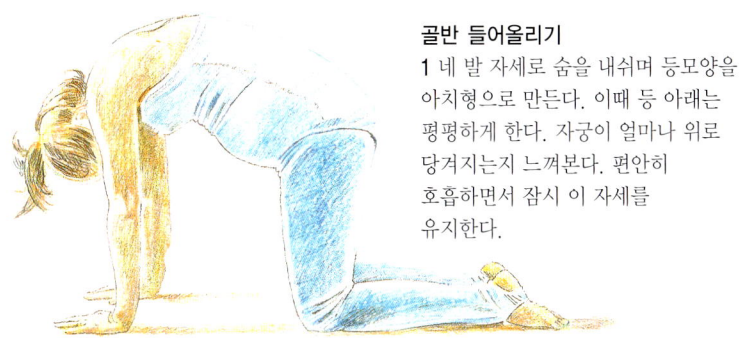

2 숨을 들이마시며 등 아래를 구부려 등 아랫부분이 아치형이 되게한다. 머리는 들고 편안하게 숨을 쉰다. 천천히 1번과 2번을 몇 차례 반복한다.

변형된 코브라 자세

임신중에는 기본적인 코브라 자세보다 변형 자세가 더욱 적합하다. 배를 자극하지 않고 다리를 강화시켜주면서 뒤로 젖히는 자세를 할 수 있기 때문이다. 이 자세는 3단계로 되어 있다. 목(경추)을 뒤로 젖히는 단계, 목에서 허리(요추)까지 젖히는 단계, 그 상태에서 좀더 뒤로 젖히는 단계로 되어 있다. 처음에는 한 단계씩만 연습한다. 각 단계마다 호흡은 정상적으로 하며, 편하게 느껴질 때 다음 단계로 나아간다. 이러한 단계의 과정을 통하여 전체과정을 하나의 흐름으로 자연스럽게 할 수 있다. 두 발을 모으고 할 때 몸이 가장 많이 늘어난다. 이 동작을 좀더 편하게 하려면 발을 벌려도 좋다.

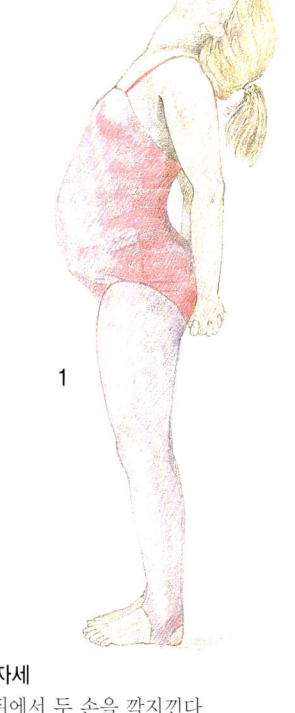
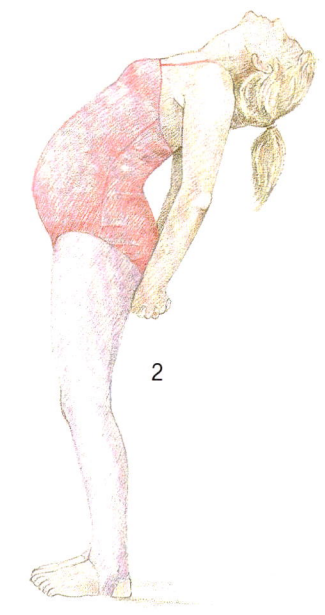

변형된 코브라 자세
발을 모으고 등뒤에서 두 손을 깍지낀다.
1 숨을 들이쉬면서 고개를 뒤로 젖히고 호흡을 부드럽게 한다.
2 숨을 들이쉬면서 가슴을 앞으로 내밀고 팔을 뒤로 가져가면서 아치형을 만든다.
3 숨을 들이쉬면서 엉덩이를 앞으로 밀고 팔은 바로 뒤에 둔다. 어린이 자세로 휴식을 취한다. (오른쪽 2번 사진)

고양이 자세

복부에 자극을 주지 않고 팔, 다리를 사용하여 편안한 자세로 수행하도록 한다. 이 자세는 메뚜기 자세를 대신하며 임신기간에 수행한다. 이 자세는 등 아래를 유연하게 해주고 다리를 강화시켜 준다. 여기에서 예시된 동작들을 하면서 동시에 들어올린 다리를 머리쪽으로 당기는 연습도 해본다.

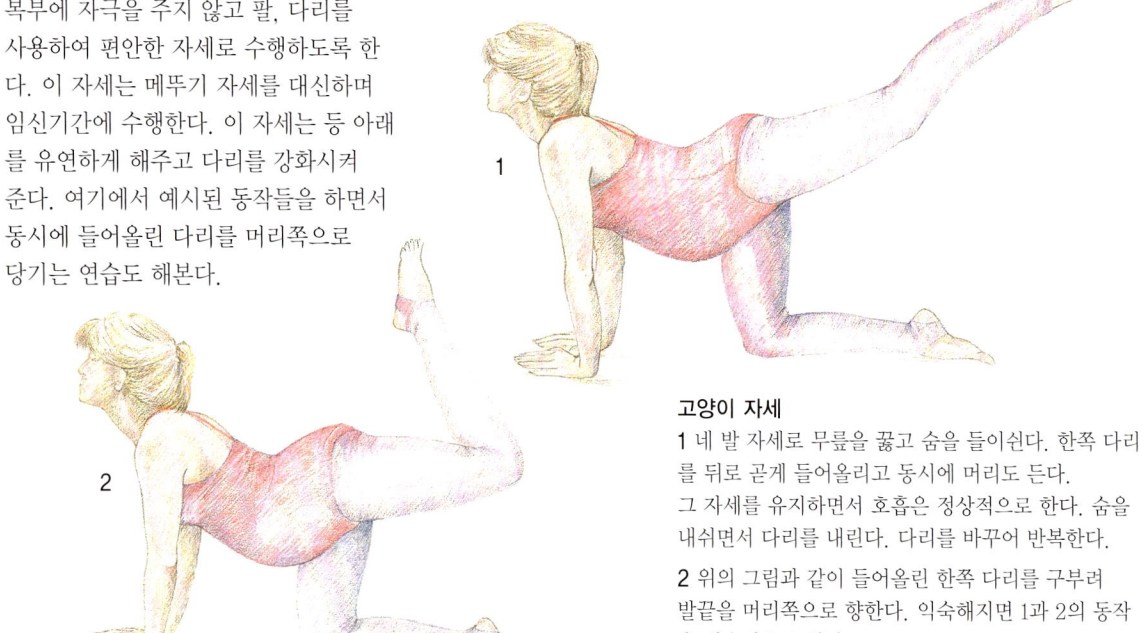

고양이 자세
1 네 발 자세로 무릎을 꿇고 숨을 들이쉰다. 한쪽 다리를 뒤로 곧게 들어올리고 동시에 머리도 든다. 그 자세를 유지하면서 호흡은 정상적으로 한다. 숨을 내쉬면서 다리를 내린다. 다리를 바꾸어 반복한다.

2 위의 그림과 같이 들어올린 한쪽 다리를 구부려 발끝을 머리쪽으로 향한다. 익숙해지면 1과 2의 동작을 연속적으로 한다.

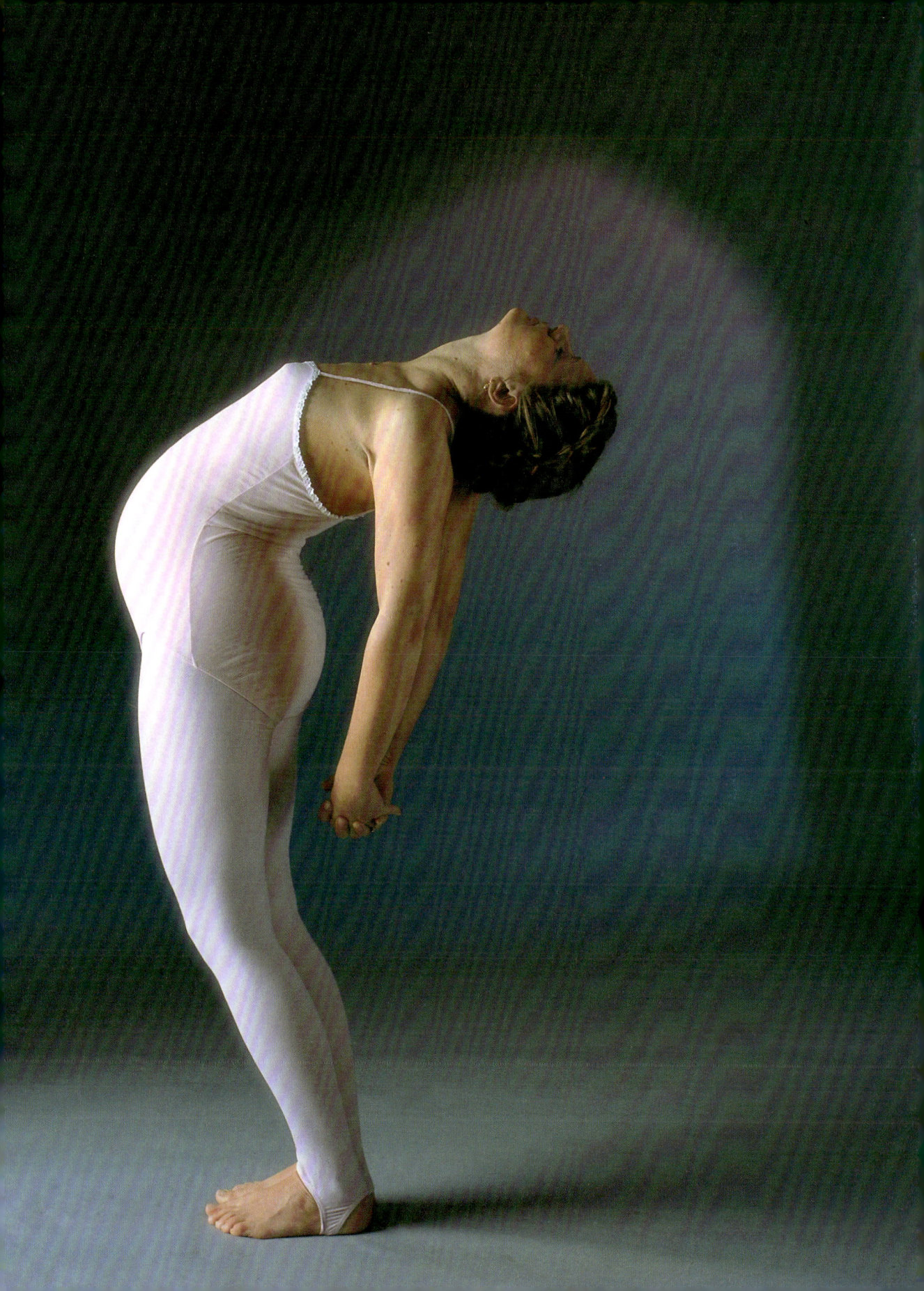

회음부 운동

이 운동은 골반과 항문과 질 근육을 강화시키고 건강하게 한다. 근육을 탄력 있게 하여 출산시 완전히 늘어났다가 출산후에는 정상으로 돌아올 수 있게 해준다. 출산후 자궁 이탈이나 질탈구를 방지한다. 또한 근육을 통제하도록 의식을 일깨워주어 순조로운 출산을 돕는다.

동작 1

등을 바닥에 대고 편히 누워 발목을 교차시킨다. 등의 일부만 바닥에 대고 골반을 위쪽으로 기울인다. 숨을 내쉬고 허벅지를 조이면서 엉덩이에 힘을 주어 항문 근육을 수축시킨다. 다섯을 셀 동안 숨을 들이쉬고 이완한다.

동작 2

웅크리고 앉거나 편하게 선다. 숨을 내쉬고 항문의 괄약근을 조인다. 다섯을 센 다음 숨을 들이쉬고 이완한다. 다시 숨을 내쉬고 질 근육을 수축시킨다. 다섯을 셀 동안 숨을 참았다가 내쉬며 이완한다.

변형된 어린이 자세

다리를 단순히 벌려 변형된 어린이 자세 (p.39)를 만들 수 있다. 이 자세는 무릎으로 배를 받쳐 보호해 준다.

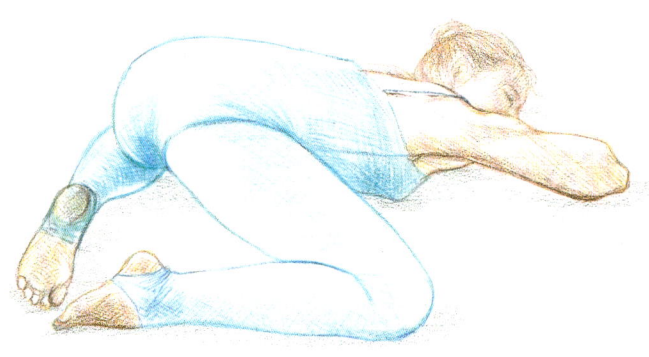

이완법

출산을 몇 달 앞둔 임산부에게는 휴식이 가장 중요하다. 그러나 긴장을 풀고 수면을 취할때 편안한 자세를 취하기가 어렵다. 여기에 두 가지 좋은 자세를 소개한다. 위의 변형된 어린이 자세는 편안하게 휴식을 취할 수 있으며, 골반을 넓히는데 매우 유익하다. 또한 아래의 그림과 같이 앞으로 굽힐 때, 한쪽 무릎을 올려서 배의 무게를 지탱하면 좀더 숨을 편안히 쉴 수가 있다. 다리를 바꿔가며 반복한다. 좀더 편안한 자세를 취하기 위해서는 베개를 무릎 사이에 넣고 옆으로 눕는다. 이것은 골반과 등 아래의 긴장을 풀어준다.

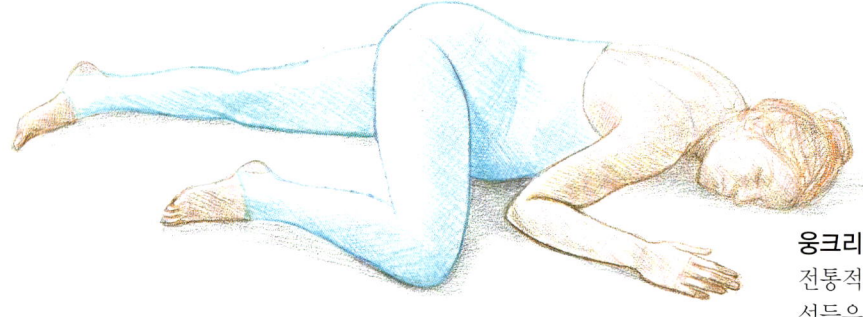

복부를 받쳐주는 변형된 송장자세

이 자세는 임신말기에 필요한 자세이다. 그 이유는 태아의 체중을 복부에서 몸 전체로 분산시켜 무게를 경감시키기 때문이다. 한 팔 혹은 두 팔로 머리를 받치고, 다리를 교대로 끌어당기면서 숨쉬기 편한 자세를 취한다.

웅크리고 앉기

전통적으로 마루에 앉아서 생활하는 여성들은 출산을 쉽게한다. 웅크리고 앉는 자세가 골반을 늘려주고 다리를 강화시키기 때문이다. 또한 등 아래의 근육을 유연하게 하며, 몸의 순환을 촉진시키고 변비를 예방한다. 만일 이 자세가 힘들다면 의자를 받쳐도 좋다.

웅크리고 앉기 (오른쪽 사진)

처음엔 의자에 의지하여 앉는 연습을 한다. 발가락으로 앉았다가 점차 발뒤꿈치를 내린다.

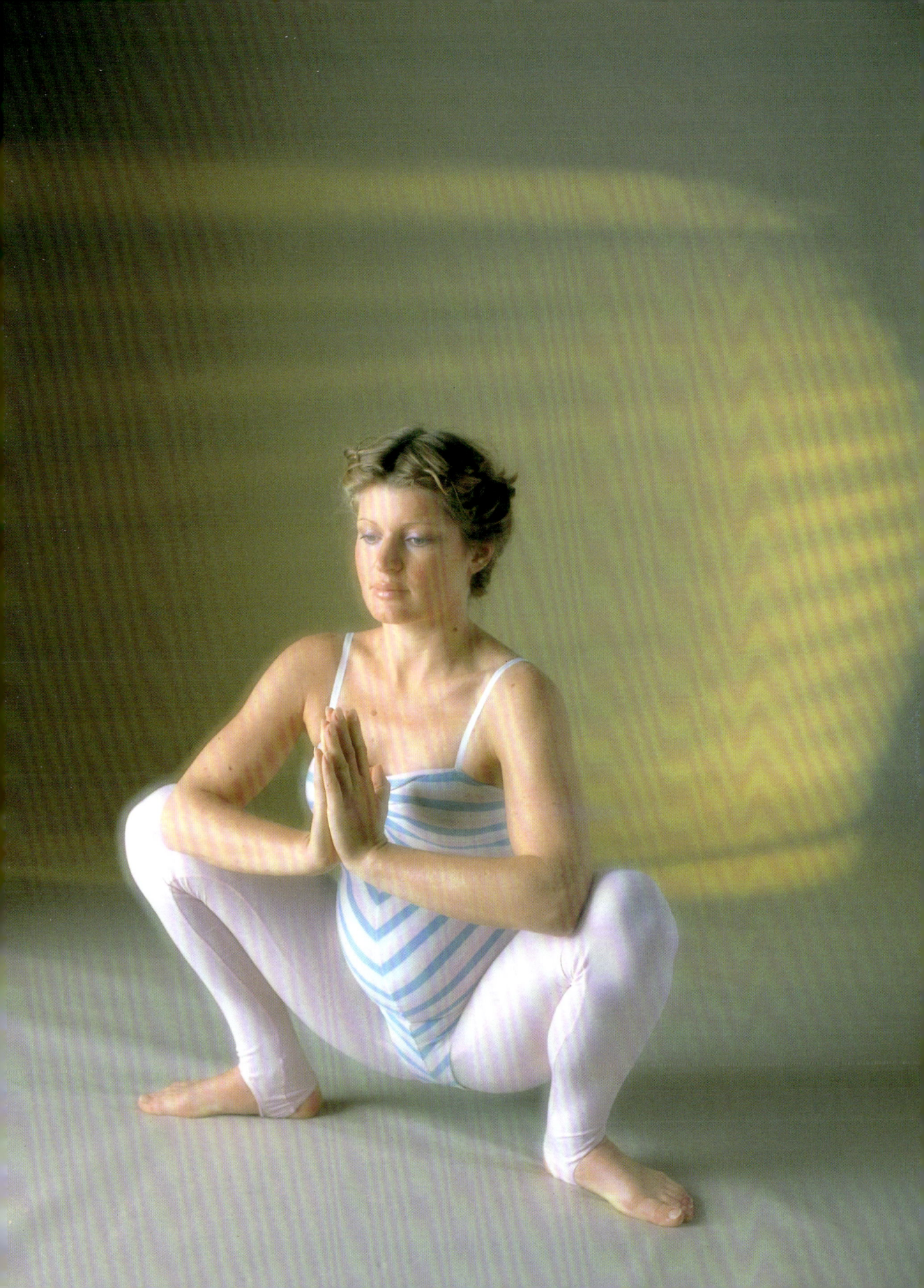

유아기 *Childhood*

어릴 때부터 요가를 시작하는 것은 성장과정에 있어 좋은 기반이 된다. 어린아이의 자연적인 유연성과 몸의 균형은 모든 자세에 쉽게 적응할 수 있게 하며 빠르게 발전한다. 대부분의 어린아이들은 모험심을 좋아하기 때문에, 아사나의 올바른 자세를 가르쳐 주되 무리한 자세를 강요하지 않도록 한다. 또한 자라나는 뼈와 근육에 결코 무리가 가지 않도록 지도해야 한다. 아이들은 매우 모방적이므로 어른들의 요가동작을 보게 되면 자연스럽게 따라서 하려고 할 것이다.

그러나, 일반적으로 어린이들은 집중력이 없기 때문에 오랫동안 집중하

어린이를 위한 요가
아래(사진)의 어린이들은 2살~11살까지이다. 수레바퀴 자세(왼쪽 위), 편하게 앉는 자세, 연꽃좌(오른쪽 위), 반메뚜기와와 낙타자세(왼쪽 아래), 코브라 자세(중앙 아래), 독수리 자세(오른쪽 아래), 송장자세(맨 오른쪽)

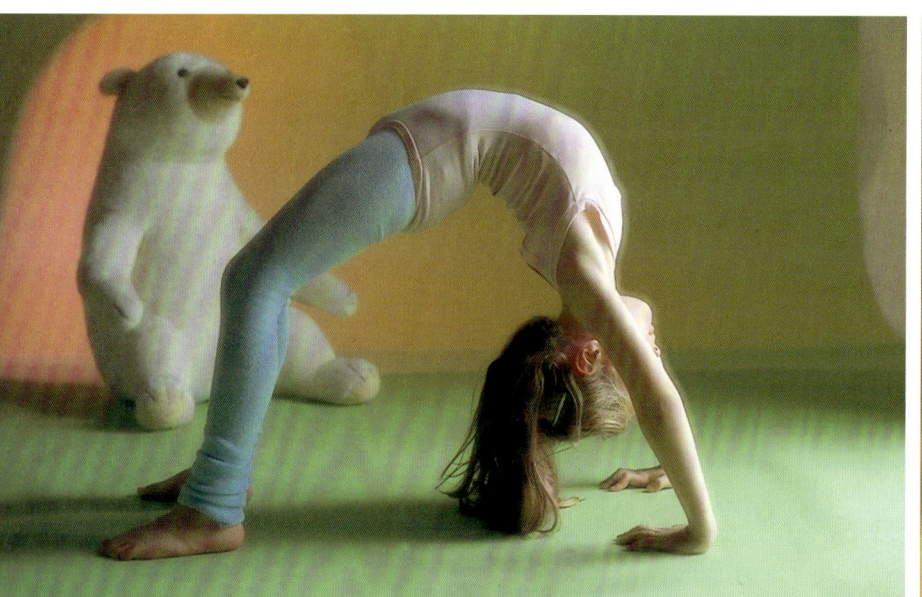
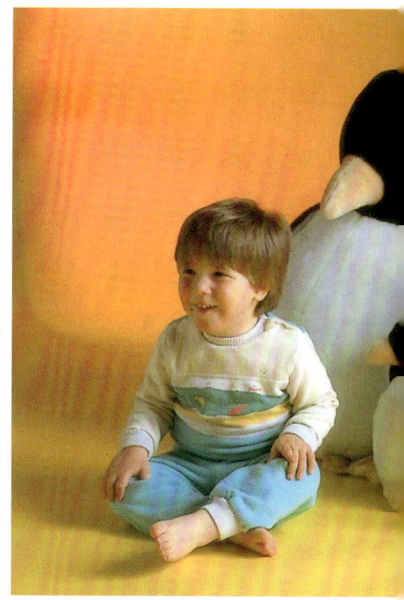
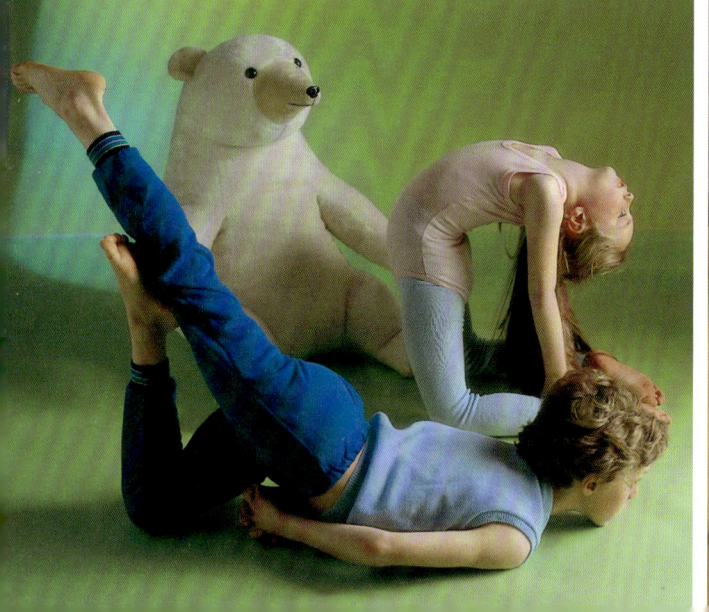
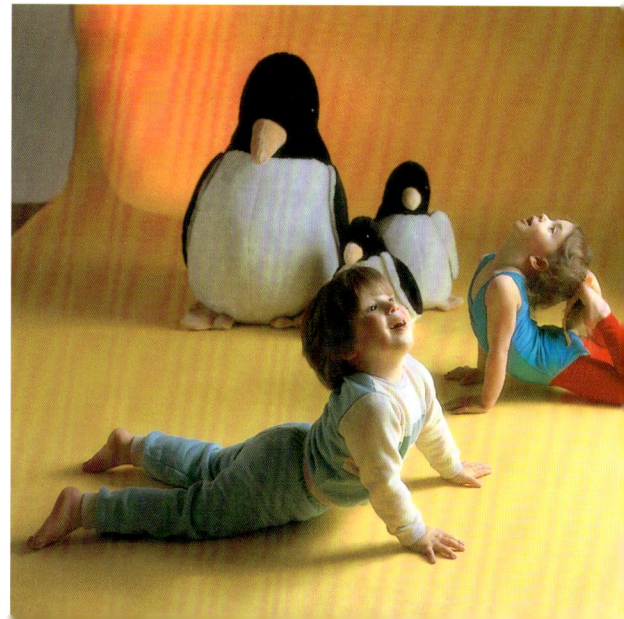

지 못한다. 이럴 때는 재미있게 놀 수 있는 흥미로운 과정으로 만들어 주면 된다. 대부분 아사나의 이름들이 동물의 모습에서 모방한 것임을 효과적으로 이용한다. 예를 들어 사자처럼 으르렁거린다든지 코브라 또는 뱀의 흉내를 낸다든지 하면서 지도하면 된다. 가능한 아이들의 상상력을 키워주는 것도 좋은 방법중의 하나이다. '앞으로 굽히는 자세'는 책을 덮는 것과 같고, '어깨서기'는 생일케익 위의 촛대와 같다고 상상을 시킨다. 가장 중요한 것은 올바른 호흡법을 가르치는 것이다. 아주 어린아이들은 송장자세에서 복식호흡법을 가르쳐준다. 이것은 마치 오리인형이 수영을 할 때 어떻게 숨을 쉬는가를 보라고 하면서 숨쉬는 방법을 가르친다. 명상은 아이들의 집중력을 키워준다. 명상을 가르치는 학교의 학생들은 눈에띄게 향상되었고, 아이들 간의 관계도 원만한 것으로 나타났다.

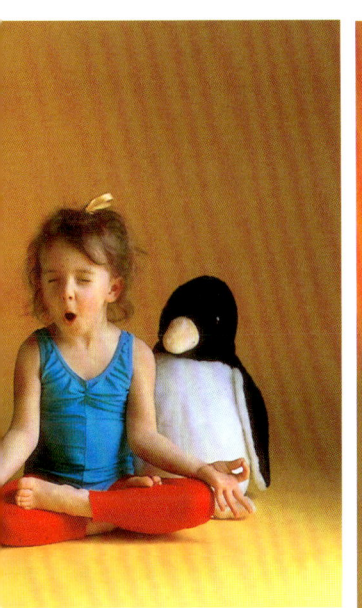

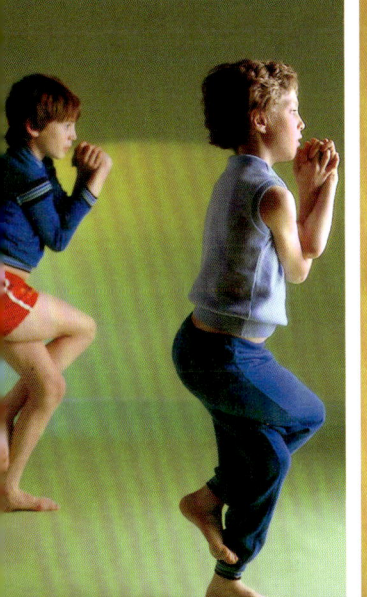

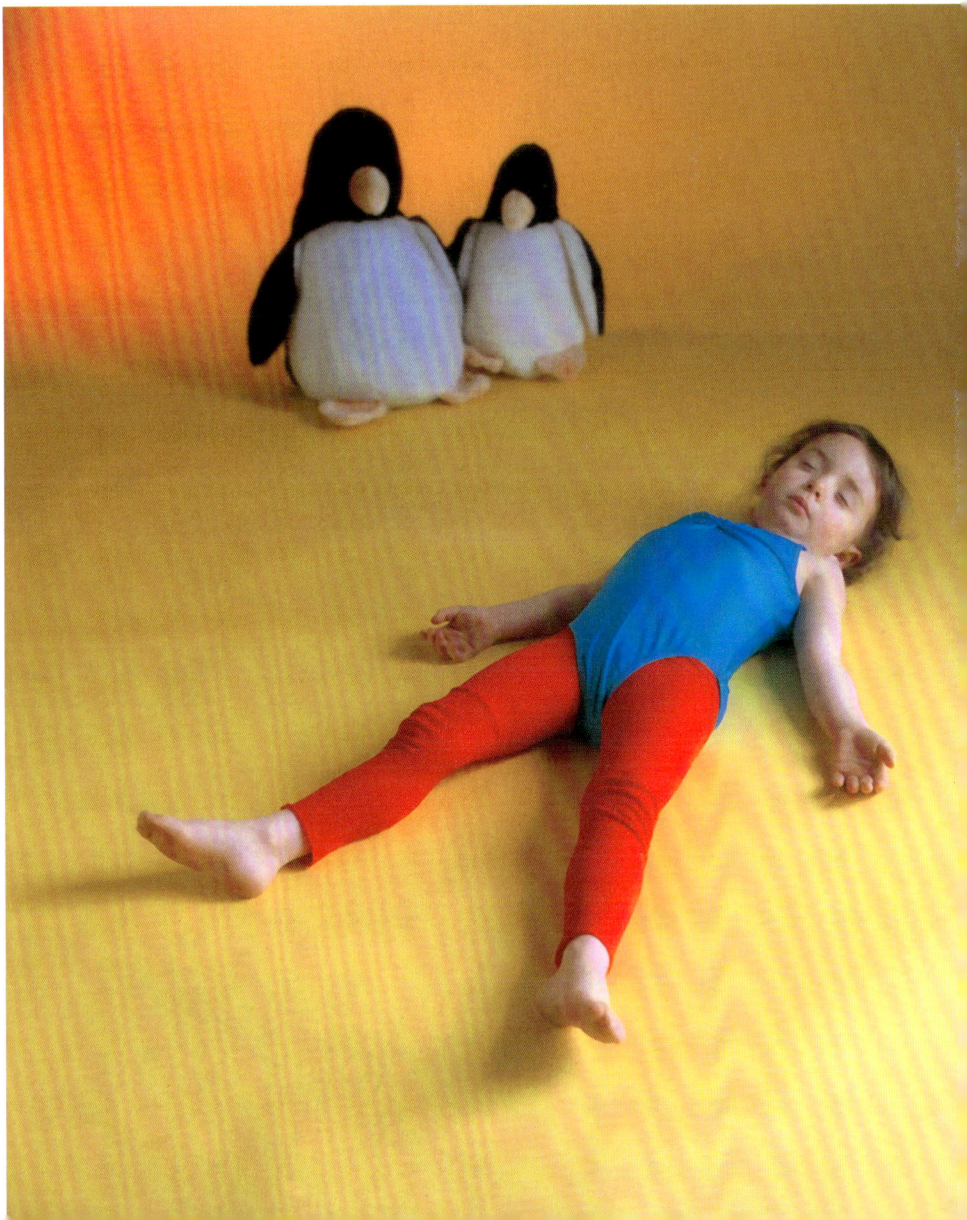

노년기 *The Later Years*

요가의 수행은 빠르거나 늦거나 하는식의 나이가 없다. 5살이든 105살이든지 자신이 늙었다고 느끼는 만큼 늙은 것이다. 노년기 즉 인생의 황혼기에 몸과 마음이 한가로워 스스로에게 투자할 수 있으면 그야말로 '인생의 황금기'를 맞고 있는 것이다. 노년기에 나타나는 관절염, 소화장애, 순환기계통 등의 질병들은 주로 운동부족, 잘못된 식습관, 얕은 호흡 등에서 비롯된다. 그러나 사람에게는 놀랍게도 재생능력이 있기 때문에 요가를 시작한 지 얼마 되지 않아 숙면을 취할 수 있으며, 생기가 솟으며, 활기찬 인생이 다가올 것이다. 만약 운동을 오랫동안 하지 않았다면, 각 아사나는 천천히 부드럽게 시작한다.

처음에는 기본과정에서 몇 가지 아사나를 선택하여 행하는데 피로를 몰고 오는 격심한 운동보다는 잔잔하고 리듬있는 운동이 더 효과적이다. 기본과정 동작들을 충분히 익히게 되면 자신의 능력에 맞는 변형 아사나들을 수행하도록 한다. 몇 개의 동작은 상당히 발전된 것이기 때문에 처음에는 p.174에서처럼 변형동작을 취한다. 인내심을 가지고 천천히 진행하며 숨이 찰 정도로 무리하지 않도록 한다. 동작을 수행하다가 호흡이 거칠어질 때는 송장자세로 호흡이 정상화될 때까지 누워 있는다. 자신의 몸이 굳어 있다고 과소평가하여 동작을 너무 작게 하지 않도록 한다. 몇 개월 수행하면 결코 믿지 못할 정도로 자신이 여러 동작을 할 수 있음을 발견할 것이다. 만일 아침에 아사나를 수행할 때 몸이 굳어 있으면 따뜻한 물로 샤워를 하고, 몸이 풀리는 오후에 다시 수행하면 효과적이다. 노년기에는 적절한 호흡이 매우 중요하다.(p.68) 명상은 내면에 정신을 집중시키며, 노년의 삶에 대한 고독과 두려움을 감소시킨다. 자신의 몸은 단지 영혼을 위한 일종의 수레라는 사실을 깨닫는 것이 중요하며 진정한 자아는 영원불멸하다.

시바난다 호흡법
간단한 이 호흡법은 마음을 안정시켜 주고 순환작용을 도우며 편안한 마음과 조화를 이루게 해준다. 평상시에 앉아서나 누워서 행할 수 있다. 호흡은 양쪽 코를 통하여, 충분히 들이마시고 내쉰다. 편안함을 느낄 때까지 숨을 들이쉬고 멈추었다가 내쉰다. 10회 반복한다.

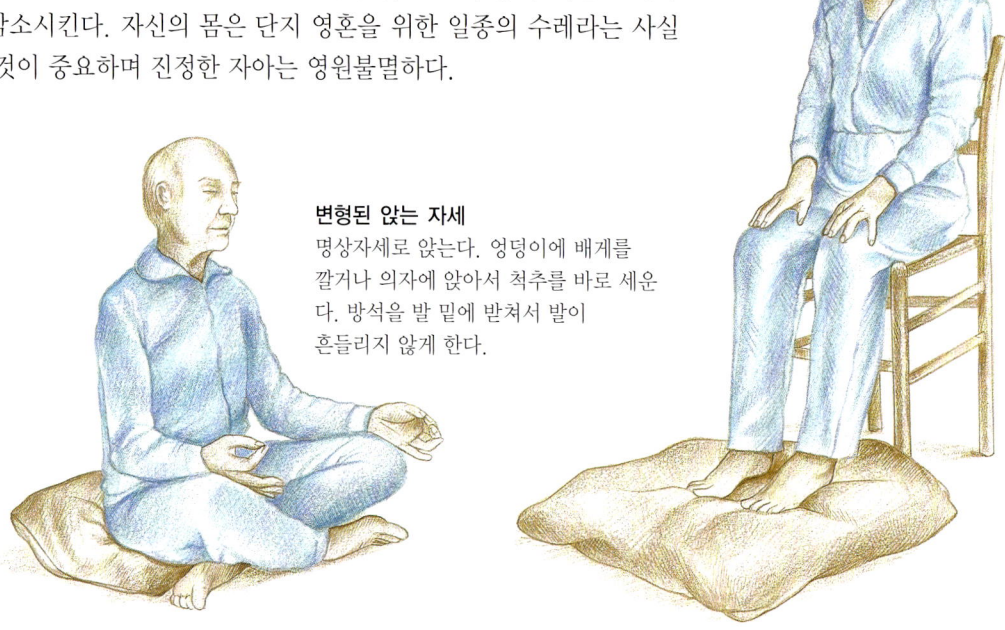

변형된 앉는 자세
명상자세로 앉는다. 엉덩이에 베게를 깔거나 의자에 앉아서 척추를 바로 세운다. 방석을 발 밑에 받쳐서 발이 흔들리지 않게 한다.

준비운동

이 동작들은 아사나의 기본과정을 준비하거나 아예 독립된 아사나로 수련한다. 이 동작들은 몸의 모든 부분을 운동시켜 사지의 관절을 풀어주고 혈액순환을 도와준다. 1, 3, 4, 5번 동작을 앉아서 하거나 서서한다. 몸의 움직임을 부드럽게 하며 호흡을 잘 조절한다. 각 동작을 몇 번 반복한다.

2 두 발을 벌리고 선 후, 팔은 몸옆으로 내린다. 숨을 내쉬면서 엉덩이를 오른쪽으로 흔들고 숨을 들이쉬면서 다시 제자세로 돌아 온다. 왼쪽으로 반복한다.

3 두 팔을 올리고 숨을 내쉬면서 오른쪽으로 구부리고, 숨을 들이쉬면서 제 자세로 돌아온다. 왼쪽도 반복한다. 이 동작이 너무 힘들면 오른쪽으로 구부릴 때 오른손을 엉덩이 옆에 댄다. 반대쪽도 같다.

1 팔을 앞으로 뻗으며 숨을 내쉬고 머리와 몸을 오른쪽으로 비튼다. 숨을 들이쉬며 몸을 중앙에 오도록 한다. 다시 숨을 내쉬며 왼쪽으로 비틀었다가 숨을 들이쉬며 다시 중앙으로 돌아 온다.

4 손목을 처음에는 시계방향으로 돌린 다음 반대방향으로 돌린다. 그 다음 각각의 손가락들을 뒤흔든다.

6 앉아서 한쪽 다리를 구부려 다른쪽 허벅지 위에 올린다. 손으로 양쪽 방향으로 발을 돌린다음 손을 사용하지 말고 발목을 스스로 돌린다. 발을 바꾸어서 한다. 마지막에 발가락을 움직여준다.

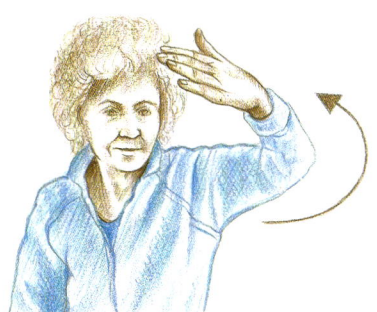

5 한쪽씩 어깨에서 팔을 돌리는데 먼저 뒤로 돌리고 그 다음은 앞으로 돌린다. 팔꿈치부터 팔의 아랫부분을 돌린다.

174

기본 아사나 (사진)
머리서기 자세 (왼쪽 위)
어깨서기 자세 (오른쪽 위)
쟁기자세 (아래)

변형된 아사나
만일 요가를 처음 시작했다면 기본과정을 시작하는 것이 좋다. 여기 몇 가지 변형시킨 기본적인 아사나들을 설명하였다. 〈임산부를 위한 아사나〉(pp.158~169)를 참고해도 좋다. 편한 의자나 베개는 운동을 시작하기 전에 준비한다. 그러나 보조소품에 너무 의존하지 않는다. 아사나를 수련할 때는 몸을 따뜻하게 해준다.

한쪽 다리 올리기
한쪽 다리를 굽혀 발바닥을 마루 위에 대고 나머지 한쪽 다리를 올린다. 이 자세는 한쪽 다리를 굽혔기때문에 복부와 등 아래 근육에 무리가 가지 않는다.

척추 반 비틀기 자세
다리 아래를 곧게 펴면 몸의 균형을 쉽게 잡을 수 있다. 필요하다면, 몸을 비틀때, 약간 뒤쪽으로 기울인다.

뒤로 젖히기
베개를 허리에 받치면 유연성을 쉽게 기를 수 있다. 팔꿈치를 대고 뒤로 젖혀 머리를 바닥에 댄다. 무릎을 굽혀 팔을 뒤로 뻗는다. 다리와 무릎을 당겨준다.

앞으로 굽히기
의자에 앉아 앞으로 굽히는 것은 몸에 많은 이익을 준다. 이 자세는 두 단계를 거쳐 수행한다. 첫 단계는 척추를 쭉 펴고 몸을 앞으로 굽힌다. 왼쪽과 같이 손이 마루에 닿도록 한다. 그 다음에는 한쪽 다리의 오금 근육을 펴주기 위해서 오른쪽과 같이 다리를 잡고 높이 끌어 올린다. 바닥에 놓인 다리로 몸의 균형을 잡는다.

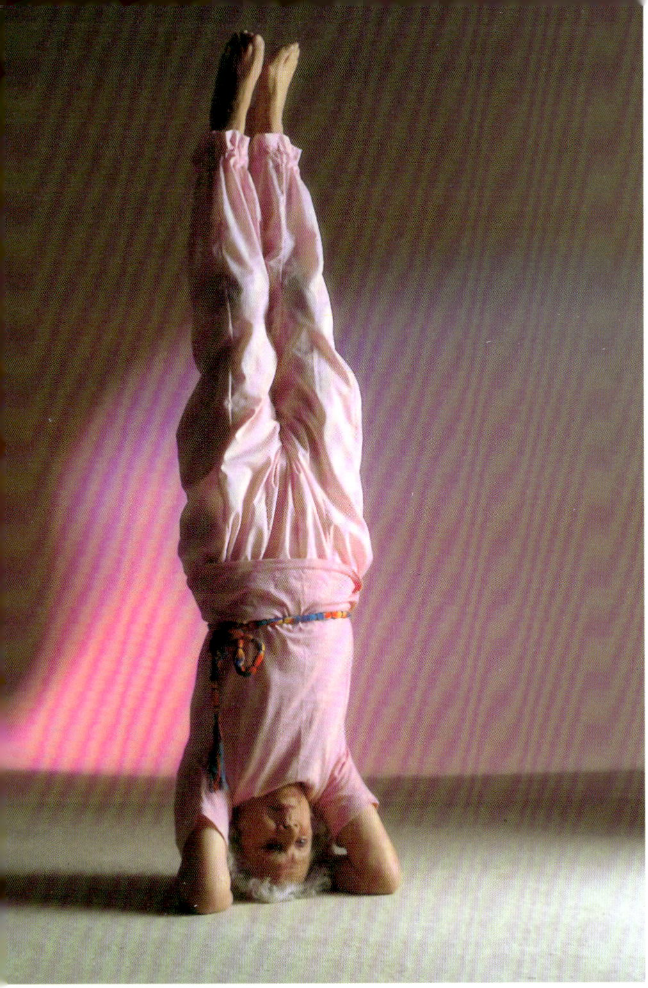

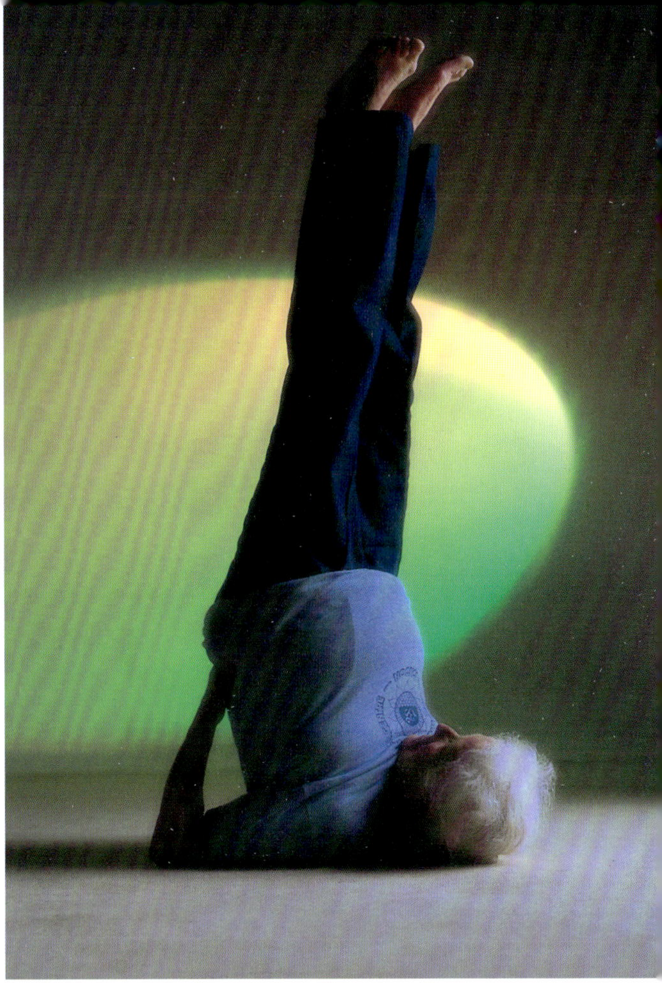

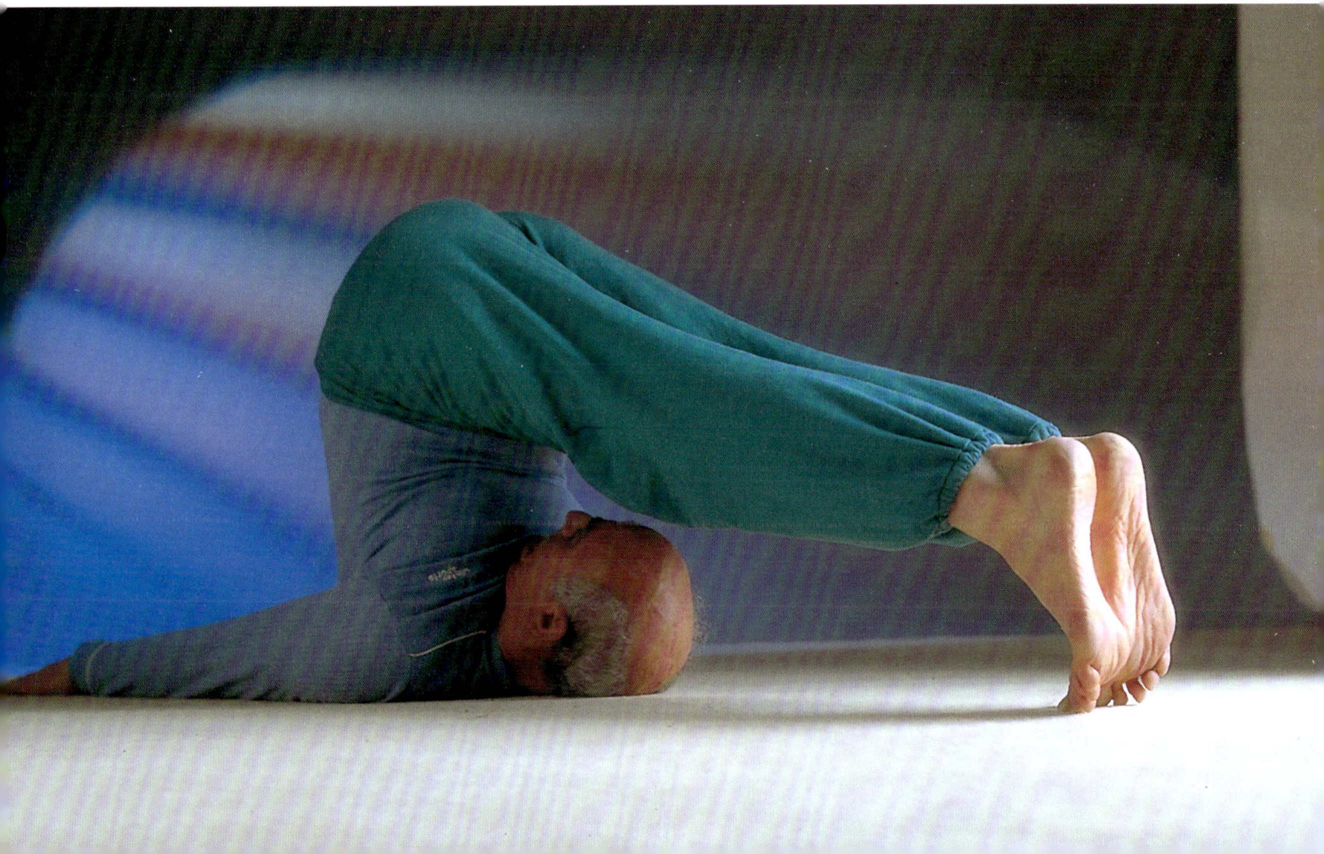

제8장
요가와 건강

요가는 병과 치료법만을 연구하는 현대 서양의술과는 달리 건강을 연구하는 과학이다. 이 가르침은 인간의 몸과 마음의 기본인 건강에 대한 복잡하고 실천적인 이해에 그 바탕을 두고 있으며, 요가의 기술은 건강, 활력, 영원한 젊음을 극대화하는데 그 목적이 있다. 매일 요가를 하므로써 차주인이 차를 보살피듯 내 몸을 보살피고 유지해야 하며, 차가 일년 내내 최상의 조건에서 달릴 수 있듯이 몸의 모든 기능도 정성을 쏟아 정상적인 상태를 유지해야 한다. 만약 그렇지 않다면, 아침 출근 때마다 시동도 걸리지 않고, 간혹 값비싼 서비스도 받게되고, 정말 중요한 순간에 고장으로 인해 위기의 순간을 맞게 될 수도 있다.

우리 몸의 본래의 상태는 건강하다. 몸의 각 부분과 기능은 건강을 유지하고 회복하려는 생물학적 목적을 갖고 있다 ― 상처를 낫게 하고, 뼈를 바로 잡아주고, 열을 내리게 하고, 독소를 제거하고, 피로를 풀어준다.― 또한 우리 몸은 건강하고 평화로운 삶을 살아갈 수 있도록 생체 에너지의 기적인 면역성을 지니고 있다.

이 장에서는 주목할 만한 우리 몸의 특별한 기능에 대하여 설명한다. 특별한 세 가지 주요 기능 중 첫째는 몸을 이루고 있는 근육, 뼈 그리고 인대이며, 둘째는 모든 세포와 조직에 영양분을 공급하게 하는 호흡기, 순환기, 그리고 소화기이다. 셋째는 육체적, 정서적, 정신 반응의 균형을 유지시키며 통제하는 신경과 호르몬의 구조이다. 요가는 이처럼 우리 몸의 모든 부분에 영향을 미치며 최상의 컨디션과 균형을 유지하게 한다.

현대의 삶은 유아기를 제외하고는 스트레스 없는 삶을 찾아보기가 매우 힘들다. 우리는 생각없이 자신의 몸을 무리하게 사용한다. 오랜 시간을 신선한 공기와 햇볕이 차단되어 있는 곳에서 생활하며, 불편한 자세로 앉아 있거나 깊은 명상을 하지 못한다. 또한 신선한 자연식을 먹지 않고 고기를 먹는 식생활을 한다. 음식을 너무 급하게 먹거나 조금의 여유도 없이 살아간다. 우리는 몸이 조금만 불편해도 몸의 이상신호를 무시하고 약을 복용하는데 이는 몸의 자연치유력을 약화시킨다. 요가의 수련을 통하여 몸의 자연스러운 상태로 회복시키고 균형을 유지하므로써 스트레스, 피로, 긴장감, 불면증, 류머티즘 등으로부터 벗어날 수 있다.

우리들이 겪고 있는 대부분의 질병들은 몸의 주요 기능들을 이용하지 않는데서 비롯된다. 또한 지나친 자극은 신체의 균형을 잃게하고 기능을 저하시킨다. 건강을 위한 운동은 수없이 많이 있지만 요가는 매우 독특한 그 만의 일면이 있다. 수 천년에 걸쳐 요기들에 의해 발달한 요가는 체력을 소모하면서 근육을 발달시키는 것이 아니라, 몸을 뻗고 늘리므로해서 모든 순환과 세포를 자극하여 몸을 정상적인 상태로 만드는 것이다. 피하조직들을 강화시키고 찌꺼기를 제거하고 중추기관을 활력 있는 상태로 되돌려 신진대사를 원활하게 한다.

요가 철학에 의하면 몸은 단지 인간의 일부분에 불과하다. 마음과 영혼, 모두 육체의 건강과 더불어 중요하게 생각한다. 서양의학 역시 육체를 치료하기 위해서는 마음을 치료해야 한다는 사실을 깨닫기 시작했다. 그러나 서양의학의 접근법은 단편적인데 반해 요가는 마음과 육체 그리고 영혼에 대한 과학이 통합 된 것이다. 그리하여 요가는 몸과 마음, 영혼에 대한 통일된 과학이다.

> "요기에게 신체는 완전함을 향한 하나의 여행 도구이다."
> ― 스와미 비슈누-데바난다 ―

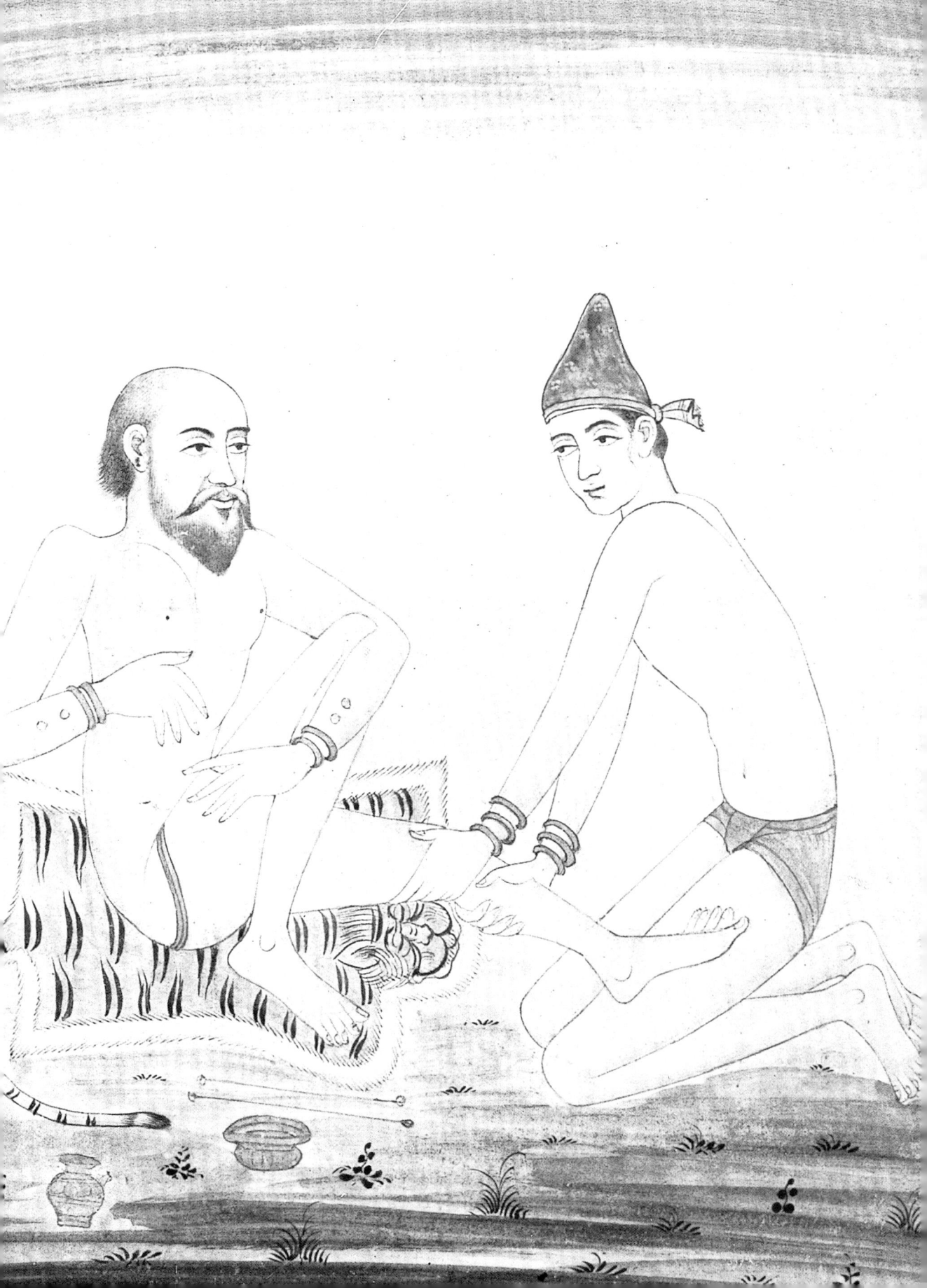

인체의 구조 *The Body's Frame*

일반적으로 사람은 두 발로 똑바로 서있는 자세가 가장 균형 있는 자세이다. 몸의 구조는 몸무게를 적당히 분산시켜 지탱하도록 구성되었다. — 발의 둥근 부분, 척추의 곡선, 모든 관절의 모양, 경사진 골반 등으로 자유롭고 격렬한 운동을 할 수 있으며 동시에 중추기관을 보호할 수 있는 기능을 가지고 있다. 관절은 강하고 탄력 있는 인대에 의해 고정되어 있어 전체적인 몸의 구조는 지탱되고 있으며 근육은 수축력이 뛰어나다.

골격 근육들은 힘의 반작용의 원칙으로 움직인다. 한쪽 근육이 동작을 행하기 위해 수축되면 다른쪽 근육은 풀어지고 이완된다. 만약 뻗어지는 근육이 뻣뻣하고 약하면 수축되는 근육은 충분히 작용을 할 수 없다. 우리의 몸을 움직이기 위해서, 기지개를 켜고 하품을 하는 것은 모두 이러한 이유에서이다. 압박감은 근육이 긴장해서 생기는 것이다. 그 긴장된 근육은 모든 동작을 방해하고 행동할 때마다 한층 힘들게 한다. 요가의 이완법은 이러한 긴장을 제거하고, 생기를 되찾고, 고통과 피곤으로부터 자유롭게 한다. 나이가 듦에따라 관절과 근육층을 연결하고 있는 인대는 탄력성을 잃어가고 급작스러운 운동과 자극은 인대를 손상시킬 수도 있다.

요가 아사나는 대부분의 운동과는 달리 급작스러운 수축작용없이도 근육과 인대를 늘리고 부드럽게 이완시킨다. 아사나의 느린 동작이나 깊은호흡은 섬유질의 유산 축적을 방지하며 근육에 산소를 공급한다. 근육의 이완과 수축은 조직과 기관의 순환을 원활하게하며 정맥순환을 촉진시킨다. 자연스러운 운동은 몸의 건강을 유지하고 균형 잡힌 근육으로 발달시킨다. 그러나 어른의 경우 반복된 동작에 의해 운동의 범위는 제한되며 축소된다. 장시간 책상 앞에 앉아서 머리를 숙여 등 아래는 휘어지고 두개골 바로 밑에 있는 인대가 축소될 수 있다. 그 결과 똑바로 서려고 하면 척추 전체가 아프기도 하다.(척추의 인대는 서로 연결되어 있기 때문에 전체가 아픈 것이다.) 하루종일 책상 앞에서 일한 후 '물고기 자세'와 '어깨서기 자세'를 하면 도움이 된다. 잘못된 자세는 척추 아래와 골반 등에 통증과 압박을 가하며 늘 한쪽 어깨에 가방을 메고 다니는 단순한 습관도 몸의 한쪽만 발달시켜 몸의 구조는 망가지고 척추골에 이상이 온다. '앞으로 굽히기 자세'는 매우 좋은 교정 아사나이다. 건강은 치료보다 예방이 더 중요하다. 완전한 동작을 매일 꾸준히 수련하면 순환기가 자극되어 신체의 모든 부위에 체계적으로 작용하여 건강과 균형을 유지하여 평생 동안 젊고 활력있는 삶을 유지시켜 줄 것이다.

근육

우리 몸의 근육은 좌우, 앞뒤로 대칭을 이룬다. 각 근육은 당기는 지점에 삽입물이 생기고 머무는 지점에 시작점이 생긴다. 모든 근육은 쌍으로 활동하는데, 예를 들어 무릎을 구부릴 때, 굽히는 근육은 당겨지고, 늘어나는 근육은 느슨해지며, 무릎을 펼 때는 반대로 작용한다. 마찬가지로 올리는 근육이나 내리는 근육은 쌍으로 오르내리고, 내근육과 외근육은 안으로 또는 밖으로 항상 쌍으로 움직인다. 또한 몸의 어떤 부분을 회전시키기 위한 회전근, 관절을 단단히 조이는 장근(張筋), 괄약근, 그리고 몇 가지 특수한 근육들이 있다. 요가의 아사나는 각각 상반되는 근육들을 차례로 체계있게 운동시켜(아래 그림과 같이 '앞으로 굽히기'와 '뒤로 젖히기' 등)근육을 탄력과 균형을 유지하게 한다. 그림에서는 근육의 표층에 대한 주요부분만 설명한다.(척추골의 깊은 곳에 있는 근육들은 볼 수 없다.)

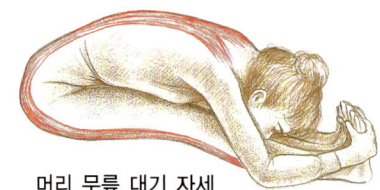

머리 무릎 대기 자세
무릎, 발, 목의 신근을 운동시켜 주며, 오금과 등 근육을 늘려준다.

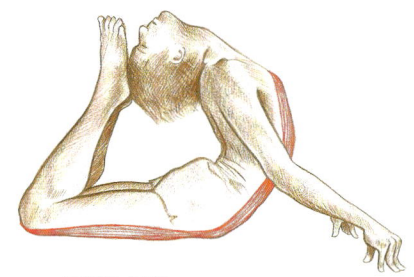

코브라 자세
무릎과 발(바닥), 척추와 목의 굴근을 운동시킨다.

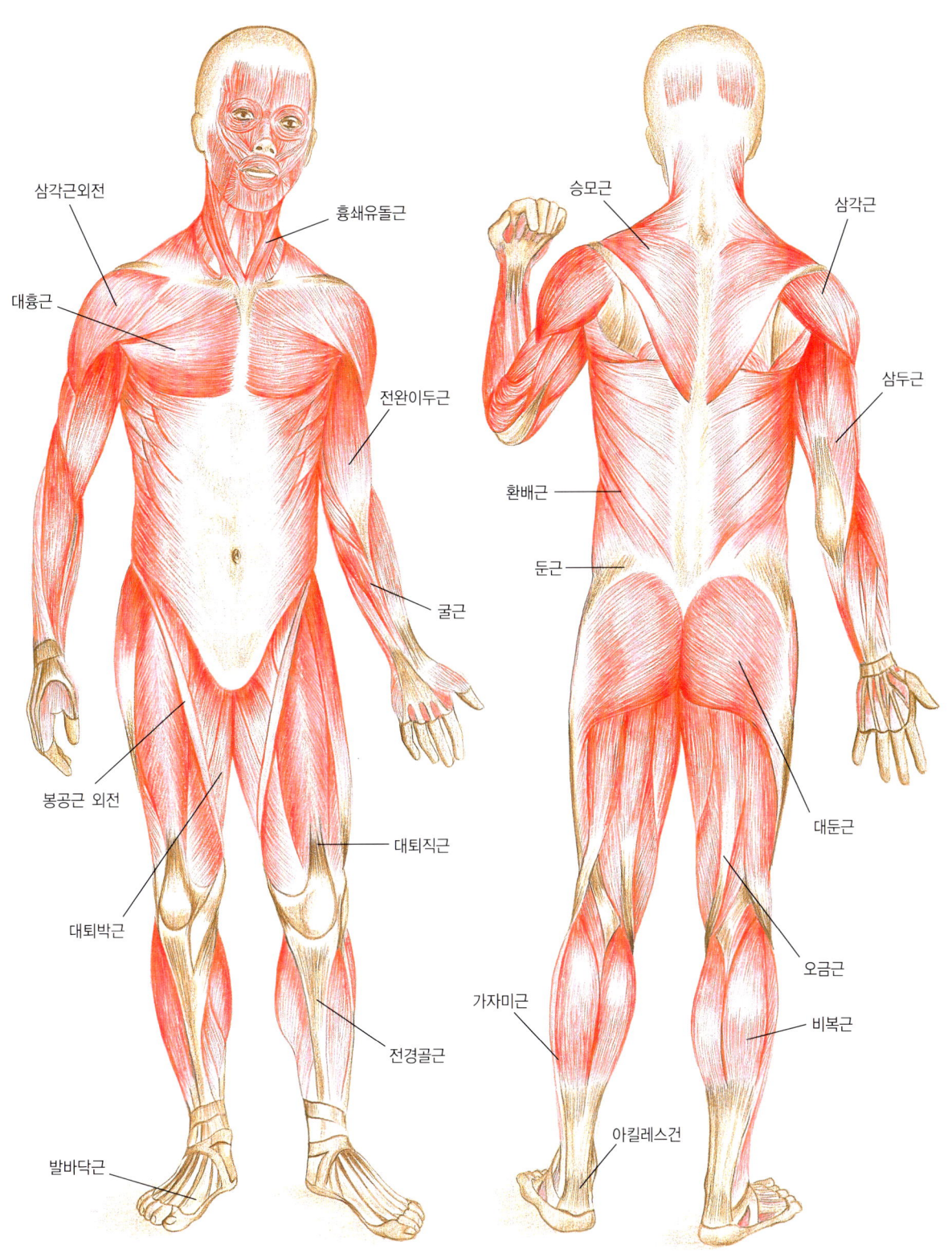

골격

우리 몸은 약 206개의 뼈들로 이루어져 있다. 중심축인 두개골, 갈비뼈, 그리고 중추부분인 척추가 있다. 척추와 연결된 휘어진 뼈들은 척추의 호(弧 ; 경부, 흉부, 요부, 천골)는 탄력을 주고 몸무게를 분산시킨다. 척추의 굴곡들 — 등이 굽었거나 움푹 들어간 등, 그리고 뒤틀린 척추 등은 요추골의 압박을 증가시킨다. 또한 사지의 관절과 골반, 흉근대에 압박을 증가시킨다. 이러한 관절들은 연골로 싸여져 보호되고 근육과 인대에 의해 정확한 위치를 잡게된다. 이 책의 모든 아사나들은 몸의 각기 다른 관절들을 풀어주도록 고안되었으며, 보호층인 연골에 압박이 가지 않도록 하며, 뼈의 정확한 위치를 회복하도록 구성하였다. 근육과 인대를 건강하게 하고 올바른 자세를 유지함으로써 관절에서 발생하는 문제들을 방지할 수 있다.

척추내 디스크(추간판)

척추골 안에는 완충장치로서 충격을 흡수하고 부드러운 젤라틴으로 이루어진 연골덩어리가 있다. 휴식 중에는 아래 왼쪽의 그림처럼 디스크가 둥근 형태를 지니며, 서 있을 때는 아래 오른쪽의 그림처럼 몸무게에 의해서 디스크의 중앙이 눌려 타원형이 된다.

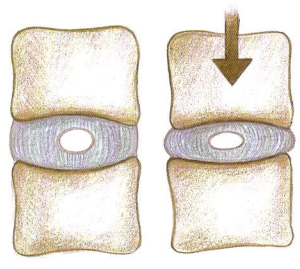

격렬하거나 갑작스런 동작은 일그러진 디스크의 원인이 된다. 그러면 연골이 밖으로 부풀어 올라 인접한 척추 신경에 압박을 가하고, 심한 통증으로 척추를 움직일 수 없게 된다. 요가 지도자는 척추를 강화하고 디스크에 휴식을 가져다 주는 아사나를 가르쳐 줄 것이다.

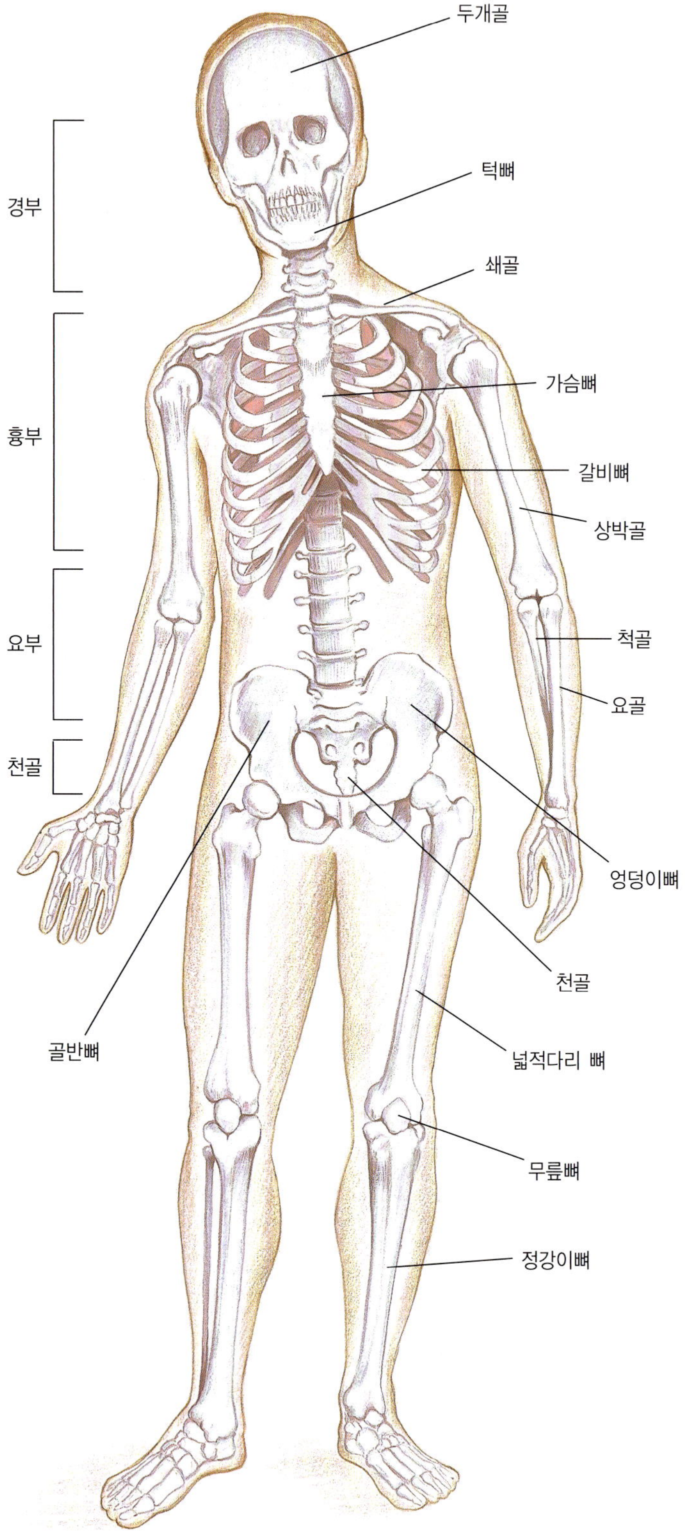

- 두개골
- 턱뼈
- 경부
- 쇄골
- 가슴뼈
- 흉부
- 갈비뼈
- 상박골
- 척골
- 요부
- 요골
- 천골
- 엉덩이뼈
- 천골
- 골반뼈
- 넓적다리 뼈
- 무릎뼈
- 정강이뼈

척추운동

우리 몸은 원래 팔다리와 척추가 큰 폭으로 움직일 수 있도록 되어 있다. 그런데 이러한 잠재된 사실들이 몸의 일부분에만 사용되는 것은 우리들이 관절, 척추, 그리고 근육을 사용하지 않으므로써 굳어버리기 때문이다. 척추는 앞으로, 뒤로, 옆으로, 돌릴 수도, 그리고 여러 동작들을 연결해서 흔들 수도 있다. 척추운동의 한계는 세 가지 요소에 의해 결정된다. 척추의 마디, 척추의 인대길이, 그리고 상반되는 작용을 하는 근육의 조건이다. 여기에서 제시하는 아사나들은 건강한 척추와 골반을 위한 운동이다. 척추의 유연성은 개인차와 사용빈도에 따라서 다르므로 자세를 취할 때, 자세가 나오지 않는다고 너무 낙심할 필요는 없다. 몸의 뻣뻣함과 유연성간의 차이는 꾸준한 연습으로 극복될 수 있다.

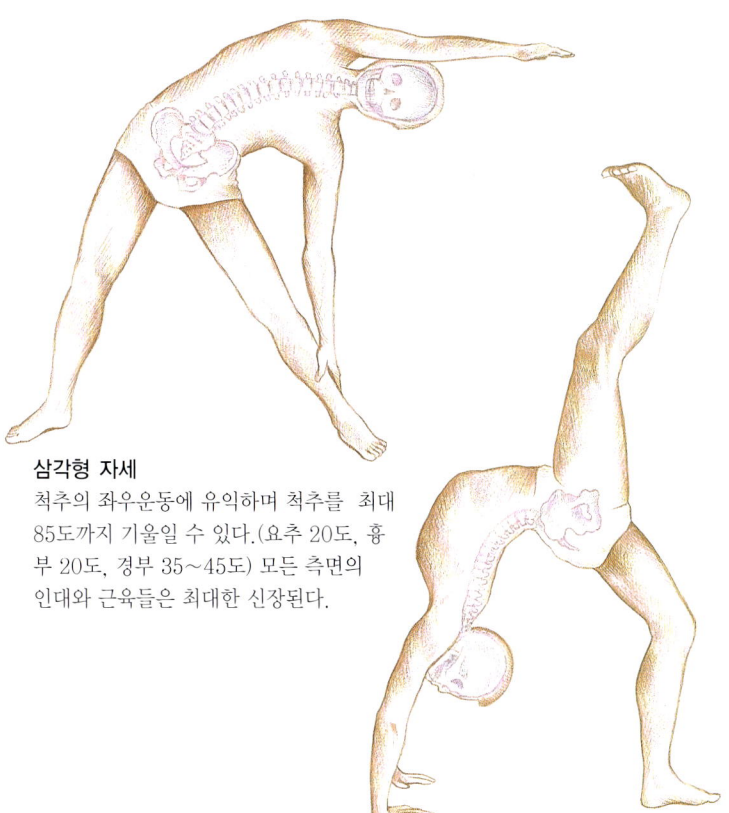

삼각형 자세
척추의 좌우운동에 유익하며 척추를 최대 85도까지 기울일 수 있다.(요추 20도, 흉부 20도, 경부 35~45도) 모든 측면의 인대와 근육들은 최대한 신장된다.

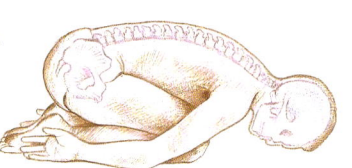

어린이 자세
110도 앞으로 굽히는 자세이다. 이 아사나는 척추의 인대를 이완시키고 등근육들을 늘려주어 서 있을 때 허리의 디스크가 받는 압박을 완화시켜 준다.

수레바퀴 자세 변형동작
척추를 최대한 140도까지 뒤로 젖히는 자세이다.(목 75도, 흉부와 요추부근 65도가 되게 젖힌다.) 등근육과 떠받치는 다리근육, 두 팔과 들어올린 다리의 근육들이 사용된다.

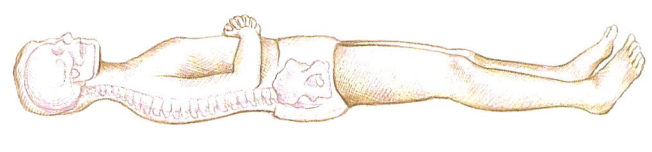

송장 자세
척추로부터 모든 압박을 제거하고 본래의 균형을 되찾아 준다. 천골은 골반을 위로 밀어주어 중력을 통해 좌우로 자연스럽게 벌어지게 한다. 척추내의 디스크가 충분히 휴식할 수 있다.

다리 감기 자세
골반을 기울이고 엉덩이를 구부려 천골 수위의 관절을 분리시킨다. 최대 30도 까지 굽힐 수 있다.

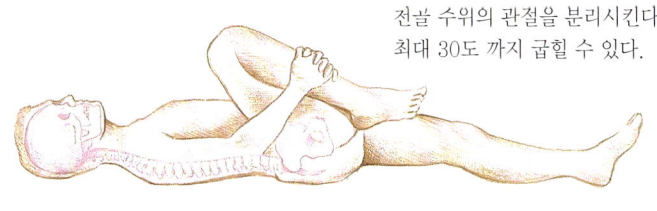

영양 사이클 *The Nutrient Cycle*

몸은 영혼의 사원이다. 우리는 몸을 사원처럼 소중하게 돌보아야만 한다. 신체의 건강은 세포의 건강에 달려 있으며 세포의 건강은 각 기관의 건강을 의미하며 각 기관의 건강은 몸의 건강을 의미한다. 세포와 조직이 건강하기 위해서는 알맞는 환경이 필요하다. 여기에는 독소가 없어야 하며 필요한 영양소가 충분히 공급되어야 한다. 모든 세포들은 일을하기 위해 산소를 받아들이고 이산화탄소를 배출시켜야 한다. 건강한 폐와 심장을 갖기 위해서는 우선 세포들이 충분한 영양소를 공급받는 것이 필수적이다. 올바른 식사를 규칙적으로 하게 되면 소화기관을 원활하게 해주며, 피는 충분한 영양소를 흡수하고 노폐물을 완벽하게 배출시킨다.

피부의 한 부분을 누르면 그 부분이 창백해지는데 이는 피가 몰려나갔기 때문이다. 잠시 후 손을 떼면 피가 다시 몰려오기 때문에 붉게 된다. 이것이 요가가 몸에 작용하는 방식이다. 요가는 모든 노폐물을 빨아들여 배출하고 새로운 영양소와 에너지를 몸의 각 부분에 순환시킨다. 아사나를 행할 때 심호흡을 하면 산소를 세포에 좀더 많이 공급하여 이산화탄소를 배출시킨다. 정맥운동이 활발해지면 장은 자극을 받아 더욱 활발한 운동을 하게 된다. 또한 아사나는 중추기관들을 마사지해주고 소화기관의 운동을 촉진한다. 현대인의 생활 양상은 세포조직의 차원에서 악영향을 끼친다. 오랜 시간 동안 몸을 움직이지 않고, 앉아 있음으로 해서 몸의 순환은 제대로 돌아가지 못한다. 소순환과 대순환이 정체됨으로써 활력이 감퇴되는 것이다. 현대인은 오염된 공기를 마시고, 담배를 피우고, 독소가 가득한 음식을 많이 먹는다. 순환기가 원활하지 못하면 신장과 간장은 완전한 능력을 잃어 몸에 독소가 쌓이고 순환을 더욱 정체시킨다. 예를 들면 육류는 우리가 정상적으로 분비하는 것보다 더 많은 양의 요산을 함유하고 있기 때문에 정상적으로 요산이 모두 처리하여 배설할 수 없다. 그렇게 때문에 요산이 인체에 축적되어 해를 입히게 되어 혈액순환이 안 되거나 류머티즘성 관절염을 유발한다.

소화불량, 동맥경화증 그리고 두통과 같은 증상들은 몸의 이상을 예고한다. 그러한 증상들에 걸맞는 특정한 아사나들은 이러한 증상을 완화시키고 치료하여 정상적인 몸으로 되찾아준다. 요가에서는 작은 동작하나라도 몸 전체에 영향을 미치므로 하나의 총체적인 것으로 다루도록 이해시키며 몸과 마음의 긴밀한 관계를 인식하도록 가르쳐준다. 만약 긍정적인 생각을 한다면 몸의 모든 세포에도 좋은 영향을 미칠 것이다. 또한 〈건강한 삶을 위한 다섯 가지 원리〉(p.21)에 기초하면서 자신의 생활 습관을 바꾸어 나간다면 우리의 몸은 최상의 컨디션을 유지하며 건강하고 행복한 삶을 살아갈 것이다.

소화

횡경막의 호흡운동으로 소화기관을 마사지해주며 건강을 유지하는데 도움을 준다. '뒤로 젖히기'와 '앞으로 굽히기' '척추 비틀기' 자세들은 소화를 도와준다. 아래의 아그니 사라는 횡경막을 직접 움직이게 한다.

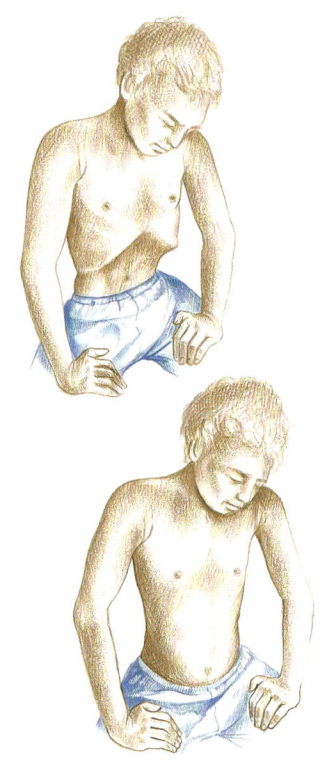

아그니 사라(Agni Sara)

이 아사나의 펌프질하는 것과 같은 행동은 소화기관에 매우 유익한 것이다. 발을 넓게 벌려주고, 무릎은 굽히고, 손은 허벅지를 누르면서 복부를 내려다 본다. 숨을 내쉬면서 배를 안쪽 위로 당겨주고 호흡을 멈춘다. 그리고 배를 안팎으로 펌프질 하듯 움직인다. 숨을 들이마셔야할 때는 펌프질을 멈추고 정상호흡을 한다. 다시 숨을 내쉬고 계속한다. 매번 10~18회 정도가 알맞다.

호흡작용

폐는 산소공급의 통로이다. 건강하고 탄력 있는 폐는 심호흡을 할 때, 충분히 팽창되는데 혈액과 함께 가스를 교환하는 공기주머니를 팽창시키면서 이산화탄소를 없애기 위한 통로는 수축된다.(그러나 완전히 수축되는 것은 아니다. 항상 폐 안에는 약간의 공기가 남아있다.) 요가 아사나와 복식호흡은 강한 근육과 탄력 있는 조직을 발달시키고 폐활량을 증가시켜 호흡작용을 증진시킨다. 반면에 프라나야마는 호흡의 조절과 통제를 가르쳐주고 공기의 통과를 깨끗하게 유지시킨다. '메뚜기 자세' '공작 자세'는 숨을 깊이 들어마시고 멈추는데 매우 유익한 자세이다. 깊은 날숨을 위해서는 나우리와 우디야나 반다가 도움을 주며 카팔라바티는 횡경막을 운동시킨다.

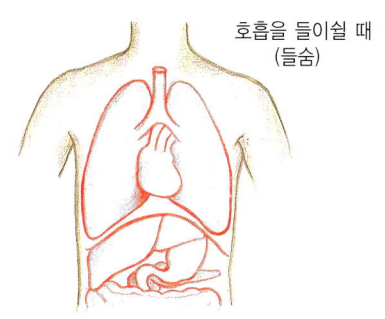

호흡을 들이쉴 때
(들숨)

근육의 호흡작용

폐는 흉강의 부분적 진공상태에서 마치 바람통과 같이 풀무작용을 한다. 공기를 빨아들이기 위해서 흉강은 확장된다. 갈빗대는 팽창하고 횡경막은 복부기관들을 마사지 해준다. 숨을 내쉴 때는 복부가 수축하면서 공기가 빠져나간다. 이때, 갈빗대는 수축하고 횡경막은 심장을 마사지하면서 위로 올라간다.

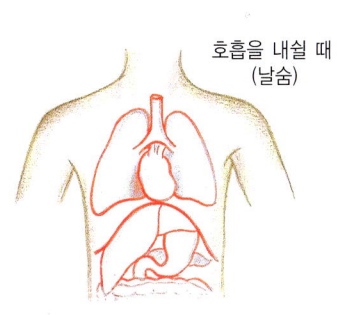

호흡을 내쉴 때
(날숨)

공기의 통로

코의 공기 통로는 공기가 후두와 기관을 경유하여 폐로 들어가는 과정에 공기를 따뜻하게 하고 습도를 유지시킨다. 요가 아사나를 하는 동안에는 코로 숨쉬라는 이유가 바로 이때문이다. 머리가 아프거나 목이 아플 때는 '어깨서기 자세' '물고기 자세' '사자 자세'가 도움이 된다.

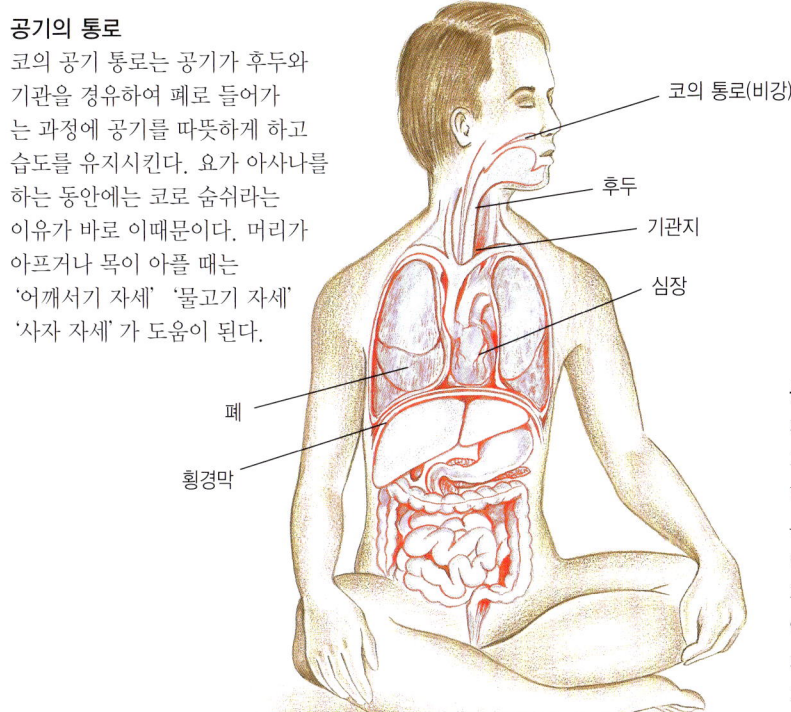

코의 통로(비강)
후두
기관지
심장
폐
횡경막

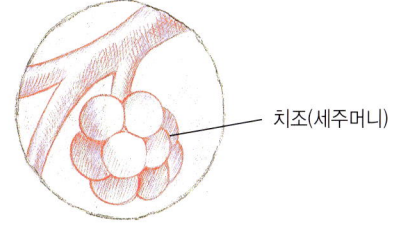

치조(세주머니)

공기낭

폐 안은 치조(齒槽)와 공기낭을 경계 지으며 기관지가 세세히 나누어져 있다. 호흡이 얕아지면 멀리 있는 공기낭은 활동이 느려져서 점차 퇴화한다. 이로써 산소흡입은 줄어들게 되고 쉽게 감염이 된다. 건초열과 천식 같은 알레르기나 신경과민의 상태에서는 폐의 작은 기관과 공기낭들이 꽉 조여지는 현상이 일어난다. 이완과 프라나야마, 복식호흡이 도움을 줄 수 있다.

순환

피의 흐름은 몸의 중요한 수송기관으로 적혈구를 통하여 세포조직에 산소를 공급하고 이산화탄소를 배출하고, 백혈구로 하여금 세균과 싸우도록 영양분을 공급하고 화학물질을 전달한다.
순환이 제대로 이루어지기 위해서는 심장이 튼튼해야 하며 동맥과 정맥에서 모세관에 이르기까지 혈관이 막히지 않아야 한다. 모든 아사나들은 이러한 순환에 도움을 주며 특히 '손으로 서기 자세'가 좋다. 나우리나 카팔라바티는 심장에 많은 효과를 주며 아사나를 통하여 심장근육을 강화시키고 혈압을 조절한다.

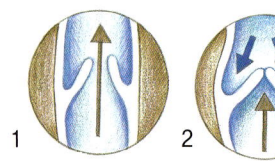

다리 정맥과 밸브기관
다리정맥은 모인 피를 심장으로 운송하기 위해 심장에서 멀리 떨어진 곳에 위치한 것으로 밸브와 함께 피의 역류를 막고 원활한 피의 순환을 돕는다.

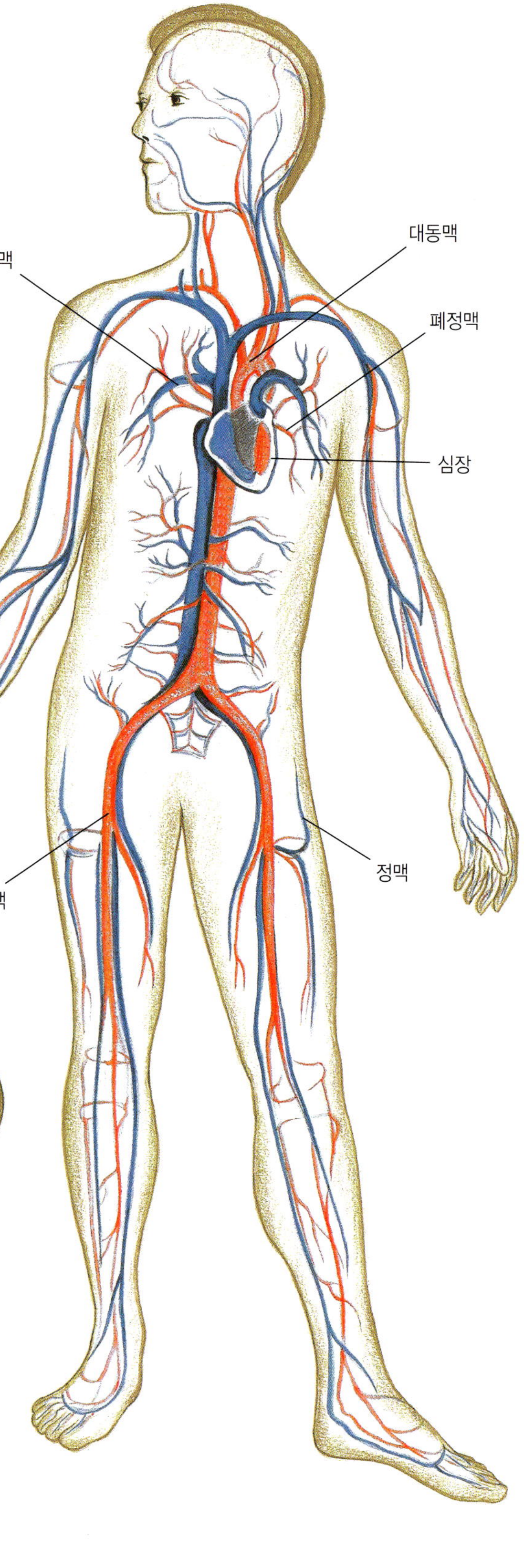

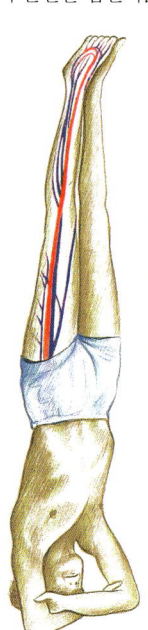

확장정맥(靜脈)
오랫동안 서 있거나 말초혈관의 밸브가 부족하면 피가 역류하여 정맥이 팽창된다. 이를 확장정맥이라 말한다.

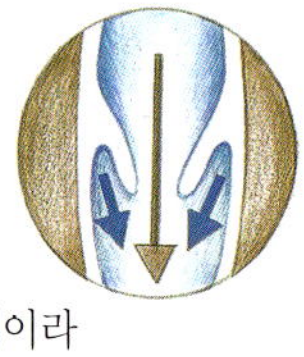

거꾸로 서기 자세
몸을 거꾸로 세우면 중력의 효과도 몸의 반대쪽으로 작용하여 정맥의 벽과 밸브에 휴식을 준다. 심장에 의존하지 않고도 피를 머리와 목으로 보낼 수 있다. 규칙적인 수행으로 정맥을 원활하게 한다.

폐동맥
대동맥
폐정맥
심장
동맥
정맥

생명력의 균형 *The Vital Balance*

일상생활에서 우리의 몸과 마음은 많은 일들을 다루면서 자신의 욕구를 충족시키고 건강과 존재를 확인한다. 우리의 몸은 마음의 완전한 도구이며 혈액 속의 호르몬 순환과 신경망에 의해서 명령되고 자극된다. 만일 신경계통이 아주 복잡하고 광범위한 전화 교환선이라면 내분비선(호르몬을 분비하는 기관)계통은 몸의 기후를 조정하는 풍향계와 같이 폭풍우를 대비하게 하는 기능을 한다. 이 두 시스템은 몸의 모든 기능에 정보를 제공하고 행동의 반응에 자극을 준다. 그리고 몸의 모든 기능을 조절한다. 깨어있는 상태, 휴식 상태, 에너지 분출, 내적환경의 고요함등 건강에 필수적인 일들을 한다. 정서적인 면에도 영향을 미치는데 겁을 먹으면 심장박동이 빨라지고, 땀이 나기도 하고, 동공이 축소되기도 한다. 몸이 이러한 증세들을 드러내면 두려움을 느낀다.

　요가 아사나의 가장 중요한 특징은 신경계통, 특히 척추와 신경절을 정화하거나 강화시키는 것이다. 이들은 섬세한 몸안에 프라나의 통로를 연결시킨다. 다양한 아사나들은 체계적으로 모든 말초신경을 자극시키며 신경화학물질의 흐름을 원활하게 해주어 몸의 균형을 잡아준다. 또한 몸의 수동적이거나 능동적인 기능을 통제하는 교감신경과 부교감신경을 조절한다. 교감신경은 어떤 비상사태와 같은 급한 요구에 의해서 몸이 움직이고 자극한다. 교감신경의 신호는 침 분비, 위액 분비, 맥박, 호흡과 같이 부교감신경에 의하여 통제되는 기능들을 억제하는 작용도 하며 특히 이러한 반응들에 맞설것인지, 피할 것인지를 결정하게 된다. 아사나들은 모든 내분비선에 자극을 준다.

　신경선과 내분비선이 건강하다면 몸과 마음은 긍정적인 반응으로 제기능을 빨리 회복할 것이다. 그러나 만일 신경계통과 내분비선의 호르몬 조화가 깨지면 쉴새없이 위급한 메세지를 보내어 피로, 고혈압, 분노, 스트레스, 신경계 질환등을 초래하게 된다. 요가 동작은 1분당 0.8kcal를 소모하고, 휴식시에는 0.9~1kcal를 소모하며 다른 일반적인 운동에는 14kcal를 소모한다. 아사나 수련은 고혈압이나 불안, 걱정, 스트레스를 통제하고 몸에 대한 저항력을 늘리고 올바른 신진대사와 긴깅힌 신경전달을 가능하게 한다. 부드러운 요가 동작은 환자들도 가능하며 모든이에게 건강을 가져다 준다.

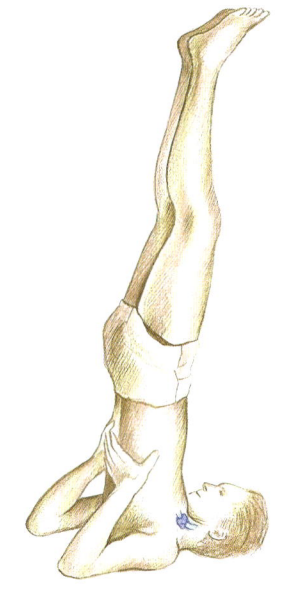

갑상선과 어깨서기 자세
어떤 사람은 먹고 싶은 것을 다 먹어도 체중이 증가하지 않고, 또 어떤 사람은 간단한 식사를 하는데도 쉽게 체중이 불어난다. 이 차이점은 목에 있는 갑성선의 영향에서 비롯된다. 갑상선의 기능이 저하되면 몸이 나른해지고 둔해지며 식욕은 감퇴되지만 체중은 늘어난다. 그러나 갑상선의 기능이 너무 활발해지면, 체중은 줄고, 쉽게 흥분하며 매사에 신경질적이다. 건강한 갑상선의 기능은 건강에 필수적이다. '어깨서기 자세'는 집중점과 순환이 전적으로 갑상선에 모이므로, 갑상선이 마사지되고 자극되어 건강한 신진대사를 회복하게 한다.

내분비선

몸의 모든 다양하고 복잡한 기능들은 내분비선이 분출하는 미묘한 화학 물질이 혈관을 통하여 흐르는 것으로 반응한다. 골격의 근육처럼 내분비선도 균형의 원리에 의하여 항상 쌍으로 작용한다. 하나의 내분비선은 특정기능을 촉진시키고 다른 내분비선은 복잡한 상호관계를 맺으면서 뇌하수체에 의하여 총괄되며, 궁극적으로는 뇌와 마음에 의하여 통제된다. 내분비계통은 몸과 마음이 밀접한 상호관계를 갖게한다. 두려움과 분노, 사랑과 슬픔등의 감정들은 호르몬 작용에 쉽게 영향을 받으며 동시에 호르몬 분비에도 영향을 미친다. 심한 충격이나 슬픔 등은 몸의 전체 체계를 혼란에 빠뜨리고 질병을 발생시킨다. 요가는 그러한 혼란과 불균형의 상태에서 벗어날 수 있게 한다.

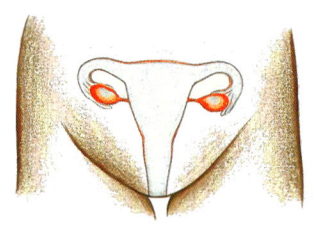

여성 호르몬
난소는 여성의 중요한 호르몬 기관이며 월경주기와 임신과 젖분비 등 여성으로 성숙시키는 중요한 기관이다. '앞으로 굽히기'와 '뒤로 젖히기'는 자궁과 난소에 유익하며 '코브라 자세'는 특히 월경불순에 효과가 좋다.

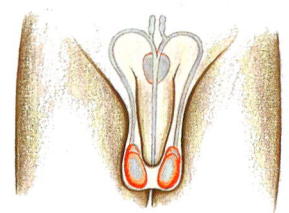

남성 호르몬
고환은 남성 호르몬인 테스테론의 주된 원천이다. 규칙적인 아사나와 호흡법, 이완을 하므로써 남성 호르몬에 자극을 주어 균형을 유지하고 성문제와 질병예방에 효과적이다.

뇌하수체
최상의 내분비선인 뇌하수체는 나머지 내분비선의 분비작용을 조절하고 뇌의 통제를 직접 받는다. '머리서기 자세'가 가장 도움을 준다.

갑상선과 부갑상선
갑상선은 신진대사와 성장, 세포의 성장을 조절한다. 부갑상선은 혈액 속의 인산염과 칼슘을 조절한다. 모두 '어깨서기 자세'가 효과가 있다.

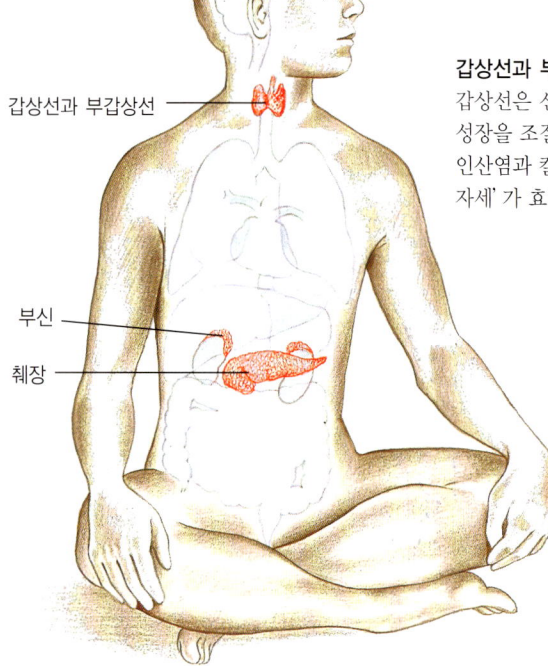

췌장과 부신
내분비선(腺)의 비밀은 삶의 절대적인 것으로 생리적, 정서적인 상태에 영향을 준다. 췌장은 인슐린을 생산하며 혈당을 조절하고 췌장과 비장을 마사지해주는 '공작자세'는 이들 기관에 도움을 준다. 부신피질은 성호르몬과 밀접한 코르티코스테로이드(Corticosteroids)를 생산한다. 골수는 아드레날린을 분비(교감신경의 끝에서 분비)하여 몸을 건강하게 해준다. 아사나와 이완법과 명상은 스트레스 반응과 아드레날린의 분비작용을 안정시켜 준다.

신경계

건강한 신경조직은 삶에 고요함과 휴식을 주며 어떤 일에도 침착하고 원만하게 대처할 수 있도록 해준다. 또한, 몸의 모든 근육과 기관에 최대한 효과를 주어 감각기관을 발달시키고 몸 전체에 활기를 준다. 신경계는 뉴런이라는 개체 신경절과, 정보와 신호를 전달하는 섬유질의 결합으로 구성되었다. 섬유질의 연결 조직들이 큰 신경을 형성하고 있으며 이것은 아사나에 의해 늘려지고 정화된다. 아사나는 세포조직을 맑게 정화시켜 섬세한 신경마디까지 신경 전달을 원활히 해준다. 요가는 신경조직에 대한 스트레스 반응을 안정시켜 주며 중추신경계통을 자극시켜 근육의 긴장을 풀어주고 교감신경계의 자극에 의하여 영향받는 부교감신경의 반응(빠른 심장박동, 땀흘림, 고뇌)을 완화시킬 수 있다.

말초신경

중추신경은 그림과 같이 양쪽으로 신경절이 쌍으로 뻗어나가 온몸에 미치게 하여 말초신경을 구성한다. 운동섬유(efferent)는 정보를 각각의 근육으로 전달하고, 감각섬유(afferent)는 각기관으로부터 정보를 뇌에 전달한다. 자율신경계(교감신경과 부교감신경)는 명상을 통하여 교감신경에 척추신경계까지 전달되게 한다. 요가는 교감신경에 영향을 미쳐서 임의적으로 자극할 수가 있다.

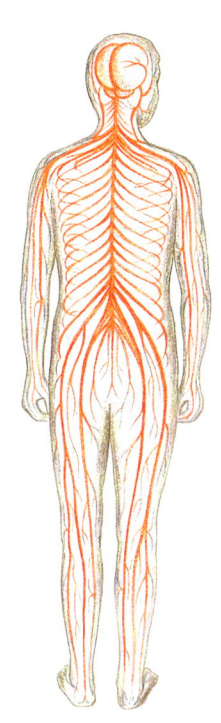

중추신경계

중추신경계는 힘의 근원지이며 통신의 중심지이다. 중주신경의 뿌리에서 온몸을 통제하는 신경섬유가 뻗어져 있다. 신경코드 안에서 끊임없는 상호작용이 발생하고, 자극이 운동섬유와 감각섬유를 따라서 두뇌의 이리저리로 활발하게 움직인다. 아사나는 척추의 각 부분에 미묘한 영향을 주며 간접적으로 신경코드를 뻗으며, 신경뿌리를 마사지하고, 중추신경으로부터 나오는 신경절에 가해지는 압박을 제거시킨다.

역자의 서

요가는 수천 년 동안 인도의 삶이며 철학이다. 이것은 현존하는 세계에서 가장 오래된 삶의 과학이며 몸과 마음을 동시에 건강하게 하는 수련법으로 더 나아가 몸을 초월한 영적인 자아와 하나됨이 궁극적인 목표라 할 수 있다.

이제는 세계적으로 요가가 대중화되어서 수많은 책들이 쏟아져 나오고 있지만 주로 단순한 건강과 다이어트에만 국한된 내용들이 대부분이다.

이 책은 인도 요가의 대가이자 요가의 대명사로 알려진 스와미 시바난다(Swami Sivananda)의 수행 단체에서 저술하였고, 미국을 비롯하여 전 세계에 요가를 전파한 그의 제자 스와미 비슈누-데바난다(Swami Vishnu-devananda)에 의해 정립되었다.

또한 이 책은 그들의 공동체인 아쉬람을 비롯해 세계 어느 나라를 가도 쉽게 발견할 수 있으며, 수년간 전 세계 베스트셀러로 요가 매니아들에게 이미 검증받은 책이다.

이 책의 특징은 무엇보다도 쉽고 체계적인 프로그램을 바탕으로 기초 과정에서부터 고급 과정에 이르기까지 누구나 어려움 없이 단계적으로 따라할 수 있다는데 있다.

여기에서 제시하는 아사나 동작을 규칙적으로 꾸준히 수련하다 보면 자신도 모르는 사이에 집중력이 향상되고 사회생활에 활력이 생기며 자신의 개인적인 능력이 증가된다. 세상을 바라보는 시야는 더욱 긍정적으로 바뀌고 신체 곳곳에 유연성과 탄력성이 증진되는 것을 점차 느끼게 된다. 그것은 나 하나의 정화가 주변을 바꾸고 에너지가 온 세상으로 팽창되어 가는 것이다. 특히 수련 단계에 따른 많은 자세들이 생생한 그림과 최상의 사진을 곁들여 자세하게 설명되었기 때문에 아무리 요가에 대한 문외한이라 할지라도 단시간 내에 요가 수행의 효과를 볼 수가 있다.

요가는 삼국 시대 이전부터 불교와 함께 전래되어 많은 영향을 끼쳐왔다. 그러나 요가에 대한 사상이나 수행법이 체계화되어 있지 않았던 까닭에 그동안 대중화되지 못했던 것으로 보인다. 하지만 요즘은 요가가 붐을 이루어 요가를 배우려는 사람들도 많고 가르치는 곳도 성업을 이룬다. 이제는 요가에 대한 정보와 자료도 흔히 볼 수 있으며, 더 이상 신비의 베일 속에 가려진 존재가 아니다.

오늘날 우리들의 눈앞에 이루어지고 있는 요가와 대중의 '황금빛 만남'은 좀더 큰 의미로는 '우주 실상(宇宙實想)'과 현대 인류와의 만남이라고 할 수가 있다. 그것은 곧 상대성과 절대성의 만남, 육체와 정신의 만남, 소아(小我)와 대아(大我)의 만남, 그리고 실상과 허상의 만남인 것이다. 그 커다란 만남과 깨달음은 원래 분리되지 않은 하나였으며, 만나지 않아도 이미 만나 있는 상태 그대로인 것이다. 이른바 히말라야 고봉처럼 우뚝 선 그 존재 자체가 곧 요가와 명상이며 진리인 것이다. 그러므로 요가의 수행은 더욱 커다란 의미를 갖는다. 나는 요가가 보다 더 과학적이고 체계적으로 발전하여 종교와 철학의 자리 매김 되기를 바라는 바이다. 독자들의 건강을 기원한다.

역자

산스크리트어 용어해설

A

Agni Sara(아그니 사라) : 소화기 계통을 강화시켜 주는 아사나. 'Agni'란 불을 의미한다.
Ahimsa(아힘사) : 몸과 마음으로 남에게 해를 가하지 않는다. 야마 중 하나.
Ajna Chakra(아즈나 차크라) : 눈썹 중간에 있는 여섯 번째 차크라.
Akarna Dhanurasana(아카르나 다누라사나) : 활쏘기 자세.
Anahata Chakra(아나하타 차크라) : 가슴 부위에 있는 네 번째 차크라.
Ananda(아난다) : 희열, 영적인 기쁨.
Anjaneyasana(안자네야사나) : 초승달 자세. 벌리기
Anuloma Viloma(아누로마 빌로마) : 프라나야마의 수행법의 하나로서 교대로 양쪽 콧구멍으로 호흡하는 방법.
Apana(아파나) : 호흡이 가라앉는 것, 프라나의 확산.
Ardha Matsyendrasana(아르다 마첸드라사나) : 척추 반 비틀기 자세.
Ardha Padmasana(아르다 파드마사나) : 반연꽃좌.
Asana(아사나) : 자세, 원뜻은 '앉다'이다.
Ashram(아쉬람) : 은둔지, 도장, 영적 공동체.
Atman(아트만) : 본래의 모습, 영혼.

B

Bandha(반다) : 근육의 수축, 프라나의 통제방법.
Bandha Padmasana(반다 파드마사나) : 조이는 연꽃좌 자세.
Basti(바스티) : 장을 정화시키는 운동.
Bhakti Yoga(박티요가) : 헌신의 길을 가는 요가.
Bhastrika(바스트리카) : 빠르게 하는 프라나야마 호흡법.
Bhujangasana(부장가사나) : 코부라 자세
Bija Mantra(비자 만트라) : 씨앗이 되는 만트라(산스크리트어로 신성의 힘이나 요소를 포함하고 있음)
Brahma(브라마) : 힌두교의 3대신 중 창조자.
Brahman(브라만) : 절대자.
Brahmari(브라마리) : 다양한 프라나야마 중 소리내는 '허밍' 호흡법.

C

Chakra(차크라) : 프라나 에너지의 일곱 중심점.
Chakrasana(차크라사나) : 수레바퀴 자세.
Chin Mudra(친 무드라) : 엄지와 인지를 대는 손동작.

D

Dhanurasana(다누라사나) : 활 자세.
Dharana(다라나) : 정신집중.
Dhauti(다우티) : 장에 천을 넣어 청소하는 정화법.
Dhyana(드야나) : 명상.

G

Garbhasana(가르바사나) : 태아 자세.
Garuda Asana(가루다 아사나) : 독수리 자세.
Guna(구나) : 프라크리티 또는 전 우주에 발현된 세 가지 특성.
Guru(구루) : 스승, 어원은 '어둠을 몰아내는 자'이다.

H

Halasana(할라사나) : 쟁기 자세.
Hatha Yoga(하타요가) : 라자요가의 실천적 방법으로 하타(Hatha)란 뜻은 태양과 달이란 뜻이며 아사나, 프라나야마, 크리야를 포함한다.

I

Ida(이다) : 중요한 나디의 한 부분이며 왼쪽 콧구멍으로 들어가고 나간다.

J

Jalandhara Bandha(잘란다라 반다) : 턱 조이는 방법.
Janu Sirasana(자누 시라사나) : 머리 무릎에 대기 자세.
Japa(자파) : 만트라의 암송.
Jiva(지바) : 개체 영혼.
Jnana Yoga(즈나나 요가) : 지식의 길을 가는 요가.

K

Kakasana(카카사나) : 까마귀 자세.
Kapalabhati(카팔라바티) : 호흡기 계통을 정화하는 호흡법과 크리야.
Kapotha Asana(카포타 아사나) : 비둘기 자세.
Karma(카르마) : 인과 법칙. 어원은 '행동'.
Karma Yoga(카르마 요가) : 무사(無私)하게 봉사하는 길의 요가.
Krishna(크리쉬나) : 비슈누의 화신.
Kirya(크리야) : 신체 정화 수련법.
Kukutasana(쿠쿠타사나) : 수닭 자세.
Kundalini(쿤달리니) : 잠재된 영적 에너지.
Kunjar Kriya(쿤자르 크리야) : 위장을 깨끗이 청소하는 정화법.
Kurmasana(쿠르마사나) : 거북이 자세.

M

Mala(말라) : 염주.
Manas(마나스) : 마음.
Manipura Chakra(마니푸라 차크라) : 세번째 차크라이며 태양신경총.
Mantra(만트라) : 성스러운 음(音), 단어, 명상을 할 때 사용함.
Matsyasana(마츠야사나) : 물고기 자세.
Matsyendrasana(마첸드라사나) : 척추 비틀기 자세.
Maya(마야) : 환영(幻影).
Mayoorasana(마유라사나) : 공작 자세.
Meru(메루) : 염주알 중에서 가장 큰 알.
Moola Bandha(물라반다) : 항문 조이기.
Mudra(무드라) : 프라나를 통제하는 동작.
Muladhara Chakra(물라다라 차크라) : 첫번째 차크라이며 척추의 가장 아래에 위치한다.

N

Nadi(나디) : 기 흐름의 통로(경락).
Natarajasana Lord(나타라자사나 로드) : 나타라자 신(神) 자세.
Nauli(나우리) : 콧구멍을 청소하는 크리야.
Nirguna(니르구나) : '미발현 우주'에 대한 명상법.
Niyama(니야마) : 내적 금기사항.

O

Om(옴) : 우주의 소리.
Oordhwapadmasana(오르드와파드마사나) : 연꽃좌 머리서기 자세.

P

Pada Hasthasana(파다 하스타사)머리를 발에 대기 자세. 손을 발에 대기 자세.
Padandgushtasana(파단구스타사나) : 발끝자세.
Padmasana(파드마사나) : 연꽃좌.
Paschimothanasana(파스치모타나사나) : 앞으로 굽히기 자세.
Pingala(핑갈라) : 주요 나디 중 하나로서 오른쪽 콧구멍을 따라 흐름.
Poorma Supta Vajrasana(푸르나 수프타 바즈라사나) : 다이아몬드 자세.
Prakriti(프라크리티) : 본성, 표현된 우주.
Prana(프라나) : 에너지, 삶의 근원.
Pranayama(프라나야마) : 호흡의 순환, 호흡수행.
Pratyahara(프라트야하라) : 감각을 내면으로 돌린다.
Purusha(푸루샤) : 영혼.

R

Raja Yoga(라자요가) : 명상요가.
Rajas(라자스) : 행위를 위한 구나.

S

Saguna(사구나) : '발현된 우주'에 대한 명상.
Sahasrara Chakra(사하스라라 차크라) : 머리 끝에 있는 일곱 번째 차크라.
Salabhasana(사라바사나) : 메뚜기 자세.
Samadhi(사마디) : 초의식, 깨달음, 열반.
Samanu(사마누) : 나디를 정화시키는 프라나야마.
Sarvangasana(사르방가사나) : 어깨서기.
Satchitananda(사치아난다) : 존재, 지식.
Sattva(사트바) : 순결과 존재의 구나.
Sethu Bandhasana(세투 반다사나) : 다리 자세.
Shakti(샤티) : 우주를 움직이는 활동적인 음에너지.
Shanti(샨티) : 평화.

Simhasana(심하사나) : 사자 자세.
Sirshasana(시르시아사나) : 머리서기.
Sithali, Sitkari(시타리, 시트카리) : 몸을 차갑게 하는 프라나야먀.
Siva(시바) : 힌두교의 3대신 중 하나로 파괴와 죽음의 신, 관조하는 남성적 의식.
Sukhasana(슈카사나) : 편하게 앉는 자세.
Supta Vajrasana(수프타 바즈라사나) : 무릎 꿇은 자세.
Surya(수리야) : 태양.
Surya Bheda(수리야 베다) : 몸을 치료하는 프라나야마.
Surya Namaskar(수리야 나마스카르) : 태양예배.
Sushumna(수슘나) : 척추선을 따라 흐르는 중요한 나디.
Sutra(수트라) : 경전, 어원은 '실타래'이다.
Swadhishthana Chakra(스와디스타나 차크라) : 두번째 차크라이며 성기 부분에 있다.
Swami(스와미) : 수도승.

T
Tamas(타마스) : 비활동적인 구나.
Tratak(트라탁) : 한 곳을 응시하는 집중법.
Trikonasana(트리코나사나) : 삼각형 자세.

U
Uddiyana Bandha(우디야나 반다) : 횡경막을 위로 올려 닫는다.
Ujjayi(우자이) : 프라나야마의 한 방법.
Uthitha Kurmasana(우티타 쿠르마사나) : 거북이자세.

V
Vatayanasana(바타야나사나) : 바람을 정지시키는 자세.
Vatyanasana(바트야나사나) : 한쪽 무릎과 발을 대는 자세, 감기자세.
Vedanta(베단타) : 인도의 한 철학파로서 문자상으로는 '철학의 끝'을 의미.
Vedas(베다스) : 아리안 종교의 최고의 권위를 갖는 경전. 명상 중 계시.
Veerasana(비라사나) : 병사자세.
Vishnu(비슈누) : 힌두교의 3대 신 중 하나, 수호신.

Vishnu Mudra(비슈누 무드라) : 프라나야마에서 사용하는 손동작.
Vishuddha Chakra(비슈다 차크라) : 다섯번째 차크라이며 목 부분에 있다.
Vrikshasana(브리쉬카사나) : 전갈 자세.

Y
Yama(야마) : 다섯 가지 대외적인 금기사항.
Yantra(얀트라) : 명상에서 사용되는 기하학적 도형.
Yoga(요가) : 개인영혼과 절대의 합일.
Yogi, Yogini(요기, 요기니) : 요가 수행자.

역자

심백(心伯) 박지명

인도와 히말라야에서 요가와 명상을 수련하였으며 〈히말라야 명상요가센터〉를 세워
요가와 명상을 가르쳤으며 지금은 인도에서 수행중이다.
저서로는 《나에게로 떠나는 인도명상여행》, 《물속의 물고기가 목마르다 한다》, 《히말라야 성자》 등이 있으며
역서로는 《건강마사지》, 《감각깨우기》 등이 있다.

인산(仁山) 이의영

경기도 하남시 출생, 한양대학교 졸업, 우일문화·하남출판사·하남건강연수원 공동대표 역임.
역서로는 《요가》(시바난다요가센터 저), 《라자요가 명상》, 《지압》, 《건강마사지》, 《성의비밀》, 《차크라》
《눈이 점점 좋아지는 책》, 《바보생각》, 《사랑을 부르는 요가》, 《그리스도인을 위한 NT요가》 등이 있다.
현재 사단법인 한국요가협회 이사, NT요가·자연치유연구소장, 경희대학교 요가 교수

The New Book of Yoga
요가

초판 1쇄 발행 · 2016년 10월 15일
저자 · 시바난다 요가 베단타 센터
옮긴이 · 박지명, 이의영
발행인 · 배기순
등록번호 · 제10-221호
등록일 · 1988년 5월 1일
발행처 · 하남출판사
주소 · 서울시 종로구 관훈동 198-16 남도B/D 302
전화 · (02)720-3211 팩스 · (02)720-0312
홈페이지 · www.hnp.co.kr
e-mail · hanamp@chollian.net

ISBN 89-7534-210-7 03690

잘못된 책은 교환하여 드립니다.